# 人之初营养总体解决方案

## ——胎儿＋婴幼儿＋小学生

主 编 于 康

**编委会**（以姓氏笔画为序）

丰丽莉　王朝晖　李 冉　李 宁

周晓容　项 艾　徐贞挚　郭亚芳

傅泽宇　雷 敏

中国协和医科大学出版社

图书在版编目（CIP）数据

人之初营养总体解决方案：胎儿＋婴幼儿＋小学生 / 于康主编. —北京：中国协和医科大学出版社，2012.7

ISBN 978 – 7 –81136 – 680 – 8

Ⅰ．①人… Ⅱ．①于… Ⅲ．①胎儿－营养卫生②儿童少年卫生－营养卫生 Ⅳ．①R153.2

中国版本图书馆 CIP 数据核字（2012）第 095383 号

人之初营养总体解决方案——胎儿＋婴幼儿＋小学生

主　　编：于　康
责任编辑：许进力

出版发行：中国协和医科大学出版社
　　　　　（北京东单三条九号　邮编 100730　电话 65260378）
网　　址：www. pumcp. com
经　　销：新华书店总店北京发行所
印　　刷：北京佳艺恒彩印刷有限公司

开　　本：700×1000　　1/16 开
印　　张：16.25
字　　数：260 千字
版　　次：2012 年 6 月第一版　　2012 年 6 月第一次印刷
印　　数：1—5000
定　　价：45.00 元

ISBN 978 – 7 – 81136 – 680 – 8/R·680

# 前　言

健康是人们永恒的追求，营养是健康的根本保证。

21 世纪的今天，科技高度发达，物质空前丰富，有关营养的信息浩如烟海。作为普通民众，如何防止"养生"变"杀生"、"补药"变"毒药"，您需要获得科学而不是虚假、正确而不是错误的营养指导。

作为北京协和医院的营养医师，在每日的临床实践中，我们深切了解患者们对合理营养的迫切需求；深切了解他们需要什么，他们的困惑和误区是什么；深切了解如何才能使他们准确了解和掌握合理知识，排除困惑，走出误区。

我们曾编写过多部营养学科普专著，也经常参加各类的营养宣教和咨询活动，受到广大患者的支持和肯定。从中我们也获益匪浅，不仅了解到了大众的需求，也获得了较为丰富的科普宣教经验和技巧。

成长是一个连续的过程，健康的生活方式及合理的营养膳食也应一以贯之。因此，我们运用简洁的行文、严谨的观点和翔实的内容，针对从胎儿到婴幼儿再到小学生这一人生最重要的阶段，结合饮食模式、能量、营养素、以及它们的供给量标准，从多角度系统介绍了合理营养的基本内容，以期给读者提供一个从胎儿到小学生阶段完整的营养解决方案。

我们可以负责任地讲，《人之初营养总体解决方案》所传播的均是目前被医学界和营养学界所公认的、科学的信息和知识，覆盖了广大读者所关心的主要营养领域。特别要提及的是，其中还包含着北京协和医院营养医师们多年临床实践的经验和体会，我们愿借本书将这些经验和体会与广大读者分享。

我们有理由相信，本书将以其严谨性、科学性和实用性，受到广大读者的关注。如果能因此使读者们获得更多的、科学的营养知识，那么，我们为此付出的巨大的时间和精力将得到最欣慰的补偿。

最后，我们愿用这样一句话与广大读者共勉：

"愿我们都成为自己的营养医生，愿合理营养使我们的明天更美好！"

北京协和医院营养科

2012 年 5 月

# 目　录

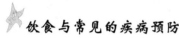

### 饮食与常见的疾病预防

### 特殊时期的饮食安排

### 附　录

# 营养 de 基础知识

## 🌼 什么是营养

"营养"是指供人们生长发育、维持生理功能的营养物质，同时也是指人们谋求营养的过程。

"营养"可以通俗地解释为"吃什么"和"怎么吃"。

## 🌼 如何获得营养

我们在日常生活中常常会说"这种食物很有营养"，显然，对人体生长发育有利的营养物质是"蕴含"在各种各样的食物中的，所以，人们获得营养的最直接途径就是"吃"，"吃"各种各样营养丰富的食物。

## 🌼 什么是营养素

为人体提供生长发育、维持生理功能的营养物质被称作"营养素"，它包括碳水化合物、蛋白质、脂肪、矿物质、维生素、膳食纤维及水。其中，碳水化合物、蛋白质、脂肪是为人体日常生活提供能量的三大营养物质。

## 🌼 透视消化

各类营养素为人体提供作用是通过人体的消化系统完成的，那你了解消化的过程么？

我们吃进的饭菜必须经过消化道的处理，进行根本的改造和加工，变成简单的营养物质才能为身体所用。这些营养物质被用于构造和更新细胞，生成能量和维持生存，从事正常的生理活动。创造消化奇迹的不仅是肠胃，还要依靠口腔、

肝脏、胰脏、胆汁以及消化液中的酸、碱、各种功能的酶，在神经系统的主导下，通力合作，才完成了消化的奇迹。

平时大家都有体会，即使没有吃东西，在看见或是想到"美味"的食物时，我们就会"垂涎三尺"。习惯于定时用餐的人，在临近开饭的时候，胃肠就会发出饥饿的"信号"，为消化食物做好准备。因此，为使食物充分消化，不但要注意食品的质量，维护消化系统本身的健康，还要注意用餐前后的精神状态，避免焦虑、烦恼或是激动，并通过食物色、香、味的感官刺激，对吃饭发生兴趣。如果进餐没有规律或边吃饭边看书、看电视，或心事重重，或有悲伤、郁闷等较大的情绪波动，都会抑止或阻止脑内食物中枢的活动，减弱和损害胃和其他消化腺的活动，影响食物消化，甚至引起慢性胃病。

食物吃进嘴后，有怎样的经历呢？我们的消化系统又是怎样完成食物的消化过程呢？

食物进入口腔，通过咀嚼与唾液混匀、湿润便于吞咽。米饭、馒头越嚼越甜，表明唾液淀粉酶已经将其中的淀粉水解为糊精，进一步转化为麦芽糖了。在消化过程中，还有很多酶参与，它们"各司其职"，分解脂肪的叫做脂肪酶，分解蛋白质的叫做蛋白酶，还有很多有"特异功能"的酶相应地参与到更特殊的反应中，完成它们的"使命"。因为口腔中没有消化蛋白质和脂肪的酶，所以食物吞咽进入胃后才进入了消化的"高潮"。

胃是什么样子的呢？胃是由三层走向不同的肌肉组成的口袋，能伸能缩，形状随吃进的食物量发生变化。扩张时可容纳很多食物，空腹时又可缩得很小。依靠它的能伸缩、能蠕动的本领，把食物与胃液（胃酸和消化酶）搅拌均匀，揉搓成半流或半固体无定形的"食糜"，然后打开胃的"闸门"分次、少量地把食糜推进小肠。

当我们食欲不好或者有些人胃酸低的时候，可以在饭前喝口肉汤或菜汤、吃些小菜，如酱菜、酱肉、咸鱼、酸黄瓜、香肠之类能够刺激胃液分泌的食物或加点醋，以增加胃蛋白酶的活力，使蛋白质类的食物能被更加充分地消化。

食物在胃里能停留多久呢？这就要看食物的种类、数量、性质以及烹调时选用的方法了。一般来讲，蒸的、煮的、炖的、余的以及流质、半流质的食物脱离胃比较快，而煎的、炸的、油多的食物停留在胃中的时间比较长，就是我们常说的"抗饿"。根据观察，粥类、脱脂奶等只需 1 个小时即离胃，蒸蛋、蒸鱼则需 2 个小时，烤马铃薯要 3 个多小时，瘦肉要 4 个小时，炸牛排要 8 个小时，肥肉、烤鸭则需 6 个小时以上才能离开胃。

胃液中的胃酸（盐酸）不仅能帮助消化也能杀菌。胃的消化能力是十分惊人的。有人曾把一只活的青蛙放进狗的胃里，6 个小时就消化完了。可是如果用冷水灌洗狗胃，把胃的温度降到 10℃ 左右，使胃受凉，或者是用水把胃酸冲淡，放入狗胃的活青蛙 36 个小时以后还可以活蹦乱跳呢！为什么胃受凉后消化能力就减弱了呢？这是因为胃的收缩和消化液的分泌与温度有很大的关系，因此，平时应该注意保护胃，不要受凉。即使是在炎热的夏季，也不要没有节制地吃大量的冷饮、凉食，避免引起胃部的消化不良。

胃的下面连接的是小肠，小肠是消化道中最长的一段。它虽然很细，但它的粘膜上有许多褶皱，这些褶皱就扩大了它的吸收面积，成为营养物质的重要吸收场所。小肠上端大约有 25 厘米的地方叫做十二指肠，因为它的长度大约是 12 个手指并排的长度。酸性食糜来到这里往往来不及得到碱性小肠液的中和，由于长时间的酸的腐蚀，十二指肠就成了溃疡的好发部位。

小肠液里含有各种消化酶，对食糜继续进行化学处理。在胰酶和胆汁的协同作用下，把食物中的蛋白质、碳水化合物分解成氨基酸和简单糖类。从肝脏分泌出的胆汁把脂肪球变成均匀的乳化液，才被吸收。

肝脏是人体最大、最复杂的消化器官，也是人体代谢的总枢纽、食物处理加工的关键部位。差不多进入人体的所有东西（包括药物和有毒物质）都经过肝脏筛选，进行分解、合成、排除，转变为新形式、有新用途、人体所需要的新物质，供细胞吸取应用。暂时不用的可加以储存备用（如糖原、维生素 A 等），根据需要释放进血液中。有一些则经过肝脏转化为无毒物质排出体外。这种情况有利有弊，因为肝脏首先得到食物中的"精华"，但也首先遭受毒素、药物、酒精和细菌的侵袭。如果肝脏有病，失去解毒能力，营养物质的代谢也将受到影响。

大肠是消化道的最后一站。如果说在小肠是由身体自己制造酶来处理食物，那么大肠里则是盘踞其中的细菌所制造的酶在发挥作用。它们负责处理膳食纤维，并合成维生素 K 和一些 B 族维生素。如果服用磺胺等抗菌药物，那么在杀死致病菌的同时，也杀死了大肠中的益菌，减少了上述维生素的合成。常食用酸奶或含大量乳酸菌的食物，使其在大肠中占优势，以乳酸发酵代替腐败细菌的发酵，有利于调整肠道功能。

## 热能的需求

俗话讲"人是铁，饭是钢，一顿不吃饿得慌"，吃饭对人的重要性不亚于氧气。人需要由食物供给能量，就如同飞机起飞、汽车发动需要烧油一样，一天不吃，人体就会出现"能源危机"，影响脑力和体力。

我们每天都要说话、吃饭、走路、工作和学习，即使在睡眠时，呼吸、心跳、维持体温等基本生命从未停止过，所有这些都需要消耗能量。在正常情况下一个健康成人维持最基本的生理活动（也就是不吃、不动，只维持呼吸、心跳、体温等生理功能），一昼夜至少要消耗 1200～1800 千卡热能（1 千卡相当于将 1 千克水的温度由 15℃上升到 16℃时所需要的热能）。如果加上不同程度的活动和劳动需要热量可达到 2400～4000 千卡。没有能量，任何器官都不能活动。当人体所需要的能量不能由食物完全供给的时候，只好动用体内的"能源"储备。人体中各种营养素储备量不同，可消耗的时间也不一样，例如蛋白质中的氨基酸只能维持几个小时，糖类可以维持几十个小时，脂肪的时间最长，但是如果人体内的这些物质只分解而得不到补充，时间一长生命就会灭亡。所以，每天要有食物来补充消耗的能量。

前面我们知道了碳水化合物、蛋白质、脂肪是可以提供能量的三大营养素。它们的化学成分及其消化程度决定了它们的发热量。一克碳水化合物和一克蛋白质可以提供相同的能量，为 4 千卡，而一克脂肪则可以提供 9 千卡的能量。例如，100 克做熟的米饭可提供 116 千卡，而一个鸡蛋可以提供 67 千卡能量。一般带叶类蔬菜每 100 克提供的能量在 12～20 千卡，而 100 克油炸花生米可以提供的能量是 598 千卡，相当于 5 千克带皮的西瓜或者大白菜所提供的热量；肉类的产热量相差也很大，比如 100 克鸡肉可以提供的热量是 110 千卡，肥瘦牛肉可以提供 172～270 千卡的能量，瘦猪肉可以提供 330 千卡的能量，肥猪肉提供的能量则高达 830 千卡。食物的产热量如此悬殊主要是其中的三大营养素，特别是脂肪含量不同的缘故。因此，含脂肪多的食物或用油煎炸的食物产热量就比较高，对于要控制热量摄入或减肥的人就不适合，只能限量食用或者尽可能不食用。

食物中的能量虽然很高，但是在人体内产生热能的反应是缓慢的，要经过一系列复杂的变化，逐步缓慢地放出能量。这样既不会损伤机体，又可以保持体温的恒定，使各种生命活动有条不紊的顺利进行。

## 神奇的蛋白质

蛋白质的原文是源于希腊语，是"头等重要"的意思。因为它是生命的"建筑材料"，也是在生命活动中起重要作用的物质。它在活细胞的建造、修补、成长和更新过程中扮演主要的角色。人体内的蛋白质（其他营养物质也是如此）并不是静止不变的，而在合成新细胞（生长）的同时，旧的细胞不断地衰竭，需要蛋白质去修补、更新。这种新陈代谢过程在人生的各个时期都是同样进行着的，只是合成与分解的速度并不相同。由于这一过程是渐进的，以至于我们难以察觉这种分解与新生同时进行的变化。当然不同组织的更新快慢并不一致，如血液里的红细胞（红血球）的寿命是 4 个月，而血浆里的有些成分只有几个小时。我们的指甲、头发（都含有蛋白质）经常要修剪，就是因为在正常情况下会有不断新生的指甲和头发取代它们。

一个人浑身上下大大小小有成千上万个"零件"，体内进行着数不清的化学反应。一切代谢反应都必须有酶的催化才能进行。我们对于酶并不陌生，比如酿酒就是在酶的催化作用下完成的。据估计，一个单独的肝细胞就含有一千多种不同的酶，而每一种酶就是一种蛋白质。量小功劳大的一些激素（如胰岛素、甲状腺素等）也属于蛋白质类。蛋白质在体内还可作为"载体"，如脂蛋白运送中性脂肪和胆固醇；血红蛋白携带氧气并把二氧化碳运送到肺部，以气体状态排出体外；人体血液中有一种叫做"抗体"的物质，用来对付自然界中各种各样的病原微生物，消灭进入人体的细菌和病毒。抗体的化学结构是免疫球蛋白。当蛋白长期供给不足或质量差时，人的体重就会减轻、免疫功能低下，对许多疾病，尤其是对传染病的抵抗能力降低。所以人们经常会说"身体不好或生病时要补充营养"，这里说的要"补充"的"营养"主要指的就是蛋白质。

不同种类的蛋白质结构决定各种组织细胞的独特功能，例如，上皮组织细胞蛋白质坚硬且不易溶解，是人体的理想外衣，肩负着整个机体的防御重任，是任何"服装"所无法比拟的；肌肉蛋白有弹性，使含有 75% 以上水分的肌肉维持一定的硬度；血管壁的弹性对维持正常血压起到重要作用。中枢神经系统是人体最高的司令部，人的大脑是功能最复杂、活力最旺盛的器官，它需要有充足的优质蛋白质来维持它的活动以及代谢中的自我更新。人在紧张思维和记忆过程中脑细胞异常活跃，与记忆力有关的"加压素"就是一种蛋白质。加压素可以给人

 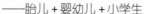
的神经细胞充分的营养，保持人的记忆力旺盛，注意力集中，加强理解力，对需要进行智力投资，学习紧张，创造力旺盛的青少年是非常重要的。如果营养不良，蛋白质的量少质差，就会使人的精神淡漠、注意力涣散，学习效率降低。

当碳水化合物和脂肪供应不足时，蛋白质就会作为能源进行消耗代谢。但是蛋白质对人体还有其他营养素所不能取代的重要作用。如果把蛋白质作为能源消耗掉的话就是大材小用了，不合理也不经济。

我们将蛋白质分作"优质蛋白"和"普通蛋白"，是因为它们自身组成中的氨基酸种类和配比比例不同。在自然界对人体十分重要的氨基酸有 20 多种，其中有 9 种是人体不能自制，而必须由食物供给的"必需氨基酸"，它们是：亮氨酸、异亮氨酸、赖氨酸、蛋氨酸、苯丙氨酸、色氨酸、苏氨酸、缬氨酸和组氨酸（为婴儿所必需氨基酸），另外的为"非必需氨基酸"。所谓"非必需氨基酸"并不是营养上"不重要"或"不需要"，只是并非必需由食物中摄取，而可以由肝脏利用食物中一些氨基酸合成。缺少非必需氨基酸也不能合成蛋白质，同样会出现代谢障碍。

食物中的蛋白质进入人体内要经过根本的改造和加工。首先被消化酶分解为氨基酸，人体根据各个器官的蛋白质规格，按一定的配比和排列顺序，把所吸收的氨基酸重新组成人体的蛋白质。

不同种类的氨基酸会形成不同的蛋白质；或者氨基酸的种类相同，但它们的排列顺序或彼此之间的连接方式不一样，也会形成结构和功能不相同的蛋白质。各类食物中蛋白质的氨基酸的组成是不一样的。一般动物性蛋白质中所含的必需氨基酸的种类比较齐全、比例也适当，它们在人体内的消化、吸收、利用价值比植物性蛋白质好。不过，不要误以为吃大量的乳、蛋、肉类才能保证蛋白质营养。我们可以通过改进我们的膳食结构，精加工、巧安排、合理搭配，充分展现"蛋白质的互补作用"来提高植物性蛋白质的营养价值。比如我们日常生活中吃的"腊八粥"、"素什锦"就是最贴切的实例，将多种植物性食品合在一起食用，可以使它们每一单种食物中所缺乏的氨基酸种类从别的食物中获得，这样，虽然吃的是"素食"，但是我们依旧可以获得较为全面的氨基酸。

每个人每天需要多少蛋白质是根据年龄、性别、劳动条件、生理和疾病情况而定的，并且和蛋白质的食物来源、蛋白质的品质、消化率的高低以及其他营养素的存在都有关系。一般来讲，劳动强度越大，所需要的蛋白质量就大，同等劳动强度下，成年女子略低于成年男子，但妇女在妊娠和哺乳期，每天宜分别增加

15 克和 25 克蛋白质，以满足胎儿发育和分泌乳汁的需要。

如蛋白质的摄入量不能满足机体的需要，我们就会感到疲倦、体重减轻、肌肉萎缩、造血能力降低、红细胞生成减少、血压降低、贫血，由于血流减弱，限制了体内氧气和营养物质向全身运送和分布，会产生虚弱的感觉。血浆蛋白降低，严重时可形成营养型水肿；白细胞（白血球）和抗体减少，抵抗力降低；因疾病引起的器官组织受损，修复迟缓，病程延长，影响康复。

所以，为了充足的蛋白质营养，我们认为饮食要避免过分单调，种类越多越好，同时注意调剂，粗、细、杂粮混用，荤素搭配合理，充分吸收到食物中所有的氨基酸，以用来合成我们自身所需的蛋白质。

## 最经济实惠的能源——糖

这里所说的"糖"就是我们平时所说的"碳水化合物"，也可以粗略地理解为日常饮食中的"主食"。但是，实际上我们每天接触到并非只有"粮食"中含有"糖"，还有粉丝、马铃薯等食物中含有的淀粉，原粮中的糠麸，蔬菜中的纤维素，水果中的果胶等等也含有糖。虽然不甜，但是都属于多糖类。为什么要把这些显然不同的一些物质都叫做糖类呢？因为它们的本质是一样的——都含有碳（C）、氢（H）、氧（O）三元素，而且氢和氧的比例是 $2:1$，同水分子（$H_2O$）的一样。虽然分子中的碳并不是与水化合，但仍习惯地把糖类叫做"碳水化合物"，其实更确切地说是碳水化物。

糖类是绿色植物利用空气中的二氧化碳捕捉阳光中的辐射能进行"光合作用"而产生的。合成的糖类，贮存在种子、茎和叶内，用于自身的生长和繁殖。人和动物吃了植物性食物，从中获得碳水化合物。食物中的糖类，除了上面提到过的多糖外，还有双糖、三糖和单糖。

在单糖分子中所含碳和氧是等量的。食物中重要的单糖有葡萄糖、蜂蜜中的果糖以及乳糖分解后产生的半乳糖。蔗糖（砂糖、绵白糖、红糖、黄片糖）、麦芽糖、乳糖和棉籽糖是由二或三个单糖分子组成的"双糖"或"三糖"。至于淀粉、糖原和食物纤维等则是更多的葡萄糖分子"压缩"而成的"多糖"。各种单糖可以直接吸收转化为糖原，贮存备用。果糖和半乳糖也可以转化为葡萄糖，随血循环运送到全身各个角落作为细胞的能源而被消耗掉。无论双糖或多糖都要在体内经过曲折的历程变为葡萄糖才能被吸收和利用，溶于血中的葡萄糖就叫做

"血糖"。

健康人空腹时每百毫升血中血糖含量为 80～120 毫克。一个中等身材的人全身血糖只有 4～5 克重，都放不满一汤匙，但是维持血糖水平的恒定却十分重要，因为体内一些重要的组织器官如大脑、神经、心肌、肾脏、红细胞等主要靠葡萄糖供给能量来维持它们的正常功能。人的大脑每天就至少需要 116～145 克的葡萄糖。当血糖不足时，轻则感到心慌、乏力、出冷汗、手哆嗦，影响正常生活工作，严重低血糖时甚至可发生昏迷。

餐后血糖的维持直接靠食物的消化吸收，血糖会出现暂时性升高，通过体内激素的调解，促进细胞对葡萄糖的消耗，合成糖原和转化为脂肪等，使一度升高的血糖在 2 个小时内降至正常水平。据实验观察：饱餐之后肝内合成的糖原约占肝重的 6%，占肌肉的 1.5%，大脑、肾脏的 0.1%～0.2%。表明肝和肌肉是贮存糖的场所和生产车间，需要时可以动员贮存的糖原重新变成葡萄糖，以维持一些非糖物质（甘油、乳酸和某些氨基酸）转变为肝糖原备用。

肌肉所含糖原是供给肌肉收缩的直接能源，肌糖原的贮备与长距离的运动有密切的关系。不同的膳食结构和运动方式、时间可以改变肌糖原的贮备量，直接影响人们的运动能力。运动员在赛前、赛中或休息间隙，适当补充加糖饮料，有助于维持血糖的正常水平，以缓和肌肉对糖原的需求而提高运动能力。但补充糖量、糖的种类和浓度、补充时间都必须适当，否则反而会起到相反的效果。

人体内的血糖、肝糖原、肌糖原构成一套动态平衡的供能体系。如果把肝糖原比作存糖的银行总行，那么肌糖原就是它的分行。糖的贮存是"定活两便、随需支付"，用以保持血糖的恒定；而在激烈运动时，还需要"透支"，欠下"氧债"。

糖类在自然界分布很广，主要来自植物性食品，如谷类、杂粮、根茎、干果等含量都很高。一个不爱吃甜食的青壮年，一天仍可以从主副食中获得三四百克的糖类。

糖类易于消化吸收，不像蛋白质或脂肪要在体内经过预先处理才能被人体利用，对解决人们的"温饱"问题起到很大作用。膳食中糖类摄取量与民族膳食结构、生活水平、劳动性质、气象环境等因素都有关系。东方膳食一般糖类（主要是淀粉）发热量占全天总热量的 60%～80%，而美国等发达国家糖类仅占总热量的 42% 左右，而精制糖所占比例还超过淀粉等多糖。

精制糖除供给热能外不含有其他营养素，摄入量超过人体需要时将转化为脂肪积存，导致肥胖、高脂血症，成为心血管疾病的诱因，对健康有害无益。目前国内外都在努力开发新的非糖甜味剂，如甜菊苷、甘草苷、甜菜素等，以其甜度高、热能低（或基本不含热能）作为天然非糖甜味剂在营养世界中崭露头角，应用于食品、饮料等。很受酷爱甜味、但又不宜多吃糖的人们欢迎。

## 最耐用的能源——脂肪

我们常会有这样的感觉：一顿饭如果吃的"油水"多一些，就会饿得慢一些，而且能量也相对多一些，可以多干一些活；如果这顿饭吃的很素，没有什么"油水"，我们很快就会感到饥饿，没干什么消耗体力的事就会没了力气。这是为什么呢？原因很简单，关键就在于我们这顿饭中"脂肪"的摄入量。

在前面我们提过，一克脂肪可以燃烧释放出 9 千卡的能量，是糖类和蛋白质释放能量的 2 倍多。而且，与糖类比较，脂肪在人体内消耗速度要慢得多，所以我们称脂肪为"浓缩的最耐用燃料"。也正是因为如此，在急需补充能量的时候，应该吃糖而非吃炸猪排或烤鸭这一类高脂肪含量的食物。营养学上有个形象的比喻："脂肪是燃烧在糖的火焰里"。如果我们身体里缺少糖类的配合，脂肪就无法彻底氧化，出现代谢异常，在血中出现酸性物质——酮体，严重时可引起酸中毒、昏迷。

你今天吃的脂肪，不一定马上燃烧，可以储存起来，在腹腔空隙、皮肤下面、重要器官的周围，都可以作为储存能量的"燃料"仓库。人在饥饿时，首先动用体内极为有限的糖原继而消耗体脂，为的是避免体内蛋白质的损耗，例如，冬眠的动物、沙漠里的骆驼，具有惊人的生命力都是靠本身的脂肪提供能量，维持"不进食"期间的生存的。

脂肪在人体内不仅作为最佳的能源储备，还对脑的结构和功能方面具有重要意义。其中包括我们体内不能自制的必需不饱和脂肪酸——亚油酸、亚麻酸和花生四烯酸。这些结构脂肪是合成细胞的必要成分，也是合成磷脂和前列腺素的原料。磷脂可促进青少年生长发育，增进微血管壁健全，减少血小板粘聚，防止血栓形成，并能防止放射线引起的皮肤损伤；在胆固醇运输和代谢方面亦起着关键作用。在必需脂肪酸中以亚油酸最为重要，它在植物油（豆油、玉米油、芝麻油、花生油、米糠油等）含量较多，其他如鸡油、鸡肉、猪肝中也含有一些，海产鱼类所含的高度不饱和脂肪酸则具有较强的降血脂作用。

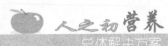
脂肪还是维生素 A、D、E、K 的携带者，有利于这些脂溶性维生素的吸收和利用。

体内一部分脂肪作为保护层和充填衬垫，像个震动吸收器一样，可以保护和固定一些重要器官免受机械摩擦和移位（但是聚集过多就会影响内脏的功能，尤其是在心脏周围害处最大）。在髓鞘神经纤维周围的脂肪具有绝缘作用，协助神经脉冲的传导。手掌、脚掌、臀部都有脂肪衬垫，使这些部位更好的承受压力。脂肪是热的不良导体，皮下储存的脂肪，就像"毛毯"一样，阻碍身体表面散热，在冬天起到保温作用，有助于抵御寒冷。但是到了炎热的夏季之后，胖人身上厚厚的脂肪层，就相当于穿上一件"皮袄"，妨碍身体散热。所以胖人一般怕热不怕冷。不过健美的体形需要适量的脂肪来衬托，皮下脂肪可使身体出现柔和的曲线。如果皮下脂肪过少，会给人"瘦骨嶙峋"的感觉。所以体内脂肪既不宜过多，也不宜过少。

但是需要特别注意的是，在我们日常的烹调过程中，煎、炒、烹、炸都离不开食用油，尤其是一些色、香、味、型都很独特且吸引人的食物，在制作过程中更是没少用油，吃多了这些东西不易消化，而且过多的脂肪还会引起高脂血症、动脉粥样硬化、冠心病等等，并与某些癌症也有一定的关系。所以大家在食用时一定要注意量的控制。我国营养专家认为脂肪一日供给量最好不超过摄入总能量的 25%，既保证必需不饱和脂肪酸的供应，又可防止某些疾病的发生。

除了控制食用油脂的"量"以外，更要注意油脂的"质"。我们日常吃到的油炸食品，香酥可口，别有风味，诱人食欲。尤其在早晨，人们喜欢吃些油饼、油条、炸糕之类的早点。但是，您有没有注意过小吃店所用的炸油是长时间留在锅里反复高温加热的。油脂在炸制过程中随着温度的升高，粘度越来越大，而且油脂在高温下发生分解，生成对人的鼻眼粘膜有较强刺激作用的丙烯醛，使人干呛难忍、头晕、头痛，其中有些物质还直接妨碍脂肪的吸收，破坏维生素 A、E 和胡萝卜素，干扰赖氨酸和蛋氨酸的作用，降低食物蛋白质的营养价值。用这种油脂喂动物经过一段时间可产生不同程度的毒害作用。我们在制作煎炸食物的过程中应该怎么样降低那些危害的产生呢？首先要注意煎炸食物时的油温不要过高，控制在200℃以下，接近油脂的沸点；其次要尽可能地缩短加热的时间，以避免产生对人体有害的物质；还有煎炸食物所用的油要不断更新，不断地加入新油；最后煎炸食物时尽可能不要反复使用剩油。

可能还有很多人对于动物油与植物油的选择举棋不定。过去我们一般认为动物油含饱和脂肪酸多，所以营养价值比植物油低，其实这种仅用脂肪酸的饱和度来评定脂肪的营养价值的方法是不够全面的。最科学客观的判断方法是从油脂的必需脂肪酸含量、它们在体内消化吸收率的高低以及所含维生素的多少等来全面分析、比较。

从亚油酸含量多、消化吸收率好、维生素 E 含量高等几个方面看，植物油是略胜一筹，但是鸡油、鸭油中也含有一定量的亚油酸，动物的内脏（心、肾）和血液中也含有花生四烯酸，而且鱼油中所含的高度不饱和脂肪酸有明显的降血脂作用。黄油、奶油含有维生素 A 和 D，这是一般植物油中所没有的，但因为它们所含的胆固醇比较多，对高血脂和冠心病人不利。现在有用植物油加工制成的"人造黄油"代替了天然黄油、奶油，不仅形似，而且维生素 A 和 D 也得到了强化。

植物油所含不饱和脂肪酸有降低血胆固醇的作用，减少发生动脉粥样硬化的危险，比含饱和脂肪酸多的动物油要好。

不过高脂肪膳食与某些癌症的高发关系密切，无论动物油还是植物油，所起的作用都是一样的。有调查显示：在肠癌高发地区，人群每日脂肪量大都在 120 克以上，有的地区甚至超过 150 克；中发地区为 60 ~ 120 克脂肪，低发地区则为 20 ~ 60 克。当然，脂肪的摄入量除烹调用油之外，还包括膳食中其他食品所含的脂肪，特别是动物性食品，含饱和脂肪较多。所以，为保持膳食中各种脂肪酸的比例平衡（单不饱和脂肪酸: 多不饱和脂肪酸: 饱和脂肪酸 = 1 : 1 : 1），烹调时最好使用植物油。

## 维生素的奥秘

维生素的发现不过几十年，但在整个历史进程中，维生素缺乏却是引起疾病和导致死亡的重要原因之一，比如一种以多处出血为特征的坏血病，一度曾为欧洲人的灾难。它摧毁军队、折磨海员、威胁探险者，在鲜菜缺乏、马铃薯歉收的年份，这种病尤为突出严重。人一染上这种病就丧失活动能力，严重者可以致命。在亚洲食米地区则流行脚气病，不但摧毁军队，造成战斗减员，甚至危害居民，给国家带来灾难。而在西欧、北美、埃及等地的贫苦大众却忍受着糙皮病的折磨，重症病人精神错乱，甚至被送往疯人院。直到本世纪 20 年代中期，恶性贫血仍折磨着人类。

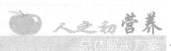
最初没有人怀疑过这些疾病与饮食有任何联系。即使想到发病与饮食有关，也不过认为是食物中毒。其实在上述疾病的病因未被确立之前，人们早已通过实践发现其治疗方法。

三千多年前我国第一部医书《黄帝内经》中，就有关于脚气病的记载。古代医家还采用猪肝、羊肝、赤小豆、谷白皮等有针对性的治疗"雀目"、脚软（脚气病）等，说明我国很早就采用了"饮食疗法"来防治上述疾病。在国外，也是通过改善营养的实践来治疗坏血病、脚气病、糙皮病的。不过当时并不明确这些形形色色的疾病都是由于同一个原因引起——维生素缺乏。其实根本原因都是由于膳食中缺乏某种特殊营养成分所造成的。

维生素是个庞大的家族。尽管他们的化学结构、物理特性、所承担的使命各不相同，但大致可归纳为脂溶性和水溶性维生素两大类。

水溶性维生素包括维生素 B 族和维生素 C 以及许许多多"类维生素"（胆碱、肌醇、对氨基苯甲酸等）。维生素 B 族的成员有维生素 $B_1$（硫胺素）、$B_2$（核黄素）、$B_6$（吡醇素）、$B_{12}$（氰钴素）、尼克酸、泛酸、叶酸和生物素。

脂溶性维生素包括维生素 A（视黄醇）、维生素 E（生育酚）、维生素 D（胆钙化醇）和维生素 K，他们可以在体内贮存，过量积蓄则会发生中毒。

近年来发现有些维生素在抗癌、防衰、遗传信息时的传递以及治疗心血管疾病和神经科疾病方面的作用都有可喜的突破。维生素已不仅是人体所必不可少的特殊营养物质，也作为药物应用于临床，为人类造福。

那么，各种维生素对人体的影响又是什么呢？我们日常饮食或者缺乏的时候，又应该从哪些食物中获取呢？

维生素 A 最明确的功能在于视觉方面，缺乏维生素 A 就影响我们的夜间视力，使人在暗光之下难以看清东西，医学上称作"夜盲"，俗称"雀蒙眼"。另外，维生素 A 对眼睛还有另一种作用，就是防止泪腺分泌减少、眼球干燥、角膜软化、感染后发生溃疡甚至穿孔失明。维生素 A 还可以维护呼吸道、肠胃、泌尿道等处的粘膜健康，减少人体对呼吸道传染病的感染。防止皮肤干燥、粗糙、毛囊角化，以及青春期出现的痤疮在医生指导下服用一定量的维生素 A 可以治愈。近年还发现维生素 A 能防止多种类型上皮肿瘤的发生和发展。对于生长发育处于关键时期的青少年，还有孕妇、乳母，维生素 A 都非常重要。

动物的肝、奶、蛋及黄油中含有十分丰富的维生素 A，尤其肝脏是体内储存维生素 A 的仓库。猪肝、鱼肝、鸡肝等含量都很多。鱼肝油常作为补充维生素 A

和 D 的来源。我国成人膳食中动物性食品肝、蛋、奶等摄入量少，主要靠植物性食品中的胡萝卜素在体内转化成维生素 A。许多红黄色蔬菜及绿叶蔬菜都含有胡萝卜素，但是含量最多的却不是胡萝卜，而是红心甜薯。在蔬菜品种较少的季节，吃些烤白薯有利于补充维生素 A。除绿叶菜中，倭瓜、柿子椒、番茄、玉米、小米、杏、柿子等也是胡萝卜素的天然来源。

维生素 D 的主要作用是调节钙、磷代谢，促进它们的吸收；促进骨对矿物质的吸收，也直接作用于钙化过程；在肾脏内，维生素 D 促进对磷的清除。体内99% 的钙都集中在骨骼和牙齿，其余 1% 的钙对神经传导、肌肉收缩、血液凝固发挥着十分重要的作用，比如心肌缺钙，就会出现心跳变慢、心律不齐、发出紧急信号，这时维生素 D 便挺身而出，把骨骼中的钙动员出来以应急需。缺少维生素 D，血液就无法完成把钙运输到心肌的任务。由此可见维生素 D 不但对骨骼牙齿、神经、肌肉等有极为重要的作用，对维持正常心律也是不可缺少的。最近还发现它能克制使用激素治疗骨科疾病时所产生的副作用。

人体获得维生素 D 最直接的途径就是日光照射皮肤，使皮下胆固醇中没有活性的维生素 D 转化为有活性的维生素 D。而食物中的来源并不广泛，乳、蛋、海产品（特别是鱼卵、鱼肝油）、黄油含有维生素 D。植物中的麦角固醇经阳光中紫外线照射可以变成维生素 D。

维生素 E 对维持正常生殖能力有重要作用，所以叫它"生育酚"。它对氧异常敏感，容易被氧化。当和其他物质在一起时，它就挺身而出，牺牲自己来保护其他易被氧化的物质（如维生素 A、C 以及不饱和脂肪酸等）。维生素 E 有利于维生素 A 的吸收，可延长维生素 A 在体内的贮存时间，对发挥维生素 A 的正常功能和抗癌能力起到积极作用。维生素 E 能防止不饱和脂肪酸发生过度氧化，有利于防止动脉硬化，而且在抗老、防衰、防癌方面都有积极意义。维生素 E 能促进血红蛋白（俗称血色素）的合成，防止红细胞膜破裂发生溶血；并能促进毛细血管的新生，改善微循环，使心肌获得较多的氧气。维生素 E 和某些酶的活性有着密不可分的关系，在葡萄糖和脂肪酸供能反应中起着重要作用，使机体能利用较少的氧气完成同等量的工作。这对希望保持旺盛精力，创造良好成绩的运动员十分的有利。除了以上的功用，维生素 E 作为天然抗氧化剂，可提高细胞对烟雾、阳光、X 线等污染因素的抵抗力，有利于减轻环境污染对人体细胞的损害。

含维生素 E 丰富的食物有麦胚油、芝麻油、豆油、花生油等，核桃、甘蓝（圆白菜）、菠菜、龙须菜、玉米、麦芽都含有一定数量（谷类胚芽中的维生素 E

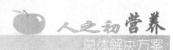

在碾磨后约损失90%）。藻类和贝类中维生素 E 含量也较多，鸡蛋中维生素 E 的含量是鸡肉的 3 倍。科学配膳就可以获得足够的维生素 E。

维生素 K 是一种与止血有关系的维生素，科学家最早发现是在猪肝和麻子油里，而后发现一种叫做紫苜蓿的植物中也含有，之后又在腐败的鱼肉中也发现了维生素 K。再后来，发现一些蔬菜如菠菜、圆白菜、西红柿、豌豆、胡萝卜、大豆和瘦肉都含有维生素 K，而且人的肠道细菌也可以合成它。健康人在正常情况下是不至于缺乏的，但对需要动大手术的病人，患腹泻、阻塞性黄疸、缺乏胆盐、肝功能不良以及对维生素 K 利用发生障碍的人则需要补充一定量的维生素 K。

需要注意的是新生婴儿肠道细菌还未充分生长，不能合成维生素 K，乳汁中维生素 K 的含量很低，如果在大脑等致命部位少量出血，就会造成严重后果。因此在妇女生产前或婴儿出生后不久，就应用维生素 K 做肌内注射，以防万一。

维生素 $B_1$ 是维生素 B 族的排头兵，而且是第一个获得"维生素"称号的。它的发现是从探索脚气病病因开始的。它的主要功用是促进糖类代谢，维护神经、肌肉、心脏的健康，增强消化功能，促进乳汁分泌和防止脚气病。种子发芽离不开维生素 $B_1$，它和维生素族的其他成员一起存在于植物（谷粮、豆类等）的种子的表层。因此糙杂粮中含量最为丰富，研磨越细，流失越多。

维生素 $B_1$ 不能在体内贮存，所以必须不断的由饮食补给。除谷粮、豆类、豆制品、干果之外，啤酒酵母、小麦胚芽含量也很丰富。瘦肉（特别是瘦猪肉）、动物内脏（肝、肾、心等）都含有维生素 $B_1$。有些软体动物和鱼肉中含有分解维生素 $B_1$ 的酶，经加热后可被破坏，我国有些地方喜欢吃"生鱼"，从营养学及卫生的角度考虑，这种吃法不宜提倡。

维生素 $B_2$ 是蛋白质、糖类在体内代谢不可缺少的物质，它能促进生长发育，维护眼睛、皮肤健康，因此当体内出现缺乏时出现的症状是多方面的。维生素 $B_2$ 虽然分布广泛，但是含量大都较少，只有肝、肾、蛋、乳类、鳝鱼、螃蟹、紫菜、香菇、鲜豆类、花生、绿叶菜中含量多些。维生素 $B_2$ 怕碱、易氧化，当烹调方法不合理的时候损失较大。如果富含维生素 $B_2$ 的食物供应不足、选配不当，更容易缺乏。

尼克酸也叫做烟酸。尼克酸缺乏的时候主要是引起舌红、嘴痛、恶心、消化不良、全身衰弱、失去记忆，即"糙皮病"，重病期有严重腹泻、精神失常甚至神经错乱，原因是饮食结构中以高糖类为主而缺乏蛋白质，所以全面均衡的饮食相当重要。

维生素 $B_6$ 在维护健康、治疗多种疾病中扮演着颇为重要的角色。从婴儿惊厥到小细胞低血色素型贫血，以致眩晕、皮炎都可以用它来治疗，对妇女及孕妇有更特殊的意义。维生素 $B_6$ 有这么多功效的原因在于它参加体内 50 多种酶系统的活动。它能维护中枢神经系统的功能，是能量产生、脂肪代谢、血红蛋白（血色素）生成所必需的。一些因缺乏某种酶而患先天性遗传缺陷的儿童，在医生指导和监督下，持续服用维生素 $B_6$ 就有可能控制症状。在临床上还用它防治动脉粥样硬化、降低血脂、抗脂肪肝，此外，它对减少体内某些致癌物质、加强体内免疫系统也有一定功效。

米糠、酵母、葵花籽、麦芽胚、麦麸、大豆、肝、鸡肉、鱼、香蕉、核桃、花生中都含有较多的维生素 $B_6$，不过需要注意食物的加工方法，防止维生素 $B_6$ 的流失。

泛酸广泛存在于酵母、麦麸、肝、肾、蛋、乳、新鲜蔬菜、芝麻、花生、大豆、龙虾、葵花籽等各种食物中，也因此而得名。它的功用是抗应激，为肾上腺和免疫系统所必需，还有抗寒冷、抗感染、减轻变态反应和辐射损伤、防止某些抗生素的毒性、消除手术后的腹胀等作用。局部应用还可以治疗压疮和静脉曲张性溃疡。

生物素也是维生素 B 族的一名成员。它是体内碳水化合物、脂肪和蛋白质代谢所必需的重要物质，对维持人体正常血糖水平有一定意义。它的食物来源比较广泛，肝、肾、酵母、蛋黄含量最多，粗粮、面粉、鱼、花生、干豆、肉和乳制品也含有一定数量，而且成人还可以通过肠道细菌合成来满足人体对生物素的需要，因此在正常情况下一般不会发生缺乏。需要注意的是，生鸡蛋中含有"抗生物素蛋白"，会破坏生物素使它不能被身体吸收利用。生鸡蛋吃得越多，生物素的损失越大，所以要放弃一些没有根据的传统说法，鸡蛋一定要加热至熟再吃。

叶酸对维护细胞的正常生长、增强免疫功能有十分重要的作用，它也是促进红细胞成熟的重要维生素之一。缺乏叶酸和维生素 $B_{12}$ 可引起巨幼红细胞贫血，口炎性腹泻也与叶酸的缺乏有关，尤其对于准备怀孕、怀孕初期的妇女都应给予充足的叶酸补充。外伤、感染、维生素 C 缺乏可使叶酸的需要量增加，并且有许多药物都会影响叶酸的吸收和利用。

叶酸在体内的贮存量很少，且受烹调的影响最大（损失率高达90%），而且蔬菜在贮藏过程中叶酸也容易有流失。因此鲜菜最好现买现吃，贮存时间不要过

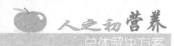
长，洗净消毒后生吃、凉拌都可以减少叶酸的流失。

维生素 $B_{12}$ 是惟一含有金属元素的维生素，它的核心金属元素就是钴。维生素 $B_{12}$ 是防治恶性贫血所必需的。人对维生素 $B_{12}$ 的需要量是 3 微克，体内贮备有 2～4 毫克，足够 6 年的需要。动物性食品中含量最多的是牛肝，其他依次是牡蛎、羊肉、鸡蛋、小虾、猪肉、鸡肉和牛奶。除动物性食品外，大豆发酵制成的豆制品——臭豆腐、腐乳、酱油等含有相当数量的维生素 $B_{12}$。由于缺乏维生素 $B_{12}$ 所导致的贫血不同于其他类型的贫血，产生的是不健全的红细胞（细胞大小和形状不正常），但其中血色素是正常的，严重发病时可使人丧命，故被称作"恶性贫血"。

维生素 $B_{12}$ 不但促进正常红细胞的生成，而是作用于整个机体，特别是维持神经系统的正常功能。缺乏维生素 $B_{12}$ 可能引起智力衰退等严重的精神症状。

坏血病是人类知道的最古老的疾病之一。患者出现齿龈红肿出血、易感染化脓、牙齿松动脱落、皮下出血、受压部位有淤血点、骨膜下出血、关节和肌肉疼痛、疲倦、烦躁、虚弱等，即使只擦破了表皮，伤口也不易愈合，久病可以致命。

维生素 C 不仅能防治坏血病，而且能协助造血、促进创伤愈合、增强机体对传染病的抵抗能力，并且是"万能解毒剂"，可以减轻砷、汞等对肝脏的毒害，防止铅、苯中毒。在治疗肝胆疾病方面，它能促进细胞再生及肝糖原合成，增强肝脏的解毒能力。大剂量维生素 C 可以降低血中胆固醇和毛细血管的脆性，防止出血倾向，这对心血管疾病患者是有益的。最引人注意的还是它的抗癌作用。维生素 C 能巩固和加强机体的防御能力。它能使癌细胞丧失活力，还参与一种抗癌物质（透明质酸抑制物）的合成，抑制癌细胞的繁殖。它能促进纤维组织的生长，在肿瘤周围形成"天罗地网"，防治肿瘤扩散。如果人体内有大量维生素 C，可使正常细胞不致发生癌变，并使已发生轻度恶变细胞恢复正常。癌症出血、坏死、疼痛都可以得到某种程度的控制与好转，晚期癌症病人有可能因服用大剂量维生素 C 而得以延长寿命。

我们日常所需的维生素 C 在蔬菜新鲜、质优量足、烹调合理、吃用得法的情况下一般不至于缺乏。含维生素 C 较多的蔬菜有辣椒、菜花、苦瓜、雪里蕻、芥菜头、青蒜、甘蓝、油菜、盖菜、荠菜等。西红柿含量虽不如上述蔬菜，但能够生吃，避免了加热时的损失。在水果中，酸枣、鲜枣、山楂中维生素 C 含量都很高，比柑橘类水果高 7～10 倍，而苹果、梨、桃中的维生素 C 含量较少，仅及柑橘类水果中的 1/10。一些野果，如猕猴桃、刺梨、沙棘等维生素 C 含量更高。在冬天或蔬菜淡季，不妨采用干豆发豆芽、渍酸菜、吃马铃薯、红薯、萝卜等，以增加维生素 C 的摄入量，必要时可采用松针、桑叶、柿叶等泡水代茶饮，也可以供应一定量的维生素 C。

维生素有这么的好处，对人来说是必不可少，而且当缺乏的时候就会出现各种各样的病状，那么我们就应该毫无顾忌地补充么？并非是这样的，任何一种维生素都有限量的，超过这个限量就会出现中毒的症状，同样对人的身体造成危害。所以我们补充维生素要以天然食物为主，必要时要在医生的指导监督下服用药物，注意不要超过最高限量。

## 人体的元素组成

假如有人问你，"你的身体是由什么组成的？"你可能会说是由骨骼、肌肉、神经、血液、皮肤、内脏等所组成，或者进一步把它们按生理学解剖分成神经、消化、循环等各个系统。这样回答当然没错，不过从本质上讲，人体是由元素组成。其中碳、氢、氧、氮（还有少量的磷和硫）构成蛋白质、脂肪、糖类和水分占人体体重的 96%。人死后火化，碳、氢、氧等随风逸去，留下的骨灰（约占成人体重的 4%）在营养学上叫做无机盐（或矿物质）。

在构成人体的无机元素中钙、磷、钾、钠、氯、镁、硫等含量较多，约占体重的 3.954%（即所谓的常量元素）。而锌、铜、铁、锰、钴、碘、氟、钼、铬、硒等 40 多种元素只占人体重的 0.046%（总共不足 5/10000），可见每种元素含量之微了。科学上规定：占人体体重少于 1/10000 的元素就叫做微量元素。其中特别重要的除上面提到的 10 种之外还有硅、钒、镍、锡。

### 膳食中最易缺乏的常量元素——钙

钙是塑造骨骼的主要材料，占人体体重的 1.5%~2.0%，总重约 1200 克。其中 99% 存在于骨骼和牙齿中，其余的 1% 则分布在体液和软组织中，与骨钙保持着动态平衡，并参与体内的众多生理生化反应，它是体内含量最多、也是我国膳食中最易缺乏的一种无机盐。

人的一生中由于人体重量的变化，骨骼形状和质量也发生变化。年轻时骨骼韧性较强，随着年龄的增长，骨骼会变得坚硬。成年人骨头中的钙，每年约有

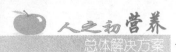

20% 被更新，所以每隔 5 年骨头中的钙会全部被更新一次。20 岁以前钙的沉积速度直线上升，35 岁时钙的沉积达到最高峰，如在年轻时能贮存较多的钙质，则有可能使骨质丢失的速度减慢，防止中年以后逐渐发展起来的骨质疏松。

除钙、磷之外，蛋白质、维生素 D、维生素 E、维生素 A 以及镁、锰、硅、铜等对骨头的生长都起作用。钙的需要量反映在身高的增长，而不是在体重的增加。至于牙齿，必须早在幼年时就提供使其强健的原料，在换牙之后，如果出现龋齿或折损，就失去了自行修复的能力。

除骨、牙以外，钙对肌肉收缩、心肌功能、神经－肌肉的正常传导具有重要作用。它是生物膜的成分，也是许多酶的激活剂。它能控制维生素 $B_{12}$ 的吸收，以及刺激血小板聚集，促使伤口上的血液凝结。每百毫升血浆中的钙的含量约为 10 毫克，如果低于 7 毫克，有可能发生手足抽搐。而血钙过多，又会引起心脏或呼吸衰竭。

仅饮食中有充足的钙还是不够的，被吸收入血液的钙才有价值。钙的弱点在于它能与其他营养素结合形成不溶的化合物排出体外。

促进钙的吸收的最有效的食物是蛋白质和乳糖，奶和奶酪是最好的含钙食物。

脂肪对于钙的吸收也很重要，脂肪不是直接作用于钙，它对肠吸收维生素 D 极为重要，间接帮助了钙的吸收。但是脂肪太多反而会与钙形成不溶解的物质，影响钙的吸收。

酸性环境有利于钙的吸收，因为可以促进钙的解离。

妨碍钙的吸收的因素有以下几种：

1. 缺乏维生素 D。
2. 脂肪过多形成钙皂，不易溶解而随粪便排出。
3. 钙－磷比例不当，最适宜的钙－磷比例为 1∶1.3～1∶1.5，如果食物中含磷过多，钙就会与磷形成磷盐排出体外。
4. 膳食纤维、草酸、植酸易与钙形成不溶解的化合物，不能被机体吸收利用。
5. 碱性环境，钙不容易溶解。
6. 长期服用某些药物，如苯妥英钠、四环素等。

食物中所含的钙只有 10%～30% 能被人体吸收利用。我国膳食中钙的量不足、质也差。谷类中的植酸、某些蔬菜中的草酸和膳食纤维都能影响钙的吸收和利用，要设法减少其含量，如面粉发酵以分解植酸；含草酸的蔬菜焯过以除去其中干扰钙吸收的因素。排骨汤、酥鱼等加醋的菜肴都可使其中的钙质溶解出来。

含钙较多的食物有牛奶、奶酪、鸡蛋、豆制品、绿菜叶、海带、紫菜、虾皮、芝麻酱、榨菜、山楂、鱼粉、鱼松等。

### 人体的重要贮能器——磷

磷占成人体重的 1%，常与钙结成"搭档"作为构造骨牙的重要材料。其实磷是一切活细胞的组成成分（如细胞膜中的磷脂），参与细胞的各项功能活动，在能量与物质代谢中起重要作用。

磷是人体内部的能量库和供应站。食物中的蛋白质、脂肪、碳水化合物和体内代谢放出的能量，除一部分向外放散和维持体温外，大部分存在于细胞中的有机磷化物中（三磷酸腺苷和磷酸肌酸），逐步释放生命活动所需的能量。人一旦面临危急情况，对能量有较高要求时，全身细胞内的三磷酸腺苷（简称 ATP）就进行全身总动员，及时"开库"放能，使人产生巨大力量。

磷的另一个作用是帮助营养素的吸收和转运，比如，脂肪是不溶于水的，与磷酸盐结合成磷脂后就可溶于水，脂肪正是以磷脂形式由血液输送的。当需要从存糖的"银行"提取"糖原"用作能源时，也是以磷酸葡萄糖的形式出现的。

一些维生素 B 族必须经过磷酸化才能发挥它们的作用。酶的本质是蛋白质，而许多蛋白质都含磷。对基因复制和蛋白质合成起重要作用的脱氧核糖核酸（DNA）和核糖核酸（RNA），磷酸盐是其不可分割的组成部分。

在维持体液酸碱平衡上，磷酸盐也是重要的缓冲剂，能防止体液的酸碱度发生异常变化。

含蛋白质多的食物如鱼、虾、蛋、瘦肉、内脏、干谷类、杏仁、核桃、南瓜籽等，含磷量也很高。

谷类含磷量很高，但因为是植酸磷形式，不但本身的利用率低，还会影响其他无机盐的吸收和利用。为了去植酸可将谷粮浸泡于热水中或经过发酵使植酸酶活跃，分解植酸以降低植酸的含量。我国的膳食是不会缺磷的。需要注意的是磷钙比例以及磷的吸收问题。磷的吸收量是随镁、铁及其他元素吸收量的增多而减少。因为磷会同这些元素结合成不溶解的复合物，随粪便排出。

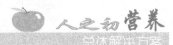

含磷高的饮料如汽水、可乐等大量饮用，会使磷钙比例失调，对钙质吸收不利。

### 水质对生命的影响

自从发现软水地区居民的心血管病死亡率高于硬水区居民之后，人们就开始注意两地区水质之间的差别。想弄清是什么成分保护了心脏。通过大量水质化验结果的综合分析，发现两者之间最显著的差别除钙之外就是镁。软水中镁的含量仅为硬水的百分之一。临床上也发现人体严重缺镁时可引起血管硬化和心肌损伤（死于心肌梗死的人其心肌中镁的含量比正常心肌少40％），说明镁对心血系统确实有保护作用。除硬水外，粗粮、干豆、坚果、绿叶菜等含镁较多，动物性食品含镁少，精致食品和油脂含量最低。

### 镁盐

镁与钙既是协作的"搭档"又是竞争的"对手"。它们同为生成骨骼所必需。在神经脉冲传导上，钙起抑制作用，镁起松弛作用，而且与钾、钠共同维持兴奋与抑制的平衡。镁的严重缺乏，肌肉的收缩和松弛就会失控，容易出现激动、心律不齐、神经肌肉的兴奋性极度增强。严重缺乏可发生震颤、谵妄等症状。

镁盐在临床上有广泛用途。我们熟悉的"泻盐"就是硫酸镁，有利尿导泻的作用，它对于心脏病患者，可防止血栓形成，在预防脑血管疾病方面也有一定的疗效。

不过如镁吸收过多，排出量少，可导致血中镁的含量过高，而发生"镁中毒"。患者出现口干、烦躁、困倦、神经肌肉反应性降低、腱反射消失等症状，中毒严重时可出现心房纤颤、呼吸衰竭而死亡。

### "百味之首"话钠盐

盐号称为"百味之首"，它不但是人们生活中不可缺少的调味品，而且与人体健康有非常密切的关系。

人体对于氯化钠的生理需要量是很少的。而且这两种元素广泛存在于食物和饮水之中。因此，如果从天然食品中摄入足够的氯化钠，即使不另外加盐，亦可维持体内钠的正常代谢。但是由于各地居民生活习惯不同，每日食盐摄入量远远超过正常生理需要。

流行病学调查发现食盐的摄入量与高血压的发病率有一定关系，即食盐吃得越多，高血压的患病率越高；食盐摄入少者，高血压的患病率也低。当然高血压的病因涉及许多因素：食盐过量、钾和钙不足、铅和镉污染等因素并存，可以诱发高血压，精神紧张会加重症状。高血压的遗传性很强，环境因素对有遗传倾向的人的影响更大。为了控制高血压病的流行，联合国建议每日食盐摄入量为5克。我国营养学家认为健康成人一日食盐摄入量不要超过10克，限制时间应从幼年开始。青年人当精神紧张时，偶有血压升高的现象，有的在情绪稳定后便可恢复正常。喜欢吃咸只不过是个人口味和习惯，并不是生理需求。在一些疾病情况下，进一步限制钠盐，配合药物治疗，对控制病情更为有利。限制钠盐摄入量，为的是控制病人体内水、钠的滞留，低盐饮食要禁用咸鱼、咸蛋、酱菜、酱、海米、虾皮、火腿、香肠、罐头肉类等一切咸味重的食品，烹调时只加少量盐（全日2~3克）或酱油10~15毫升（1~1.5汤匙）。

除天然食物含钠外，食物在加工过程中也加入钠盐，如食用碱、小苏打、味精、腌肉用的硝等都是含钠的化合物，因此，馒头、挂面、苏打饼干、油条、麻花、苏打水等也含有钠。

### 🔊 钾对身体健康的影响

钾的功能常与钠相联系，对维持体内渗透压和酸碱平衡、细胞的新陈代谢、神经肌肉的兴奋起着十分重要的作用。血钾过低或过高，都会引起严重的后果。钾在天然食物中分布很广，日常膳食中不至于缺乏，但是如果膳食不平衡，偏食肉、蛋、多糖、多盐，而粮食、豆类、蔬菜、水果吃得少，就可以使钾的摄入量减少。烹调不合理，做菜馅挤去菜汁，吃菜时弄去菜汤，那就等于吃"低钾菜"，无形之中丢失大量的钾。慢性疾病可使钾的吸收不好，腹泻呕吐、有些利尿剂都可使钾丢失过多，以致体内缺钾。

另一种情况是钾在体内的分布失常。糖原的生成需要钾，食用大量糖时，血中钾的浓度很快下降，未进行血糖控制的糖尿病人往往大量排钾。钾缺乏时人会出现糖的耐受不良。

发现缺钾必须找出原因，对症治疗。以保持钾、钠、钙、镁等电解质的平衡。选择含钾丰富的食物，一天如果吃粮食400克。豆类及其制品150克、薯类100克、水果100克，大约可供给4000毫克钾，达到成人每日的安全供给量。

含钾高的食物有鲜豆、红薯、马铃薯、山药、菠菜、苋菜、海带、紫菜、黑枣、杏、杏仁、香蕉、核桃、花生、榛子、青豆、黄豆、红小豆、绿豆、毛豆、羊肝、猪腰等。一般市售无盐酱油中含4.1%钾盐。

有些情况则需要严格控制钾的摄入量，如急慢性肾功能不全、尿少或无尿、

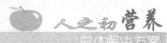
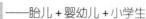
钾不能及时被排出；休克或肾上腺功能不全摄入少量的钾就可以使血钾升高。其他如溶血性贫血、肌肉损伤、输入库存过久的陈血，也都会升高血钾。

血钾过高可出现烦躁、神志恍惚、四肢麻木及沉重、四肢发凉、面色苍白、血压下降、心动过缓、甚至停搏虚脱。发现血钾高时，控制饮食中的钾的摄入量就非常重要了。

在低钾饮食中应少用富含蛋白质的瘦肉、鱼、虾、豆类食品、浓的汤汁、果汁；尽量选用每百克食物中含钾低于 250 毫克的蔬菜和水果；将食物浸泡水中，或加水煮，熬菜去汤，都可以减少其中钾的含量。

每百克食物中含钾低于 250 毫克的有：大米、面粉、小米、玉米碴、北豆腐、豇豆、胡萝卜、白萝卜、大白菜、油菜心、瓢儿菜、圆白菜、蒿子秆、黄瓜、苦瓜、西红柿、绿豆芽、棍豆、蒜苗、柿、柚、柑、桃、荔枝、猪舌、猪肝、猪肚、牛奶、大黄鱼、带鱼、海螃蟹等。其他如富强粉、豆浆、南豆腐、葱头、南瓜、菜瓜、西瓜、葡萄、鸭梨、苹果、猪心、鸡蛋、鸭蛋、对虾、海参等食物所含钾量都在每百克 150 毫克以下。

## 🌼 生命的钥匙——必需微量元素

碘是人体的必需微量元素之一。它在体内的含量极微，大约是人体中的 4/千万（相当于铁含量的 1%），70%~80% 都存于甲状腺里。甲状腺是人体非常重要的内分泌腺，处于颈部喉头前方气管的两旁，是一对蚕豆大小、形似古代盾甲的腺体，"甲状腺"便因此而得名。它的主要功能是利用机体吸收的碘合成与分泌甲状腺激素，刺激蛋白质合成，促进胡萝卜素转化为维生素 A，调节人体的新陈代谢，维持胆固醇的正常水平，促进生长发育，成人每天需要量只不过是火柴头那样大小的一点点（0.1~0.15 毫克）。但是只要持续供应不足或缺乏它，特别是青春期、妇女妊娠和哺乳期，就会出现脖子粗、憋气、呼吸不畅、活动时心慌气短。出现脖子粗的根本原因是因缺碘使甲状腺得不到合成甲状腺激素的充足原料，只好努力加大工作量，可是事与愿违，只能生产出一些不能被身体利用的"残、次、废品"。这些废物的堆积促使甲状腺弥漫性肿大。这种疾病有明显的地区性，与当地土壤、水和食物缺碘有关。此外，长期服用某些药物（如四环素、钴盐等）和过多食用某些蔬菜如木薯、芥菜、莴苣、圆白菜、甘蓝等可以抑制甲状腺素的合成。还有一些工矿对"三废"处理不当，污染水源和粮食；农业上大量施用化肥，特别是有机氯农药（如 DDT、666 等），也可以引起甲状腺肿。

人体可通过饮食和空气获得碘质，但在环境严重缺碘的地区，应长年坚持食用加碘盐，或在食油或饮水中按一定比例加入碘化物（碘酸盐）。对交通不便的偏远山区，可采用碘油注射的办法，将碘贮存在注射部位形成"碘库"，使机体逐渐吸收释放出碘，防病作用可持续相当长的时间，能保证 2~3 年人体对碘的需要量。另一种办法是服用碘化油胶囊。按不同年龄口服 1~3 粒。胶囊在胃里溶化，碘被吸收，提供一定量的碘储备。此法简单适用，但必须 1~2 年服一次，防治效果不如肌内注射那样长。

铁在人体内的含量不过 3~4 克，但是却是血液运输战线上的主力，构成血红蛋白、肌红蛋白的原料，而且还是维持人体正常生命活动最重要的一些酶的组分，与能量代谢关系十分密切。它的功用并不限于造血，它还能促使胡萝卜素转化为维生素 A、清除血脂、产生抗体、合成体内一些重要物质（嘌呤、胶原）、参与肝脏中对药物的解毒等。

体内的铁都是与蛋白质结合在一起的。铁蛋白是身体铁储备的主要形式。如果膳食中的可利用铁长期不足，就会引起缺铁性贫血，婴幼儿和孕妇、乳母首当其冲。一般女性对铁的需要多于男性。在正常情况下，人体每天从各种途径丢失铁不足 1 毫克，青春期少女和育龄妇女丢失的铁要多些。

铁在膳食中有两种存在形式：一种是存在于动物内脏、血液、禽、畜、鱼类肌肉中的铁，叫做血红素铁。这种形式的铁吃饭后在人体内可直接被吸收利用，吸收率达 11%~22%，不受同餐食物的影响，其中尤以肝脏、血液含铁最为丰富，吸收率也高。另一种是存在植物性食物如谷粮、蔬菜以及豆类和乳类中的非血红素铁，其吸收率一般仅为 1%~5%。值得注意的是有些含铁多的食物并不一定能补血，关键在于其中铁质能否被吸收，铁的吸收利用程度比铁的绝对含量意义更大。它受许多因素的影响，与铁的存在形式/食物的种类、同进餐吃进的食物以及人体内铁的储备量等都有关系，如血红素铁的吸收率高于非血红素铁及食物中的磷酸、植酸、草酸、鞣酸、纤维素等都会干涉铁的吸收，而胃酸（盐酸）、蔬菜、水果中的维生素 C、有机酸以及肉类中的某些成分却可以促进铁的吸收，例如，大米、玉米、小麦、高粱等谷物，都含有磷酸盐和植酸盐，它们与铁结合成不溶性化合物，阻碍铁的吸收。菠菜含铁很多，但它与草酸结合，性质稳定，不容易解离，铁的利用率低。又如，有些碱性食物（如豆腐、柿饼）中

的铁，不容易溶解，也难以被人体吸收利用。鸡蛋黄中的铁与高磷蛋白结合，使铁的吸收率仅为3%。茶中的鞣质，可使茶沉淀妨碍铁的吸收和利用，缺铁或患缺铁性贫血的人最好不喝浓茶。服铁剂时也不要与制酸药（胃疡平、阿托品、丙谷胺等）、碱性药物（小苏打、胃舒平、氨茶碱、氢氧化铝等）同服。

吃含有非血红素铁的食物最好能与肉类或富含维生素C的蔬菜水果同服，例如吃豆腐丝拌豆芽菜或肉菜合烹的半荤菜都可以提高非血红素铁的吸收率。饭后吃些水果，补充维生素C，可使铁的吸收率增加3.5%～48.7%，我国膳食中的铁大部分是非血红素铁，利用率低，如再不注重的合理搭配，就容易出现铁的摄入量虽高、但吸收差而出现缺铁现象或缺铁性贫血的体征。

食物中含铁量因品种、产地、加工方法不同而有较大差异。含铁最多的食物是海带、黑木耳、紫菜、香菇和芝麻酱，其次是动物的内脏（肝、心、肾）、血液、瘦肉和口条等，它们不但本身含铁多，易被吸收利用，同时还能促进膳食中的非血红素铁的吸收；黄豆、蚕豆、豇豆也含较多的铁，一般绿叶菜中含铁较高，不过要注意去除其中妨碍铁的吸收利用的因素。干鲜果品中核桃、红枣、杨梅、葡萄干、桂圆、榛子、松子仁、南瓜籽等含铁都比较丰富，可以常吃。值得一提的是芝麻酱，它含铁和钙都很高，食用方便，香味诱人，可涂抹面包、馒头、做馅（点心、糖果、夹心饼干）或拌菜，可甜可咸，味道适口，很受欢迎。还有一些强化铁的食品也可作为补充铁的选择，但要注意剂量，不能滥用。大量的铁的摄入会引起急性中毒。

铜在人体中含量微乎其微，估计只有80微克。含量虽少，但功用却更为复杂。

它是人体内30多种酶的活性成分；对体内许多生化反应都显示出惊人的催化本领。铜还参加一些激素（生长激素、脑垂体激素、性激素等）的重要生命活动（例如糖尿病患者的食物里加少量的铜可以改善病情，铜起到类似胰岛素的作用）。缺乏铜的时候，激素活动会发生障碍，引起代谢紊乱，诱发多种疾病。

铜虽然不是造血原料，但是造血却离不开铜。它能促进铁在胃肠道里的吸收，并将铁送到骨髓里去造血，促使红细胞（红血球）成熟。如果缺少铜，即使摄入足够量的铁也无法被吸收，而表现出缺铁性贫血。一旦造血发生障碍，血红素无力携带氧气，呼吸作用也就失去了意义。

体内弹性组织和结缔组织中有一种含铜的酶，可以催化胶原成熟，保持血管的正常弹性和骨骼的坚韧结构。缺铜可导致骨质疏松脆弱、关节变形，也可发生主动脉或大血管突然破裂，后果不堪设想。

民间还有着"铜有一定的消炎镇痛作用"的说法。铜能调节心搏，有人认为缺铜或锌/铜比例不当，是诱发冠心病的诸多因素之一。可见铜的功用多么重要。体内黑色素的形成也需要铜的参与，先天性某种铜酶缺陷，可使人发肤色浅，眉毛也是白的，眼睛怕光，就是所谓的"白化病"。

铜虽重要，但是吸收过多也是有害的，还有一种先天性遗传缺陷叫"肝豆状核变性"，就是因铜代谢失调，使过多的铜沉积在肝脏，从而引起肝硬化、神经系统病变和皮肤色素沉着等症状。

成人每天每千克体重需要 30 微克的铜。天然食物中动物的肝、肾、牡蛎、蛤贝、虾蟹以及芝麻、干豆、核桃、葵花籽、绿叶菜（油菜、菠菜、荠菜、萝卜缨）和芋头、茄子等都含铜。

锌是促进生长发育"传宗接代"的关键性元素。缺乏锌则发育迟缓；男子到了青春期第二性征发育很差或根本不发育，睾丸和附睾萎缩，性功能低下，严重者可造成男性不育症；女性月经不来或闭经；孕妇缺锌甚至可出现胎儿畸形，出生后脑功能不全。

锌可以维持上皮粘膜组织正常，使细菌病原难以入侵，促进伤口愈合。缺锌时伤口愈合缓慢，严重时还会发生复发性口腔溃疡。锌还为味蕾和口腔粘膜提供营养，缺锌时不仅味觉减退，还容易发生复发性口腔炎。缺锌时唾液中磷酸酶减少，使味蕾功能减退，食而"不知其味"；由于缺锌引起粘膜增生和角化不全，阻塞舌乳头中的味蕾小孔，使食物难以接触味蕾，自然难以品尝出食物的滋味。因味觉功能的改变而使食欲降低、厌食、并出现异食癖。这些症状都可以通过补锌得到缓解。锌还可以减退皮肤色素沉着，减少皮质分泌，可以预防治疗青春期男女面部出现的"粉刺"。

锌还是体内 40 多种金属酶的主角，例如红细胞运送氧气和二氧化碳的酶、骨骼生长发育和与营养物质代谢有关的酶等等都需要有锌的参与，而且它还能激活许多酶，使他们能发挥效用。许多生理过程都涉及锌，包括激素代谢、维生素 A 代谢以及免疫功能等等。没有锌，体内各种复杂、重要反应都无法进行，生命也就停止了。所以有人把锌誉为"生命之花"，没有锌的世界，死神将主宰一切。

正常人体内锌的含量约为铁的一半，即 1.4~2.3 克。一切脏器、骨骼、皮肤都含有锌，前列腺、生殖腺、眼球中含量都很丰富。胰岛素中也含有锌，当胰岛中的含锌量降低一半即有可能发生糖尿病。

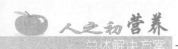
成年人每日摄入 10～20 毫克锌即可维持体内平衡。按我国专家规定：成人的一般供给量为 16 毫克，为补偿妇女月经失血，每日可供给 20 毫克，妊娠期 25 毫克，哺乳期为 30 毫克。如果锌来自植物性食物，供给量则需要相应增加。患病时，遇有失血、溶血、烧伤、外伤、腹泻、类风湿关节炎、溃疡难愈、大量出汗、口服避孕药、采用胃肠外营养治疗时，都应增加锌的供给量。

含锌较多的食物有牡蛎、胰腺、肝、整谷、粗粮、干豆、坚果、蛋、肉、鱼等，牛奶含锌量低于肉类，白糖和水果含量要更低些。食物加工精制后，锌的含量大为减少，如小麦磨成面粉，其中的锌的含量就减少了 4/5。所以注意日常饮食要避免过于精细，要粗细搭配。

食物选择不当、饮食习惯不良、偏食、挑食都会使锌的摄入量减低。食物中的锌含量以动物性食品最高，吸收率可达到 35%～40%，植物性食品含锌量就低多了，且吸收率只有 10%～20% 或者更低。主要因植物性食品含有较多的膳食纤维、植酸，有的蔬菜还含有草酸，这些都是会干扰锌的吸收和利用的因素。此外，过分加工精制的食品，其中锌含量低（如极白面粉的含锌量仅为粗粉的 1/4，白糖中含锌量仅为红糖的 1/8 或蜂蜜的 1/20）。

注意膳食平衡，合理选择食物，不偏食，适量吃些豆类和粗粮，不要过多吃精制食品，提高膳食中锌的质量。尽量消除和减少有碍锌吸收利用的各种因素。要改善谷类、大豆中锌的利用率关键在于加工过程中处理好植酸，如面粉发酵、大米加工前略加浸泡，可使植酸酶活跃，分解植酸以减少其含量，亦可调整膳食结构，降低草酸较多的蔬菜（如菠菜、茭白等）中的草酸含量，在食用前用开水焯过，以免妨碍膳食中锌的利用。少饮酒，避免锌的丢失。

锰是重要的酶的组成成分，也是许多酶的重要活化剂。它能促进和增强许多重要的代谢反应，促进生长发育、骨骼形成和造血过程都需要锰。它能增强内分泌功能，维持甲状腺的正常功能，促进性激素的合成，调节神经的应激能力，它好比是生命交响乐团中的"指挥"，使体内复杂而激烈的反应表现得十分和谐而有节奏，国外有些运动员为提高竞技能力，也补充锰。锰对孕妇更有特殊意义：锰可使胎儿的软骨组织、神经组织发育良好。胎儿在第 7 周时，成骨细胞就分泌一种叫"粘多糖"的物质，它是形成软骨的重要基质。促使形成粘多糖的酶都含锰。孕期缺锰，胎儿可发生生长停滞、平衡机能障碍等症状。

成人体内锰的含量为 10～30 毫克，分布在肝、骨、脑下垂体、大脑、肾、胰、乳腺等处，肝和血液是锰的贮存库。脑下垂体是一切高级生命活动的控制中心，可见锰的功用的重要性。成年人一日锰的供给量为每千克体重 0.1 毫克。成人缺锰就会出现食欲不振、体重减轻、性激素水平降低的症状，严重时影响生殖功能。

食物中茶叶、坚果、粗粮、干豆类含锰最多，蔬菜和干鲜果中锰的含量略高于肉、乳和水产品，鱼肝、鸡肝含锰量比鱼肉和鸡肉多。一般荤素混杂的膳食，每日约可供给 5 毫克锰，基本可以满足成年人的需要。偏食精米、白面，肉多、乳多而少用粗粮、蔬菜的膳食，锰的含量低。当正常人出现体重减轻（并非因疾病）、性功能低下和头发早白时，可怀疑是否由于锰的摄入不足，多吃点粗粮、蔬菜和水果是会有益的。

铬广泛存在于人体组织中，成人体内含铬总量约为 6 毫克。它主要存在于核蛋白中。

铬能活化某些酶，并能抑制脂肪酸和胆固醇的合成，影响脂类和糖类代谢。

铬与尼克酸和氨基酸构成"葡萄糖耐量因子"，对葡萄糖的利用有十分重要的意义。它本身虽不是降糖剂，但是它能增强胰岛素的作用，降低血糖，改善糖耐量。

妇女在妊娠期可能会因为缺铬而发生妊娠期糖尿病。

成人铬的一日供给量为 20～50 微克，孕妇因生理需要而增加，供给量高于一般人群。

铬的主要食物来源为粗粮、肉类、酵母、啤酒、干酪、黑胡椒、可可粉。有的地区水体中含有相当数量的铬，可能是摄入铬的来源之一。

与锰相同的是食物加工越精其中铬的含量越少，精制白糖、面粉等几乎不含铬。

氟是人类生命活动所必需的微量元素之一，它是骨、牙的正常成分，形成珐琅质所必需，对骨质疏松有防护作用，因此摄入氟过少时，人的龋齿发生率增加。饮水是氟的主要来源之一。

为什么适量的氟可以预防龋齿呢？因为在发生龋之初，牙上面往往先有一层菌斑，细菌把食物分解成糖，进一步变成酸，酸侵袭牙齿随后发生龋齿，这并不是"虫吃牙"。氟可以抑制导致龋齿的细菌活动，保护牙釉，从而防止发生龋齿。

氟和其他微量元素一样，过量和不足都能对人体健康带来危害。不过只要处理得法，把每日摄入氟的总量控制在正常限度之内，即可从根本上防止氟中毒的危害。

钼在人体中含量总共不到 9 毫克，以不同浓度分别聚集在肝脏、心脏等处，脂肪和血液中含量较少。一个人从出生开始，体内钼的含量随年龄增长而增高，到 20～30 岁时达到最高值，之后就缓慢下降。人群中孕妇血中钼的含量高于一般人，且随妊娠的发展而增高；到分娩时，钼即达到最高浓度。分娩后，产妇血中钼的浓度随即下降，说明在正常妊娠过程中，孕妇血钼含量不断增高是胎儿对钼需求的反映，从而证实在生命的发生、发展和成熟等各个阶段中，必须补充适量的钼才能保证健康。

钼是某些酶的重要组成成分，也是另一些酶的激活剂。成人对钼的一日需要量为每千克体重 2 微克。

钼在肉类、粗粮、干豆类、小麦等食物中含量较高，叶菜类含量较高，根茎类蔬菜含量低，与植物生长的土壤中钼的含量有关系。

硒的缺乏是引发"克山病"的主要原因，同时与癌症的发病率成正比，即硒的摄入量越低，相应的癌症（肠道、前列腺、乳腺、卵巢和肺）发病率就越高。所以，硒对防止心脏病和某些癌症有一定功效。硒对体内白细胞的杀菌功能也有很大影响，缺硒会降低白细胞的杀菌能力。硒还能促进机体的免疫能力，抵御若干毒物（如砷、镉、汞、铅等）对身体的危害作用。体内如果缺硒，就等于失去一道坚固的防线，有些环境污染造成的疾病就会趁虚而入。

硒是强抗氧化剂，对细胞膜有保护作用，它是谷胱甘肽过氧化酶的组成成分，是维护健康、防治某些疾病所必需，在抗老、防癌方面有特殊意义。过量的硒对人体是有害的，如富硒地区居民摄入过量的硒，可出现脱发、指甲脱落、肢端麻木，继而抽搐、麻痹，有时甚至偏瘫，有些患者还出现皮疹和胃肠道症状。

成年人硒的一日供给量估计为 50 毫克。硒的地理分布很不均匀，贫硒地区食物中含硒量也低。一般地区中芝麻、麦芽含硒最多。另外还有酵母、蛋、海味、肾和肝中含硒量高于肉类。糙米、标准粉、蘑菇、大蒜含量也很丰富，大白菜、南瓜、橙子、香蕉中也含有一定数量的硒。精制食品含硒量减少。烹调加热时，硒可挥发，也造成一定损失。

钴能刺激人体骨髓的造血系统，促进血色素的合成及红细胞数目的增加。大多以组成维生素 $B_{12}$ 的形式参与体内的生理作用。钴与维生素 $B_{12}$ 结合进入胃后与胃壁细胞分泌的"内因子"（一种粘蛋白）结合，以防止维生素 $B_{12}$ 被肠道微生物所破坏而促使其吸收。如缺乏"内因子"（如胃大部分切除）就可引起维生素 $B_{12}$ 的吸收不良，导致营养性贫血，而需要注射维生素 $B_{12}$、补充钴盐。

钴有趋脂作用，能防止脂肪在肝细胞内沉积而引起的脂肪肝。钴能促进锌在肠道内的吸收和蛋白质的合成过程，对机体的生长发育、碳水化合物和蛋白质代谢都有重要的影响。

在临床上，注射钴盐可扩张血管、降低血压，对高血压有一定疗效。钴有一定的抑制组织呼吸的作用，特别对恶性肿瘤表现得更为明显。

人体每天摄入的钴有一定限度，过多即产生毒性，如引起红细胞过多症、肠胃功能紊乱、耳聋、甲状腺增生、碘的吸收减少，所以甲状腺功能不全的人，用钴要十分慎重。使用不当时，容易引起心肌缺血，导致心力衰竭。

成年人一日钴的供给量为 0.13 微克，孕妇为 3.0 微克。一般一日摄入维生素 $B_{12}$ 1～2 微克既可满足人体对钴的需要。

钴在动物内脏、肾、肝、胰中含量都比较高，其他如牡蛎、瘦肉也含有一定数量的钴。发酵的豆制品如臭豆腐含维生素 $B_{12}$ 1.88～9.80 微克，红腐乳中含量为 0.42～0.715 微克，豆豉、酱油、黄酱等也都含有少量维生素 $B_{12}$，可作为钴的食物来源。

综上所述，微量元素与维生素同营养素一样，并非越多越好，人体在补充的时候一定要注意摄入的量，过多过少都会引起机体的不良反应，对健康产生副作用，尤其对于生长发育处于关键时期的青少年更要注意。一般日常食物中都含有各种营养素，只要搭配合理、食入的食物种类丰富多样，就可以避免出现缺乏。

## 营养家族新成员——膳食纤维

膳食纤维的存在千姿百态，或存在于植物的细胞壁，或藏身于细胞与细胞之间，随着植物的成熟，其中交织着木质素，包括纤维素、半纤维素、果胶、藻胶、树胶。木质素的庞大膳食纤维家族，广泛藏身于粗粮、干豆、蔬菜、水果、海藻、菌类等植物中，它们都是植物细胞分泌的物质。

过去膳食纤维在营养上一直遭受冷落，把它列入"残渣"或"不能利用的多糖"，充其量不过是肠道的"拖把"，默默无闻的工作者。近年来它逐渐受到人们的关注，成为"防癌"的宠儿，随着研究的深入，人们越发发现膳食纤维有很多的优点。

通便良药：膳食纤维不被消化就进入大肠，当通过肠腔时吸水膨胀，刺激和加强肠道蠕动，推波助澜，把肠道中不被消化的残渣、肠内细菌代谢所产生的有

害物质裹挟而出，防止粪便在肠腔滞留过久、水分被重新吸收，发生燥结，产生便秘。进而引起腹胀、口臭、食欲减退、头痛烦躁等一系列自身中毒综合征表现。

长时间便秘，粪便在肠腔内堆积形成压力，使肠壁薄弱处向外突出形成小囊袋（憩室），成为病菌的繁殖场所。膳食纤维使排便通畅，减少了肠内压力，缓解了憩室疾病、结肠炎等病情，改善其症状。

防癌卫士：多油多肉而缺少纤维素的膳食可使肠内厌氧细菌增多，对未消化的食物残渣发生作用而产生有害物质，有的具有促癌作用。据报道，食用精白面、肉、蛋、奶和脂肪多、而缺少膳食纤维的欧美居民，每10万人就有42.2万人患大肠癌，而非洲农村居民食用大量膳食纤维（每日25～30克）却很少发生肠癌和憩室疾病。相比之下，美国人民每日膳食纤维摄入量为4～6克，其肠癌发病率为非洲居民的14倍，65%以上的老人患有憩室疾病。

膳食纤维为什么能成为"防癌卫士"呢？原来膳食纤维可以抑制肠内厌氧细菌的活动，同时借以它所独有的充盈作用，增加粪便的体积，将有害物质"稀释"，刺激肠道蠕动，使排便通畅，减少致癌物质与肠壁的接触，从而防止癌变。

参与治疗胆结石：治疗胆结石症的方法之一就是利用手术切除胆囊，但是这种治疗方法并不能从根本上降低胆结石的发病率。约有85%以上的胆结石患者是由于胆汁内胆固醇过多而形成的。医生在患者的饮食中每日掺入50克全麦麸谷类，一个月后患者胆汁中胆固醇浓度恢复到正常水平，原有的胆固醇结晶消失，使患者免受开刀之苦。

降血糖、降血脂：果胶、魔芋等可以抑制淀粉酶的作用，延缓糖类的吸收，降低血糖水平，减少糖尿病人对胰岛素或口服降糖药的需要，从而向传统的糖尿病膳食挑战，不必过分限制主食，由原来的100～150克提高到300～350克。一些粗粮（荞麦、燕麦、小米、残留于米粉及黄豆粉的杂合面）成为糖尿病人的理想主食，使治疗饮食接近正常人水平，对病人心理上也是莫大安慰。

膳食纤维不但能降低进餐后的血糖，而且能吸附胆固醇，抑制其吸收，加速其排出，从而降低血脂，这对防治心血管疾病（动脉粥样硬化、高血压、冠心病）也是十分有益的。何况含膳食纤维的食物一般都是体积大、热量低、安全稳妥的减肥食品呢！

粗粮、菜蔬、水果等食用后对胃肠道产生机械性刺激，是天然的"轻泻剂"，耐咀嚼，易产生饱腹感，这些长处都比较明显，只是口感较粗糙。原粮谷类经碾磨加工，除掉不少粗纤维，太可惜了。有没有不粗糙的食物纤维呢？有！

果胶、藻胶、豆胶以及魔芋中的可溶性食物纤维，吸水力强，有形成胶胨的特性，在食品工业中常用作胶凝剂或增稠剂。将其加入果汁、果汁冻、布丁、餐后点心，制成鲜艳夺目的人造水果、水晶糖、清凉沁人的杏仁豆腐、消暑解渴的绿豆沙、西瓜糕、金糕、栗子羹、小豆羹、羊羹等许多风味小吃，味道好、品种多，受人欢迎。其他如藻类食品和魔芋豆腐等可能有一定体积，但是热量低，也是减肥强身的佳品。

膳食纤维虽有许多好处，但吃得太多常常会引起腹部胀满，排便次数增多，粪便量增加。果胶、豆胶等使用不当也会引起肠胃反应。有些报道指出：长期使用高纤维膳食，可使钙、铁、镁等无机盐的排出量增多。也可能影响一些维生素的代谢和利用。因此，膳食纤维的摄入量不宜过多。一般只要保持膳食平衡、粗细杂粮搭配，每餐多吃些蔬菜、水果、藻类、菌类，不偏食、不挑食，就可以满足人体对膳食纤维的生理需要。

对于治疗饮食，则需要根据病情，掌握膳食纤维的摄入量。如遇到伤寒、痢疾、溃疡性结肠炎或胃肠道手术后，应酌情禁止或限制膳食纤维的摄入，避免刺激肠道加重病情。

### 是非难定胆固醇

人们对于胆固醇并不陌生，它一度被认为是导致动脉粥样硬化和冠心病的"元凶"，其实这种责难有些过于极端。胆固醇广泛分布于全身，在脑和神经组织中含量最高。它不但是构成细胞膜的重要成分，也是维护生命活动、繁衍种族不可缺少的重要物质。人体的构成单位是细胞，细胞及其内部"零件"都包有生物膜，胆固醇是生物膜的基本脂。营养物质和废物的出入全靠生物膜控制，药物效果的产生、信息的传递，以至机体的免疫反应都与生物膜有关，可见胆固醇对于生命是多么重要。胆固醇还参与胆汁酸的合成，提供脂肪消化和维生素 A、D、E、K 吸收所需要的胆盐，胆固醇还可以转变成肾上腺皮质激素和性激素，如果没有胆固醇，内分泌功能失调，生育也成了问题。皮下 7 - 脱氢胆固醇经阳光中紫外线照射，可以转变为维生素 $D_3$，只要经常晒太阳，就可以免费获得预

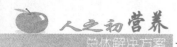

防骨质软化和骨质疏松的维生素，对维护青壮年健康有莫大的好处。

研究表明：具有杀伤和消灭癌细胞的白细胞是依靠体内胆固醇生存的。流行病学调查资料也发现：血清胆固醇浓度与冠心病以及某些癌症的发病率、死亡率有一定的关系，血清胆固醇浓度高的人冠心病发病率高，而血清中胆固醇含量低时癌症的死亡率增加。这种现象是偶然巧合，还是有必然的联系，都有待更多地探讨和研究。但这绝不意味着为了预防癌症就有意识的大量摄入胆固醇，对冠心病患者也控制胆固醇的摄入，营养要全面考虑，切不可顾此失彼，而且对于血液中的胆固醇，也要分清良莠，区别对待。

血脂中脂类包括胆固醇、磷脂、中性脂肪（即甘油三酯，又称三酰甘油）等，是以不同比例与特定的蛋白质结合而形成各种脂蛋白在血流中运行。其中含胆固醇最多的 β－脂蛋白是患动脉粥样硬化导致冠心病的潜在威胁。另一种含蛋白质、磷脂较多，而含胆固醇量较少的 α－脂蛋白（也就是高密度脂蛋白）的作用与前两种脂蛋白相反，它能清除动脉壁上的胆固醇及其沉积物，也是抗动脉粥样硬化的因子，对心血管系统有保护作用。被认定是"好"或有益的胆固醇。

人体中的胆固醇大部分是体内自行合成的，小部分来自食物。一个健康人由食物吃进的胆固醇多时，体内合成胆固醇相应地减少，以保持一定的水平，但由于某种原因（如精神过度紧张、体力活动少或患有高血压、肥胖症等）使调节功能失控，吃进去的胆固醇多，而自身合成并不减少，就会破坏体内胆固醇的平衡。不仅摄入饱和脂肪和胆固醇多会引起这种紊乱，摄入过多的精制糖也会出现高胆固醇和高甘油三酯等高脂血症现象。这就应分别对胆固醇和精制糖的摄入量作适当的限制。健康青年代谢旺盛或从事体力劳动、经常参加体育锻炼的人，有害胆固醇不易积累，如果血脂不高，就没必要过分限制胆固醇含量高的食物的摄入，例如肝、蛋等食物含胆固醇虽多，但其他营养素含量也很丰富，决不可因噎废食。只要膳食平衡，多选用富含膳食纤维、维生素和微量元素的蔬菜、水果、豆类和杂粮等可以降低血脂的食物，就无需惧怕胆固醇。绝对不敢吃蛋黄等含胆固醇多的食物或走向另一个极端，一次吃十几枚鸡蛋（以为多吃胆固醇可以防癌），两种做法都不可取。

中国营养学会建议：血脂正常的健康人每日胆固醇摄入含量不宜超过 300 毫克，血脂高的人或者心血管患者每日胆固醇摄入量应严格控制在 200 毫克以下，必要时需要禁止摄入胆固醇。

### 看似平常的营养素——水

水是生命的源泉。人对水的需要仅次于氧气。人如果不摄入某一种维生素或无机盐，也许能继续几周或带病活上若干年，但是如果没有水，那只能活几天，由此可见水的重要性。

水是组成人体细胞的重要成分。成人体重 60%～70% 都是水。机体各种组织含水量不同，比如肌肉含 75% 的水，血液、泪水、汗等含水量更高（90% 左右），连坚硬的骨骼里还含有 20% 的水分呢。不同个体的含水量也不一样，一般情况下女性体内含水量少于男性，胖人体内含水量低于瘦人，这与体脂含量有关。

人体含这么多水分有什么用呢？水是维持人体生命活动的最重要的营养素之一。各种生理活动都需要水。许多营养物质都是溶于水的，脂肪和蛋白质等要成为悬浮于水中的胶体状态才能被吸收。水在血管、细胞之间川流不息，把氧气和营养物质运送到组织细胞，又把代谢废物和有毒物质送到肾脏、大肠、皮肤和肺部，通过大小便、汗液以及呼吸等途径排出体外。呼吸也要靠水把肺泡表皮湿润，使氧气容易通过肺部进入血液，也使二氧化碳易于排出，水是运送养料和排除废物的媒介，缺少水分，血液就会减少、浓缩，以致粘滞不前，而影响运输氧气和养分的功能，养料不能消化吸收，废物不能排出。人体各种代谢反应和生理活动都无法进行。

人呼吸和出汗都会排出一些水分，比如炎热季节，酷热当空，环境温度往往高于体温，人就靠出汗使水分蒸发带走一部分热量来降低体温，使人免于中暑，而在天冷时，由于水贮备热量的潜力很大，人体也不致因外界温度低于体温发生明显的波动。水在体温调节上起到一定的作用。

水还是体内自制的润滑剂。它能滋润皮肤，皮肤缺水就会变得干燥而失去弹性，显得面容苍老。体内一些关节囊液、浆膜液可使其器官之间免于摩擦受损，且能转动灵活。眼泪、唾液都是相应器官的润滑剂。

水还是世界上最廉价和最有治疗效力的奇药呢！矿泉水和硬水的保健及防病作用是众所周知的，主要是因为其中含有对人体的有益成分。多喝开水是否也有好处呢？如果你发烧、头痛、喉咙痛，医生除了给你开药之外还要叮嘱你要多喝开水。难道白开水也能治病么？答案是肯定的。因为它能帮助你发汗、退烧、冲

淡血液里细菌所产生的毒素；同时小便量增多，有利于加速毒素的排出。此外，大面积烧伤以及发生剧烈呕吐和腹泻等症状时，体内都会大量丢失水分，都需要及时补充体液，以防止发生严重脱水，加重病情。

由于水与生命活动息息相关，缺水比绝食对工作、生活能力的影响更大。一个人短期内不吃饭，但能喝到水，即使体重减轻40%，都还不至于死亡。但如果几天喝不上水，失水占本人体重的2%就会感到口干舌燥、尿少。当体内水分减少了4%~5%时，工作能力和运动效率会降低20%~30%，感到全身乏力，几乎无尿。这对摔跤、柔道、举重和拳击运动员具有特殊意义。他们经常通过减少体内的水分来减轻体重，以便参加次一级的比赛或在取得成绩时占优势。但如果体内水分的损失超过10%，则不但影响体力，心血管系统很可能发生障碍。因此，保持体内水分平衡是十分重要的。

人体水分主要来自饮水和吃的食物。其次是蛋白质、脂肪、碳水化合物在体内氧化后产生的水（内生水或代谢水）。一个人不进食或断水绝粮后，每日体内还可以有300毫升的"内生水"生成。正常情况下，每日需水量与所消耗的热量成正比，即每消耗1千卡的热量大约需要1毫升的水。一般成人每天大约需要2500毫升的体液。不过个人需水量与气温、身体状况、工作条件都有很大的关系。消耗热量越多，需水量就越大，参加剧烈运动或从事高温作业时，排汗多，失水量也就大（也包括水溶性维生素和无机盐的丢失），就需要及时合理的补充体液，才能维持体内的水平衡。当然喝水也要讲科学，一次不可喝太多，要少量分次的饮水，以不渴为度。饮料中还应补充随汗丢失的各种营养素，如维生素、矿物质、微量元素等。

## 什么是全面平衡的营养摄入

看了前面对营养知识的简单介绍，您也应该可以体会出"全面平衡"的含义了吧？在日常的膳食摄入中，将各类营养素均衡、充足地摄入称为平衡膳食。也就是说，对吃进体内的食物，各类营养素都有"质"和"量"的要求，而且摄入要全面。要求膳食中所含营养素种类齐全，数量充足、比例适当，能提供适量的热能、细胞自我更新的材料。当出现营养素摄入不足（营养素摄入的量不够）、营养素缺乏（某种营养素没有摄入）、营养素摄入不平衡（某种营养素摄入过多而另外的营养素摄入过少）、营养过剩（营养素摄入过多）等状况时，被称为是"营养不良"。

其实，在前面的介绍中您会发现，越是多选择食物，越可以更全面地获得营养素，而且如果合理的搭配食物，就可以促进一些营养素的吸收。所以要做到"全面平衡的营养摄入"，还要注意事物选择要多样化，不追求"名贵"、"精细"，要防偏求全，合理搭配，趋利避害，取长补短，使营养更为全面，并有利于营养素的吸收和利用。

另外，在食物的烹调加热过程中加工方法和烹调技术对营养素的保留有很大的影响。食物成品不仅要注意色、香、味、美具备，以刺激食欲、易于消化，而且要注意尽可能最大程度的保留住其原有的营养素。

对于进餐者而言，进餐要有规律，饥饱要适中、适时、适量，避免暴饮暴食，还有餐次和食物的质量要合理分配，要与日常生活、劳动消耗相适应。

还有很重要的一点，就是要严防"病从口入"，讲究饮食卫生是防癌以及防止各类疾病侵入体内最直接、最简单的办法。

# 胎儿 de 营养

怀孕、生产及哺乳是大多数女性都要经历的一个过程。由于在这个过程中发生了重大的生理变化，所以营养素的供给量也会相应的发生变化。并且会由于各个阶段的不同而有所不同。几十年以前，孕产妇及乳母面临的可能是如何才能吃饱的问题，在那种情况下，营养学的指导意义就显得不是那么必要。但现在，孕妇、乳母面临的是如何才能吃得有营养而且不要营养过剩的问题。这下，营养学就派上大用场了。下面，我们分别来给大家详细地介绍一下，希望能够对我们的孕产妇和乳母们有所帮助，让我们的宝宝在生命之初就得到亲人们最大程度的呵护。

我们可以把母亲的子宫比做肥沃的土壤，而受精卵就像一颗小小的种子。当这粒可爱的小种子在母亲体内的"土壤"中悄悄地生根、发芽的时候，年轻的准父母们在欣喜之余一定也在考虑怎样才能使其长成一棵苗壮的幼苗。春种秋收，辛勤的耕耘，其中付出了多少汗水和艰辛啊。孕育一个孩子何尝不是如此呢！小小的幼苗尚需浇水、施肥才能苗壮成长，而在妈妈肚中的宝宝更是需要精心的呵护。孕产妇的营养问题关系到两代人的身体健康，尤其对孩子的体质基础的形成起着关键的作用。

要想知道准妈妈们在孕期所需要的营养，首先我们要了解一下怀孕期间身体上所发生的变化。

## 妊娠期生理变化

怀孕期间妇女的身体要发生很大的变化。在短短的 280 天内，一个小小的受精卵要逐渐长成一个六七斤重的胖娃娃。为了顺利地完成这一过程，母体的各个系统、器官及新陈代谢方面都会发生一系列的变化。如子宫及乳房的增大、胎盘的形成、血液及体液的增多以及各个器官的工作负担加重、合成代谢更加旺盛等等。所有这些生理变化的作用都是为了促进营养素的利用以保证胎儿及其附属物的正常发育。同时这也要求有更多的营养来支持。

**妊娠期营养的重要性**

可以说我们每天每日、每时每刻都需要营养素来维持我们的生存和健康，这些营养素是通过食物来满足的。对于孕妇来说更是如此。形象的说来，怀孕期间的妇女是"两个人用一张嘴吃饭"。而且，在怀孕中除了担负着胎儿的营养需求外，还要为自身健康和准备分娩、哺乳提供足够的营养。怀孕后的母体对营养的需要应有三个方面：

◆ 孕妇自身的营养需要以及一定量的营养贮存，如脂肪组织的合成增加（贮存的脂肪1500克左右）。

◆ 胎儿及胎盘的逐渐发育成熟（胎儿重量3000克左右、胎盘重量500克左右）。

◆ 母体子宫增大（900克左右）、乳房进一步发育（400克左右）、血容量和组织间隙液增加（血容量增加1800克左右、体液增加1200克左右）、羊水（800克左右）等。

上述三项总计增加在12千克左右。这些物质的增加不是凭空产生的，都是从一顿顿营养丰富的饮食中得到的。所以说，孕期营养的好坏将直接影响着母婴二人的健康，往小处说有可能影响孩子一生的体力及智力。从宏观角度来讲，孕期营养作为优生优育的一部分，与社会的发展、民族的兴衰有着密切的关系。

 **妊娠的几个阶段**

一般将妊娠全过程分为三个阶段：
◆ 第一阶段（妊娠初期）：1～3个月。
◆ 第二阶段（妊娠中期）：4～6个月。
◆ 第三阶段（妊娠后期）：7～9个月。

**妊娠初期的营养需要**

妊娠前半期主要是由于早孕反应而发生呕吐，进食明显减少，这可导致水和电解质失衡，矿物质及微量元素明显减少和蛋白质缺乏、脂肪氧化增多等。孕妇

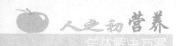
体内产生的酮体对胎儿早期发育有重要影响。必须大量补充高热量、高电解质、高维生素、易消化的均衡饮食。

妊娠后半期胎儿发育加快，孕妇在每天保证自身代谢需要的同时还需要补充大量营养来保证胎儿生长发育所需的高热量、高蛋白营养及多种维生素、微量元素全面均衡的食品。

下面我们为大家详细叙述一下妊娠各期的营养需要：

1. 妊娠初期

妊娠初期是受精卵分裂、分化阶段。此时，胚胎还很小，而且生长缓慢。胚胎发育的主要形式是分化形成各个器官。所以，这个时候对各种营养素的需要量基本上与怀孕前相同或略高于怀孕前，因而食物的供给量变化不大。如果孕妇身体比较瘦并且没有什么早孕反应的话，可以每日增加热能 150 千卡左右。这大约相当于将近一两的主食或者一袋牛奶所产生的热量。简单地说，在怀孕的这个阶段，孕妇可以选一些营养丰富、制作精细、质量上乘的膳食，而不必过于追求量的增加。此阶段膳食的重点应放在食物的质量和卫生上。如有条件，可选用一些无公害的绿色食品，这些食品不含农药和化肥。不要接触有毒有害的物质及环境，使胚胎能够正常的发育。

2. 妊娠中、后期

妊娠进入第二、三阶段后，早孕反应多已停止，胎儿生长发育加快，对各种营养素的需要增加，特别是妊娠第三阶段，胎儿体重的一半要在此阶段增加，应注意各种营养素的补充。

🔊 热能的需要

我国推荐的供给量为妊娠中、后期每日增加 200 千卡，妊娠初期由于胎儿很小，孕妇本人的生理变化不明显，体重变化不大，所以热量的供给与正常妇女相近。

供给热量的食物有三类，分别是碳水化合物、脂肪和蛋白质。可以通过增加主食的量来增加碳水化合物的摄入，但主食量不要增加太多，每日比平时增加 50 克左右就可以了，以便留有余地补充蛋白质及其他营养素。热量的增加最好不要过多地依赖脂肪来实现，所以烹调油的用量同平时或稍多于平时即可。在妊娠后期，孕妇血脂较平时升高，饱和脂肪酸（动物性脂肪）的摄入量不宜太高，不要用动物油作烹调油。

　　另外需要注意的是推荐的供给量是针对群体而言的，妊娠过程中实际的热能需要有较大的个体差异，每个人应根据自己体重的增长情况随时调整，一般妊娠中、后期体重增加每周在 0.3 ~ 0.5 千克属正常范围。如果体重增长过慢，除适当增加饮食量外还可补充一些特地为孕妇设计的营养食品，比如孕妇奶粉等营养较全面的食品。如胎儿在宫内生长缓慢，小于月龄，也可以从静脉输入氨基酸来补充营养。如孕期体重增加过快则应相应地减少食物的摄入，特别应该限制甜食及油脂类食品，使体重的增加慢下来。但妊娠期切不可减体重，以防发生酮症损害胎儿的智力。

### ◀)) 蛋白质的需要量

　　蛋白质是构成生命的物质基础。充足的蛋白是满足胎儿发育及孕妇健康所必不可少的物质。怀孕期间对蛋白质的需要量增加，整个孕期在体内贮存的蛋白质大约为 1 千克，这些蛋白质都是从食物中来的。蛋白摄入不足，不仅影响孕妇的健康及胎儿的体格发育，还可影响胎儿中枢神经系统的发育和功能，使其脑细胞数目减少从而影响智力。我国推荐供给量妊娠中期每日增加 15 克，相当于 2 个鸡蛋或 2 两瘦猪肉的量。妊娠后期每日增加 25 克。动物性蛋白最好占蛋白总摄入量的 2/3。

### ◀)) 脂类

　　脂类不是一种物质，而是一类物质，其中主要包括脂肪、磷脂和胆固醇。这几类物质对于胎儿脑神经细胞和神经纤维的发育有非常重要的作用。所以，孕妇饮食中脂类食物应该是必不可少的。

　　脂类存在于很多食物中，如我们每日所吃的肉、蛋、奶、坚果（花生、瓜子、核桃、开心果等）、豆制品等都含有不同种类的脂类。怀孕期间对脂类的需求也比孕前多。但随着主食和蛋白质食物的摄入量增加，特别是很多人在怀孕期间有吃核桃等坚果的习惯，这时，脂类物质的摄入也相应增加了。所以，一般来说可不必额外补充脂肪。只要按正常情况下的原则来执行就可以了。

### ◀)) 碳水化合物

　　碳水化合物的作用主要是产生能量及维持血糖。妈妈及胎儿的大脑神经细胞和胎盘都要消耗血糖来得到能量。如果在这个时候由于碳水化合物摄入不足而发生低血糖，孕妇的身体就会进行调整，通过氧化脂肪和蛋白质来补充血糖。而通过脂肪氧化来产生能量的过程中会产生一种叫做"酮体"的物质，这种物质对

于神经系统是有毒性的，所以应该避免它的产生。这就是说，怀孕期间饿肚子或碳水化合物摄入过少是非常不可取的。为了避免这种情况发生，孕妇每天至少要进食 150～200 克主食，如没有特殊情况，最好能够达到 250～300 克。

膳食纤维也属于碳水化合物，因为我们人体不能消化吸收膳食纤维，所以它没有一般意义上的营养。但膳食纤维对人体有很多有益的生理作用，也应该注意适量的摄入。

### 🔊 无机盐及维生素

钙、铁、锌、碘是相对于孕妇及胎儿生长发育比较重要而在怀孕期间又较易缺乏的无机盐。

钙和磷是构成人体骨骼和牙齿的主要成分。即使是成年人，体内的钙也处于不断更新中。怀孕过程中摄入的钙一方面要供给自身的需要，另一方面还要供给胎儿用来生长骨骼和牙齿。所以，孕妇比孕前要增加钙的摄入量。孕妇严重缺钙可导致儿童先天性佝偻病和新生儿颚骨、牙齿畸形等现象，孕妇自己也会发生骨质疏松等疾病。我国推荐孕中期钙的摄入量为每日 1000 毫克；孕晚期每日摄入 1500 毫克，分别比非孕时增加 200 毫克及 700 毫克。膳食中钙的最好来源是奶及奶制品。

磷在各类食物中存在非常广泛，一般情况下不会缺乏。这里需要强调的是膳食中钙与磷的比例最好保持在 1:1.2～1:1.5 的范围之内。

微量元素铁是血液的组成成分，铁的缺乏容易导致孕妇贫血和胎儿生长发育迟缓。很多调查显示，我国怀孕妇女贫血的发生率较高。我国推荐铁的供给量为从怀孕中期开始每日 28 毫克，比怀孕前每日增加了 10 毫克。食物中铁的吸收率较低，一般不超过 10%。植物性食物中铁的吸收率多数在 1%～3%，相对来讲，动物性食品如瘦肉、肝脏、血豆腐等铁的吸收率较高。

除儿童以外，孕妇也是容易缺锌的人群。

妊娠期碘缺乏易引起孕妇甲状腺肿，并影响胎儿的身体及智力发育。妊娠中、后期每日碘的需要量比平时增加 25 微克。海带、紫菜等海产品及碘盐中含碘较高。

维生素 A、维生素 D 及一些水溶性维生素也应注意补充。

维生素 A 的摄入首先要满足胎儿生长发育需要及肝内储存，另外要满足母体自身的需要和分泌乳汁的储存。我国推荐妊娠中、后期供给量为每日视黄醇（维生素 A）1000 微克。摄入过量维生素 A 有致畸作用，并影响胎儿骨骼正常发育。

动物肝脏、蛋黄中维生素 A 含量较高，深颜色的蔬菜中含较多的胡萝卜素，可转化成维生素 A。

维生素 D 能促进钙吸收，对骨、齿的形成极为重要。我国营养学会推荐妊娠中、后期每日 10 微克。维生素 D 摄入过多导致婴儿高钙血症。鱼肝油、蛋黄、牛奶等动物性食品中含较多维生素 D，常晒太阳可使体内自己产生维生素 D。

B 族维生素中的维生素 $B_1$、$B_2$、$B_6$、尼克酸等均以辅酶的形式参与三大营养素代谢，妊娠中、后期的摄入量均要高于孕前。瘦肉、蛋、奶及粗粮中 B 族维生素含量较高。

孕期叶酸及维生素 $B_{12}$ 摄入不足可导致孕妇发生巨幼细胞性贫血。特别是叶酸在孕早期摄入严重不足时会使胎儿发生神经管畸形。动物肝、肾、水果、蔬菜中含有较丰富的叶酸。

维生素 C 对于胎儿骨骼、牙齿的正常发育，造血系统的健全和机体抵抗力的增加都有促进作用。在孕期应有所增加。新鲜的蔬菜、水果中含有较多维生素 C。

◀)) 其他

妊娠期间因肠蠕动及肠张力减弱，加之运动量减少，容易出现便秘。另外，由于腹压增高和增大子宫的压迫，使痔静脉回流受阻，容易出现痔疮等症状。所以，孕期应多吃含纤维高的蔬菜、水果，海带等，少吃辛辣食物。

总之，在妊娠中、末期各种维生素及无机盐的需要量均较孕前有所增加，其中有些不能从膳食中得到足够的量，可从妊娠第四个月开始通过口服多种无机盐、维生素制剂和钙片等加以补充。

孩子是祖国的未来、家庭的希望。"怀胎十月"的艰辛每一个做母亲的都有太深的体会。但得到一个健康、聪明的宝宝，一切辛苦都是值得的。良好的孕期营养是实现这一目标的极重要的一环。

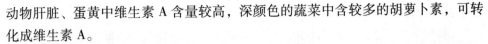

　孕妇营养小常识

◀)) 孕妇为什么要增加营养？

主要有两方面的需要：孕妇自身的需要及胎儿的需要。

孕妇自怀孕初身体功能就发生变化，不但孕妇本身需要更多营养，而且还要将营养供给胎儿，故妊娠期母体的营养状况对胎儿极其重要。要想生出健康的婴

儿，必须有健康的母亲。

母亲的营养除了对胎儿生长发育不可缺少外，还要供给与胎儿有密切关系的不断增长的子宫、胎膜、脐带及胎盘的需要。

在整个妊娠期间，为了增强母亲的抵抗力，提高防御各种疾病的能力，需要营养。

另外，为增强分娩时的娩出力、防御分娩时的出血、产后授乳及育儿等方面的体力消耗做准备，需要在妊娠期积蓄营养，以增强体力，因此孕妇及家庭成员都应重视孕期营养。

胎儿则要从一个肉眼几乎看不见的受精卵长成一个三四千克重的婴儿。可以说是一个"从无到有"的过程。其身体发育和大脑发育均需要很多营养素的支持。特别是脑，对于营养素的要求很高。有专家对营养不良小儿的大脑和正常儿的大脑的发育过程进行比较研究，结果显示，营养不良的孩子脑细胞数目和脑细胞体积都少于营养正常的孩子。脑细胞数目减少的比例大致是：如果胚胎时期营养不良，大脑细胞总数可以减少17%；如果断奶以后营养不良，大脑细胞总数也会减少18%，如果出生前、后都营养不良，则大脑细胞总数可减少40%。如果营养不良状况持续下去，则不仅是细胞数目减少，细胞体积也缩小，每个细胞内所含的脂类也减少。而如果从怀孕初期到出生后2岁，这一段时间的营养状况还可以，而以后发生营养不良，DNA和脑细胞数目都会正常，仅仅是细胞的形状较小，只要营养状况得到改善，智力很快会恢复正常。

人的大脑需要多种营养素。从人脑的构成成分来看，脂质占大脑干重（即除去水分的重量）的55%~60%，髓磷脂鞘的大部分含脂质更多，它是神经传导等智力活动的重要物质。蛋白质占脑干重的30%~35%，它是构成脑的主要物质，核酸是由葡萄糖和叶酸等合成的。糖是脑活力的最主要能源。还有钙，能够抑制脑神经持续兴奋；维生素C对大脑功能能起到润滑的作用；维生素B对脑的蛋白质代谢有多方面的作用，从而使婴幼儿的头脑发育良好。

因此，孕妇、乳母和婴幼儿都必须十分重视营养成分的摄取。

### 胎儿期营养不良长大易患"富贵病"

大家都知道所谓的"富贵病"是由于生活水平的提高，摄入过多美味而导致了营养过剩所引起的。但最近的研究表明，胎儿时期营养不良可以导致成年后患冠心病、高血压、糖尿病等"富贵病"。

前面我们已提到，如果妈妈在怀孕期间严重的营养不良，会使胎儿大脑的发育受到影响，从而影响到孩子的智力。如果营养不良的程度不那么严重的话，可能不至于影响孩子的智力，但会对孩子的身体健康产生不良影响，其作用甚至可发生在几十年以后。胎儿在妈妈肚子里生长的时候如果营养不足，血液就会重新分配，流向脑部以保证大脑发育的需要，而其他脏器就会相对的"缺少关怀"，可能会使这些脏器的正常发育受到影响，导致成年后容易发生某些疾病。

📢 孕妇每日膳食中营养素的需要量是多少？

营养物质主要从膳食中补充，合理的膳食必须满足供给，数量充足、比例适当、各类齐全的营养素的条件。中国营养学会 1988 年 10 月推荐的标准如表 1。

### 表 1 孕妇每日膳食中营养素需要量

| 营养素 | 孕 4 ~ 6 个月 | 孕 7 月以后 |
|---|---|---|
| 能量（千焦） | 9623 ~ 10460 | 10460 ~ 11297 |
| 蛋白质（克） | 80 ~ 85 | 90 ~ 95 |
| 脂肪在热能中比例（%） | 20 ~ 25 | 20 ~ 25 |
| 钙（毫克） | 1000 | 1500 |
| 碳水化合物在热能中比例（%） | 55 ~ 65 | 55 ~ 65 |
| 铁（毫克） | 28 | 28 |
| 锌（毫克） | 20 | 20 |
| 视黄醇（维生素 A）（微克） | 1000 | 1000 |
| 维生素 $B_1$（毫克） | 1.8 | 1.8 |
| 烟酸（毫克） | 18 | 18 |
| 维生素 C（毫克） | 80 | 80 |

为了补充齐全、足够的营养素，孕妇的食谱要广，千万不要忌食或偏食。

📢 孕期营养的总体原则

1. **各种营养素的供给应充足**　食物中所包含的各种营养素在前面我们已讲到，这是良好营养的物质基础。如膳食中营养素摄入的量不够，即使再好的膳食也不能够提供良好的营养

2. 食物多样化，避免偏食　每一种天然的食物都有自己的营养素特点，其营养素不会包罗万象。所以，我们每日所需要的营养素应从多种食物中摄取才能够保证营养全面。偏食很可能会漏掉或减少某种或某几种营养素的摄入。所以我们提倡食物品种的多样化

3. 食物以清淡为主，不要摄入过多的糖、盐和油　糖、盐和油也能够提供我们所需要的营养素。但过多的糖、盐和油是有害无益的。过高摄入糖可能会导致体重增长过快，也可能会诱发妊娠期血糖过高。摄入过多的盐可以加重妊娠期水肿及妊娠期高血压。饮食中油过多同样会引起体重增加过多，并可能导致血脂异常。所以，孕期应选营养丰富的较清淡饮食

4. 摄入充足的水分　我们建议孕期最好的饮用水是矿泉水或白开水。也可以喝一些鲜果汁，但应控制好，不要过多

5. 少食多餐　怀孕时比较容易饥饿，所以除3次主餐外，最好应有2～3次加餐，可安排在早午餐之间、午晚餐之间和睡前

6. 新鲜的蔬菜、水果　为孕妇和胎儿提供维生素、矿物质和微量元素以及膳食纤维。但应注意水果的量不宜过多。正常的孕妇每日摄入也不要超过半斤

7. 少吃快餐及方便食品　快餐及方便食品的特点是食用方便、省时，比较适用于出差旅游等户外活动时工作繁忙的情况下选用。但这些食品的营养素比较单一，脂肪较多，有时还含有防腐剂、抗氧化剂等食品添加剂。所以不太适合孕期食用

8. 腌制、腊制、熏制食品、松花蛋等应少吃　腌制、腊制、熏制食品及制成松花蛋等都是长期保存食品的一种方法，而这类食物都有一些特殊的风味，所以很受欢迎。这种加工方法在没有冰箱的年代更显得意义非凡。但这些食物在加工过程中损失了很多营养素，尤其是维生素类，而且可能还会有一些不利于健康的物质生成。所以，孕期最好尽量少食用这类食品

9. 碳酸饮料及可乐型饮料应少用　碳酸饮料是一种用化学原料兑成的饮料，而不是天然食品。里面含有香精、色素及糖或糖精等物质。可乐型饮料含有很高的磷酸、糖及咖啡因，所以均不适于孕妇选用

10. 动物肝脏　动物肝脏营养丰富，应每周吃1～2次，但不可食用过多，以免过量

11. 牛奶及奶制品　牛奶及奶制品中含有优质蛋白及吸收率很好的钙，所以应每日摄入250克至750克

12. 怀孕期间不可以减体重，不要饮浓茶及咖啡

### 🔊 妊娠剧吐是怎么回事？

部分孕妇在孕早期（6 周左右）出现严重的早孕反应；持续性呕吐，甚至不能进食、进水。此称为妊娠剧吐，中医称为妊娠恶阻。按呕吐的严重程度可分为三种。

1. 晨吐　仅在清晨有恶心、流涎或轻度呕吐，此为妊娠早期的一种情况，不影响日常工作

2. 中度剧吐　恶心呕吐加重，且不限于晨间发作，经治疗症状即可控制

3. 恶性呕吐　因持续性呕吐而导致酸中毒及电解质平衡失调，或肝功能异常。此类患者须立即住院治疗以控制代谢紊乱

### 🔊 如何防治妊娠剧吐？

妊娠剧吐与妊娠早期绒毛促性腺激素水平高有关，还与孕妇的神经类型、神经稳定性、家庭和工作环境、精神和心理状态都有密切关系。因此，应在未怀孕前了解有关妊娠各阶段的知识，保持心理上的平衡状态，为生一个聪明可爱的宝宝做好一切准备。

除此之外，孕妇尚应保证充足的营养及合理的结构，解除各种思想顾虑，少食多餐或随意饮食，进食高蛋白、高碳水化合物饮食等。如呕吐剧烈，不能进食，则应到医院接受治疗。大多数孕妇都能较顺利地度过这段时期。

### 🔊 呕吐太厉害了怎么办？

大家都知道，早孕反应只是怀孕早期的一种正常的生理状态，不能算是病。但是反应得太厉害了，也会对孕妇和胎儿的身体造成不利的影响。首先可能会使孕妇摄入的营养不够，另外，还可能会出现酮体。酮体是我们人体在饥饿的状态下分解体内的脂肪所产生的一类物质。它可以使我们的体液呈现酸性，同时对神经系统也有不好的影响。所以我们应该尽量防止它的出现。在这里我们建议碳水化合物（主要来自主食）的摄入量每天不应低于 150～200 克（3～4 两），以防出现酮症。如呕吐严重或进食量很少时应到医院化验一下尿酮体，如酮体阳性说明体内脂肪分解较多，应进行输液治疗，否则酸性体液环境不利于胎儿生长。

### 🔊 采用合适的饮食，顺利的度过早孕

怀孕初期，由于体内激素水平发生了较大的变化，孕妇机体需要经历一系列

的调整过程，大多数人有轻重不等的早孕反应，如食欲减退、恶心、呕吐、厌食、厌油、偏食等。一般早晨及饭后最为明显，此时膳食应清淡，易消化。以鱼、鸡、蛋、奶、豆腐、豆浆等作为蛋白质来源，以大米小米、烤面包、饼干、白薯等谷物作为能量来源，早饭可吃些干的主食，如烤馒头片、烤面包片、苏打饼干、甜饼干等，水果、酸奶、冰淇淋等冷食也可适当选用。

在不妨碍健康的前提下，尽可能适合其口味，一般而言多选用汆、烩、清蒸等少油的烹调方法比较好，但有些孕妇口味变得非常特殊，比如喜食辛辣或酸味的食物，也应尽量照顾；还应每餐变换花样，使食物品种丰富多样不重复。

应少量多餐，在三餐外加餐2～3次，使每餐食量不致过多，力求不引起呕吐。如发生轻度呕吐，稍事休息后再设法补食。一般午后恶心减少，可在下午及晚饭多吃些。如有例外，可根据个人实际情况安排。对那些妊娠反应严重的孕妇就不必拘泥于平常的进食时间，少食多餐，尽一切可能调动食欲，想吃随时可以吃，以使进食量达到需要。当然，如果反应剧烈体重下降十分严重，就应检验是否已有酸中毒继而采取医疗措施了。

早孕期间正是胚胎各个器官形成的时期，此时各种致畸因素对胚胎的影响较大，在选择食物时应特别注意，不要选择那些含有较多食品添加剂的食品，如添加有人工合成的色素、糖精、防腐剂等物质。应尽量选择无农药、无污染、不施用化肥的绿色食品。一般早孕反应至妊娠12周后逐渐消失。

### 几种治疗妊吐的小验方

1. 芝麻、红糖各250克，生姜汁5汤匙，同放入锅内炒焦，随意适量嚼食。

2. 鲜橘皮1个，切成细丝，生姜15克，切碎，白糖适量，同放杯中，沸水冲泡，代茶饮之。

3. 糯米250克、生姜汁3汤匙，用温开水调服。

4. 鲜柠檬 500 克，去皮、核后切块，加白糖 250 克，渍 1 天，再放锅内用小火熬至汁快干时，拌少许白糖，随意食用。

5. 砂仁 5 克，生姜汁 1 汤匙，加清水半碗，隔水炖 30 分钟，去渣、缓缓饮之。

6. 食醋 60 毫升，煮开后加入白糖 30 克，待溶解后打入鸡蛋 1 个，蛋熟后食之，每日 1 次，连食 3 天。

7. 百合 75 克，用水浸 1 夜，捞出另加清水煮熟，再加 1 个鸡蛋黄，搅匀再煎煮，温服。

8. 鸡内金炒焦后，研粉，每日 2 次，每次 5 克，米汤送服。

9. 大雪梨 1 个，将丁香 15 粒塞入梨内，密闭蒸熟，吃梨。

10. 苏姜陈皮茶　取苏梗 6 克、陈皮 3 克、生姜 2 克、红茶 1 克。以上前 3 味剪碎，与红茶一同用沸水冲泡，加盖焖 10 分钟。不拘时，代茶温饮，每日 1 剂。具有理气和胃，降逆安胎的功效，主治妊娠恶阻、恶心呕吐、头晕、厌食或食入即吐等。

11. 核桃茶　取核桃 10 个，打碎，连壳加水煎汤，去渣取汁，代茶饮，不拘时，每日 1~2 剂。具有补肝肾、益气血、润燥化痰、和胃止呃的功效，主治胎动不安、腰酸或有呃逆。

12. 橘皮竹茹茶　取橘皮 5 克，竹茹 10 克。以上 2 味切碎，沸水冲泡，代茶频饮。具有理气和胃，降逆安胎的功效，适用于妊娠反应，有气上逆之呕吐。

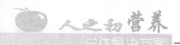
13. **苏叶生姜茶** 取苏叶5克、生姜数片。苏叶揉碎，与生姜一同用沸水冲泡，代茶频饮。具有理气和胃安胎的功效，适用于妊娠恶阻较轻者。

14. **剑兰叶茶** 取剑兰叶3克，揉碎，沸水冲泡，代茶频饮。具有清热利湿理气的功效，适用于妊娠恶阻呕吐较轻者。

15. **芦根竹茹茶** 取鲜芦根100克、竹茹20克。以上2味加水煎煮30分钟，去渣取汁，代茶频饮。具有清肺胃热、生津止渴、止呕除烦的功效，主治妊娠呕吐。

16. **黄连苏叶茶** 取黄连3克、苏叶8克。先将黄连捣碎，再将苏叶切碎，沸水冲泡10分钟，代茶频饮。具有清热燥湿、发表散寒、泻火解毒的功效，主治妊娠呕吐。

17. **妊娠止酸茶** 取苏梗5克、黄芩10克。以上2味加沸水300克冲泡，焖3小时，代茶饮。具有理气安胎、止呕的功效，适用于妊娠呕吐、胸闷胁痛、嗳气吞酸、头胀目眩、烦躁等。

### 🔊 为什么孕妇好吃酸的食物？

妇女在怀孕后，滋养细胞分泌出的绒毛膜促性腺激素有抑制胃酸分泌的作用，使孕妇胃酸分泌量显著减少、各种消化酶的活性大大降低，从而影响了孕妇正常的消化功能，出现恶心、呕吐和食欲不振等症状。这时只要吃些酸的食品，就会缓和这些症状。这是因为酸能刺激分泌腺，促使胃液分泌增加，提高消化酶的活性，促进胃肠蠕动，并能增加食欲，有利于食物的消化吸收。同时，胎儿的发育特别是骨骼发育需要大量矿物质钙，但钙盐要沉积下来形成骨骼，离不开酸味食物的协助。此外，酸味食物可促进肠道中铁质的吸收，对母胎双方都有益处。因此，妇女怀孕后适当吃些酸味食物，对身体还是很有好处的。

另外，一些医学家调查发现，怀男胎与怀女胎时绒毛膜促性腺激素的分泌并无差异。因此，民间流传所谓"酸儿辣女"之说，是没有科学根据的。

### 最佳酸味食物

前面我们提到了，孕妇爱吃酸味食物，而孕妇吃酸也确有好处。不过，孕妇吃酸味食物一定要严加选择。因为，并不是所有的酸味食物都适合于孕妇。

如人工腌制的酸菜、醋制品虽然可口，但养分多有破坏，且亚硝酸盐等致癌物也多。山楂中养分倒是不少，而且也酸甜可口，能够开胃消食，颇受有早孕反应的孕妇青睐，但现已证明山楂有兴奋子宫的作用，可以刺激子宫收缩，若大量食用有导致流产之风险，故孕期最好"敬而远之"。番茄、杨梅、樱桃、葡萄、柑橘、苹果等酸味食物才是补酸佳品，孕妇宜多食之。

### 孕早期补充叶酸的重要意义

叶酸属于 B 族维生素，它能够溶解在水中。存在于小到病毒、细菌，大到人类的所有生命系统中，因最初是从菠菜叶中提取得到的，故称为叶酸。叶酸在体内的总量仅 5 ~ 6 毫克，但几乎参与机体所有的生化代谢过程，无论因何种原因造成体内叶酸缺乏时，其直接的后果就是细胞的分裂和增殖受到影响。这在血液系统则表现为血红蛋白合成减少，红细胞不能成熟而产生巨细胞性贫血。如在妊娠早期，则会影响胎儿大脑和神经系统的正常发育，严重时将造成无脑儿和脊柱裂等先天畸形，也可造成因胎盘发育不良而引起流产、早产等。

自 1939 年发现叶酸以后，它常用于治疗贫血，且对腹泻、水肿、胃溃疡和月经不调等的治疗也有一定效果。近年来对叶酸的研究越来越深入，目前已经证实，母亲孕早期叶酸缺乏是胎儿神经管畸形发生的主要原因。神经管畸形是由于妊娠 28 天左右胚胎神经管闭合不全而造成的脊椎不同水平骨骼或颅骨缺损，表现为脊柱裂和无脑儿，是较常见的先天畸形，也是导致胎儿和婴儿残疾的主要原因之一。目前我国神经管畸形发生率为 3.8‰左右，估计每年有 8 万 ~ 10 万例神经管畸形发生。严重的神经管畸形胎儿或婴儿多在孕期和出生后死亡，存活者也多有不同程度的下肢瘫痪、知觉损失、大小便失禁、泌尿系感染及脑积水。

在母亲怀孕前和怀孕后增补叶酸，可以预防 50% ~ 70% 的神经管畸形。还有研究提出，叶酸与先天性心脏病、老年痴呆有关。当然有关叶酸在体内的作用，至今仍有不少问题尚待进一步的研究解决。

人体在不同年龄、不同生理状态下对叶酸的需要量是不同的。任何能引起细胞增殖加快的生理或病理改变，都会使机体对叶酸的需要量增加。妊娠后，母体子宫、乳房的发育，胎儿和胎盘的形成及发育，均是细胞生长、分裂十分旺盛的

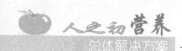
时期，对叶酸的需要量大为增加，可达到一般人群的 2 倍。孕早期正是胚胎分化、胎盘形成的阶段，叶酸缺乏可能导致胎儿畸形，或因胎盘发育不良而引起流产。孕中、晚期母体血容量增加，子宫、胎盘、乳房发育及胎儿生长发育，同样使叶酸的需要量增加。加上这时孕妇从尿中排出的叶酸量也增加，更增加了孕妇叶酸缺乏的危险性。如叶酸供给不足，孕妇发生胎盘早剥、先兆子痫、孕晚期阴道出血的情况就会增加；胎儿则容易出现宫内发育迟缓、早产、低出生体重。且叶酸水平低下的母亲生下的婴儿体内叶酸贮备少，出生后由于身体迅速生长很快被耗尽，造成婴儿体内叶酸缺乏。这样婴儿生后的生长发育、包括智力发育都会受到影响。

国内外的许多研究结果表明，孕妇体内的叶酸水平明显低于非孕妇女。其原因除了需要量增加和丢失量增多外，孕前妇女叶酸营养状况差也是一个原因。北京医科大学妇儿保健中心对我国南、北方 10 个市、县婚前育龄妇女体内叶酸水平的调查结果表明，我国约有 30% 的育龄妇女体内叶酸缺乏，其中北方农村妇女更为严重，说明我国育龄妇女在怀孕前就有相当一部分人叶酸缺乏，怀孕后更是"雪上加霜"，叶酸缺乏的现象更加普遍。

人体所需的叶酸主要从食物中摄取。许多食物都含有叶酸，含量也不少。但叶酸很不稳定，遇热、遇光易被氧化而失活。食物在贮存加工和烹调的过程中，叶酸的损失在 50%~90%，且影响人体对食物中叶酸的吸收利用的因素也很多。

根据一些发达国家如美国、加拿大、英国、丹麦等国的报道，这些国家孕妇每日膳食中叶酸的摄入量只达到 200 微克。而目前世界卫生组织的资料显示，孕妇膳食中叶酸的摄入量远不能满足孕期的需要。我国目前还没有这方面的资料，但和这些国家比较，我国膳食中含叶酸丰富的动物性食品的摄入量较低，人们又习惯于吃经过煎、炒、烹、炸的熟食，因此能从膳食中摄取的叶酸量就更少。

近年来世界上的科研成果证明，妇女在孕前和孕早期及时增补叶酸，可有效地预防大部分神经管畸形的发生。目前世界上已有美国、英国、澳大利亚、中国等十多个国家采用了这一措施。

虽然各种营养素对人体来说都是必不可少的，但也不是多多益善，越多越好，而应是按人体的需要，按一定的比例来摄取。摄入过少，不能满足身体的需要，会有损于健康；摄入过多同样也会对身体造成不良影响。叶酸也是如此。目前的研究结果告诉我们，为了孕母和胎儿的健康，怀孕前、后要增加叶酸的摄入量。同样也告诉我们，服用过多的叶酸也会对身体产生不良的影响。如可能会影响体内锌的代谢而造成锌缺乏，致使胎儿发育迟缓；会掩盖维生素 $B_{12}$ 缺乏的早期表现，而导致严重的神经系统损伤等。

从研究也可看到，育龄妇女和孕妇每日增补 0.4 毫克叶酸即可以满足身体需要，纠正缺乏。每日增补的叶酸不应超过 1 毫克，叶酸过量有害无益。具体到每一位育龄妇女、孕期妇女究竟应该如何增补叶酸，最好咨询一下您的妇产科医生。

### 哪些食物适合孕妇？

孕妇的膳食要富有各种必需的营养素，它不仅要满足吃饱和色香味俱全的要求，还要合理，符合科学要求。

哪些食物中含有必需的营养素呢？蛋白质在下列食物中含量较多：奶、蛋、肉，如鱼、禽肉及动物内脏。此外，豆类食物如黄豆、豆腐、豆制品中所含蛋白质也多。钙主要在奶及奶制品、豆类、海产品（如海米、虾皮、海带），以及绿叶蔬菜中。铁则在动物肝、肾、血、蛋黄、豆类及绿叶蔬菜中为多。锌在肝脏、干豆、干果、蛋、瘦肉及鱼类中较多。

每天能喝 500 克奶，吃 1~2 个鸡蛋，肉或豆类食物 100~200 克，蔬菜 500 克，水果 250 克，主食 300~400 克，另加食一些花生、核桃、瓜子等干果，将是很理想的。

### 孕期也要提倡"粗茶淡饭"

有些孕妇在怀孕期间经常感觉下肢无力，皮肤粗糙。个别的有时还会出现心跳加快，走路稍快就会心慌、气促等情况。经产科及内科检查也未发现疾病。其实这有可能是维生素 $B_1$ 缺乏的表现。

维生素 $B_1$ 是 B 族维生素的一种，它在我们的体内参与碳水化合物的代谢。当维生素 $B_1$ 缺乏时会出现周围神经炎并损伤心脏，同时还会发生皮炎。严重时会发生脚气病，不但影响孕妇的健康，也会殃及孕妇腹中的胎儿，并可能威胁到新生婴儿的生命。

维生素 $B_1$ 在粗杂粮、干果和鲜豆中含量较高。其中谷类中的维生素 $B_1$ 主要存在于谷皮中。所以粮食加工得越精细，所含的维生素 $B_1$ 就越少。如 100 克标准粉中维生素 $B_1$ 的含量是 0.28 毫克，而 100 克富强粉中维生素 $B_1$ 的含量是 0.17 毫克。所以即使在孕期，我们也不提倡只摄入精米和精面。而可以多摄入一些粗粮、杂粮、适量的干果、鲜豆等食物。

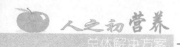

另外，维生素 B₁ 对碱性环境比较敏感，如果您有在熬粥或蒸馒头时加碱的习惯，在怀孕期间还是克服掉的好。熬粥不放碱照样好喝。蒸馒头可以用酵母，这样既不破坏维生素，也使发酵时间缩短。

下面给大家推荐 3 款补充 B 族维生素的小吃：

**谷麦芽赤豆饮：**

取谷芽、麦芽各 50 克，赤小豆 25 克，花生仁（带红衣）50 克，红枣 10 只。加水 2000 毫升，煮至 600 毫升，每天数次饮用。

**蚕豆红枣羹：**

取蚕豆 60 克，红枣 10 枚，红糖 60 克。蚕豆、红枣、红糖放锅中加水共煮烂服食，每天 1 次，连饮 5~7 天。

**猪肝绿豆粥：**

取猪肝 100 克，绿豆 30 克，粳米 200 克。煮时先加绿豆，待绿豆将熟时加粳米，最后加猪肝。经常食用。

### 怀孕的妈妈要多吃鱼

鱼的蛋白质含量丰富，高于一般的肉类，含有人类需要的各种必需氨基酸，属优质蛋白，而且易消化，其消化率高达 85%~95%，也高于一般的肉类。鱼的脂肪含量不多，但质量高，其他动物脂肪多是饱和脂肪酸，而鱼油中大多数是不饱和脂肪酸。鱼油中含有大量的多烯不饱和脂肪酸，我们听说最多的就是二十二碳六烯酸（DHA）和二十碳五烯酸（EPA）。这两种物质就是"著名"的"脑黄金"。虽然没有广告上吹嘘的那么"神"，但它对于胎儿和婴儿神经系统发育还是很重要的。另外，它还有一个非常重要的功能，那就是，DHA 还存在于视网膜中，具有增进视觉功能的作用。

在研究二十碳五烯酸的过程中，还发现了它具有预防孕妇流产、早产、死产和胎儿发育迟缓的作用。在妊娠中所出现的以上异常现象的原因，与胎盘供血不足有关，而二十碳五烯酸恰恰能改变这种供血不足的现象。

DHA 和 EPA 还能够使血液粘度下降，具有降血脂、清除动脉管壁内粥样硬化斑块等作用，可以预防脑血管病及冠心病。

鱼类，特别是沙丁鱼、鲐鱼、青鱼等海洋中的鱼类，通过食物链，从浮游生物中获得 DHA 和 EPA，然后在体内浓缩储存于脂肪中。这两种脂肪酸无论对妈妈和胎儿都有好处。因此，怀孕的妈妈应该多吃鱼。

### 为什么孕妇营养要适度？

孕妇食谱要多种多样，如果只盯着少数几样吃，那么即使是营养丰富的食物也会产生不良后果。营养不足及营养过度均不利于母子健康，营养适度最好。孕妇的营养状况也不能只在孕期才注意，而要早做准备，尤其青春发育期以后的营养与孕妇体质有很大关系。许多女子为了"苗条"，偏食、忌食，造成营养不良，怀孕后自己及胎儿的健康都受到影响。有些孕妇专吃高蛋白、高脂肪的食物，如肥肉、奶油蛋糕、巧克力等，以为这样营养就好了，但实际上某些营养素过高可以破坏营养平衡，孕妇自身甚至胎儿均可增加患病的机会。对于孕妇来说，没有绝对不适合的食物，只要合理、平衡，食物种类越广泛越好。孕妇要忌烟、酒，因为它们可增加流产、早产、胎畸形、低体重儿的危险。辛辣食物对胃有刺激，不宜多吃。生冷食物容易受污染，所以食物要干净，食具要清洁。在公共场合吃饭，易传染上肝炎等疾病，饮食卫生对孕妇最为重要。

### 孕妇偏食有什么坏处？

偏食就是食谱狭窄，许多食物不爱吃或根本不吃。如一些孕妇拒绝吃鱼、奶、肉，只吃粮食、蔬菜，也有一些孕妇恰恰相反。这些饮食习惯均不利于本身健康及胎儿发育。前面已经说过，孕妇需要各种营养素，主要包括蛋白质、脂肪、碳水化合物、矿物质、维生素和水六大类，这些物质存在于各种食物中，为得到齐全而平衡的营养，就要吃各种各样的食物。如果只吃素不吃荤，孕妇及胎儿就缺乏足够蛋白质、维生素、脂肪、矿物质，可使孕妇贫血、缺钙、消瘦，胎儿体重低、大脑重量轻等。相反，只吃荤不吃素，孕妇会过度肥胖，血中胆固醇、脂肪含量高，不仅自己容易并发妊娠高血压综合征及产程长、产后出血，胎儿也容易发育过大，成为巨大胎儿，造成难产、出生后低血糖、高胆固醇血症等不良后果。因此，不论哪种偏食均不好。为了自身的健康，为了胎儿的正常发育，一定要选择合理、平衡的膳食模式。

### 孕期营养过剩有什么危害？

怀孕期间，为了母亲和胎儿的身体健康，良好的营养是必不可少的。但凡事

物极必反，孕期摄入太多的营养不但对母子健康不利，反而有害。

孕妇过多的摄入主食，使热量超标，导致母亲肥胖、胎儿过大。这可能引起孕期血糖增高。胎儿太大可导致难产以及将来孩子发生肥胖的机会增大。有资料表明，婴儿体重越重，难产发生率越高。如新生儿体重大于 3500 克，难产率可达 53%；生儿体重超过 4000 克，孕妇难产率就高达 68%。而且，由于营养过剩，体重超过 4500 克的巨大婴儿也时有出现。这些肥胖婴儿出世，由于身体脂肪细胞大量增殖，往往导致青年中年时期的肥胖症。

孕妇过多地进食肉类、鱼类、蛋类和甜食等，可使体内儿茶酚胺水平增高，使胎儿发生唇裂、腭裂的机会增加。

孕妇过多地进食动物肝脏，体内维生素 A 明显增高，可影响胎儿大脑和心脏发育，以及出现生殖器畸形。

因此，孕妇对营养丰富的食物不宜吃得过多过饱。

如何判断孕期营养是否过剩呢，最方便，最常用的指标就是体重。怀孕期间每月称体重至少 1 次。在正常情况下，孕妇 3 个月内可增加 1.1 千克～1.5 千克；3 个月后，每周增加 0.35 千克～0.4 千克，至足月妊娠时，体重比怀孕前增加 10 千克～12 千克。如发现肥胖过度或体重增加过快，应及时调整饮食结构并去医院向妇产科医生及营养医师咨询。

### "吃素"的孕妇如何选择饮食？

有些孕妇由于宗教信仰或生活习惯的原因，不吃任何肉类及来自动物身上的食物。这对于老和尚来说还可以坚持，但对于孕妇来说就不行了。有位笃信佛教的年轻妇女，不仅婚前吃了 3 年斋，就是婚后怀孕、哺乳期间也一直未开"荤戒"。近来，她发现满周岁的儿子面色苍白，身材矮小，不时流着涎水，有时呼之不应，还常常手舞足蹈，傻乎乎的发笑。医生诊断为维生素 $B_{12}$ 缺乏所致的恶性贫血及神经系统发育障碍。维生素 $B_{12}$ 缺乏可导致恶性贫血及神经纤维化，是引起婴儿生长发育落后的疾病之一。

缺少动物性蛋白会给婴儿的智力发育带来很大的影响。这主要是由两个方面原因引起的。

一是会缺乏构建神经系统的原料——蛋白质，使胎儿或婴儿大脑发育不良，影响智力。但如果摄入足够量的鸡蛋和植物性蛋白如大豆、豆腐等，也可以解决这个问题。

第二，缺乏肉类可以导致维生素 $B_{12}$ 缺乏。维生素 $B_{12}$ 主要存在于动物肝脏中，奶、瘦肉、鱼、蛤蚧中也有一定的维生素 $B_{12}$，而植物性食物中基本不含维生素 $B_{12}$。所以这个问题就不是吃豆腐所能够解决的了。因此食素者及其哺育的婴儿会出现维生素 $B_{12}$ 缺乏症状。患儿除有贫血表现外，并有呕吐、嗜睡、生长落后、肌张力低下、智力发育落后或停滞等症状，并可出现异常运动，表现为颤抖、抽搐、舞蹈病或肌痉挛。及时补充维生素 $B_{12}$ 治疗，可纠正其症状，但会留下智力低下后遗症。

所以，怀孕、哺乳的妇女应该多吃富含维生素和蛋白质的荤食。如果因为各种原因不能吃肉类，则饮食应有足够量的牛奶、鸡蛋和豆腐及豆制品。另外，应在医生指导下注射维生素 $B_{12}$ 制剂。在哺乳期也应如此。婴儿在 4 个月后，应逐渐添加辅食，这样可以弥补母乳的营养不足，而且有助于断奶。

### 妈妈贫血会给宝宝带来哪些危害？

一般来说，妇女在妊娠期间由于血容量的增加而出现血液稀释，从而使血红蛋白的含量下降，这种现象称为生理性贫血。轻度的生理性贫血是妊娠期较常见的一种并发症，这对于妊娠及分娩的影响不大。但如果由于孕妇体内缺乏一种或多种营养物质，如铁、叶酸和维生素等或由于造血功能发生障碍而导致的非生理性贫血时，就会对孕妇和宝宝的健康产生一定的影响。

孕妇贫血可以出现头晕、没劲儿等症状，有些还可以出现头痛、头晕、耳鸣、目眩、疲倦、心悸、注意力不集中、记忆力减退、食欲差及肚子不舒服等，严重的可引起贫血性心脏病，甚至心力衰竭。贫血影响孕妇的健康，使孕妇的抵抗力下降，生产时对出血耐受性差，产后抵抗力低，感染的机会也会增加。

妈妈贫血对宝宝也有很大影响。由于血液的一个重要的功能是携带氧气到身体的各个组织中，贫血的时候对组织的供氧就会减少，胎盘也不例外。所以，宝宝在妈妈肚子里长得就比较慢。妈妈重度贫血时可以引起早产、低体重儿或者死产。

### 孕妇为什么需增加含铁的食物？

铁是血红蛋白、肌红蛋白、细胞色素酶类以及多种氧化酶的组成成分。它与血液中氧的运输和细胞内生物氧化过程有着密切的关系。因此，铁是造血原料之一。人体内 2/3 的铁存在于血红蛋白中，另 1/3 贮存于肝、脾、骨髓及小肠上皮细胞内。孕妇每天铁的需要量包括以下几个部分：①维持自身组织代谢的需要；

②为胎儿生长供应铁质。铁是供给胎儿血液和组织细胞的重要元素，胎儿所需要的铁质随着胎龄的增加也在不断地增加；③胎儿除不断生长所需要的铁外，还需要在肝脏中贮存一部分铁质以供出生后头 4 个月用；④除以上的需要外，母体还要为分娩失血及哺乳准备铁质。

然而，铁元素也并非多多益善。正常情况下，人每天由粪、尿、汗液排泄的铁与吸收的铁保持平衡。人体摄入的铁如果当时用不完就会以铁蛋白和含铁血黄素的形式贮存在各脏器和组织中。如果孕妇长期偏食富含铁的食物、药物或者酒类，就会使身体内的铁含量增多。研究表明，高铁比缺铁更危险。

为避免孕期贫血给母婴带来的危害，从孕早期起需注意补充铁。为使铁的补充更加安全，铁的摄入方式应以增加含铁食物的摄入为主。如需要通过药物补充铁，应在产科医生指导下进行。

### 📢 哪些食物含铁丰富？

含铁量较高的谷类有糙米、小米、玉米、燕麦；豆类有黄豆、绿豆、紫芸豆、黑芝麻；蔬菜中有菠菜、芹菜叶等绿叶蔬菜及苔菜、土豆等；动物性食品有瘦肉、心、肾、蛋黄、各种动物的肝脏尤以猪肝、鸭肝为多；菌藻类有紫菜、海带、发菜、口蘑、杵蘑、黑木耳；海产品有海蜇皮、海蜇头、虾米、虾皮等。但需要注意的是，食物中铁的吸收率差别较大，动物性食物中铁的吸收率较高而植物性食物则较低。如果孕妇饮食多样化、不挑食，每天会有足够的铁摄入。另外，用铁锅炒菜也可从中得到一些铁。总之，铁的来源是多方面的，适当的饮食搭配，讲究食品的质和量，即可保证足量的铁摄入。

### 📢 孕妇为什么要补充钙剂？

钙是人体内含量最多的一种常量元素，占成人体重的 2%，约 1200 克，其 99% 存在于骨骼中，仅 1% 在于血液及其他软组织中。钙是人体中很重要的元素，是骨骼的主要组成部分，又是肌肉神经兴奋性的重要调节因素，对心肌、子宫肌的收缩有重要作用，它还参与了许多酶的活动。成人每天需要 400～600 毫克钙，才能维持正常生理功能。

妊娠期胎儿骨骼的生长发育需要大量的钙。据资料报道，妊娠末期胎儿体内约含钙 25 克，因而孕妇需补充足够的钙，才能保证母体本身代谢及胎儿骨骼的正常发育，妊娠中期每天需要补充 1000 毫克钙，妊娠晚期要供给 1500 毫克钙。若钙摄取不足或吸收不良，则胎儿所需要的钙必须从母体骨质中获取，从而造成孕妇严重缺钙，引起孕妇骨质疏松及软化而发生骨质软化症。同时缺钙对胎儿的生长发育，尤其是骨骼的发育也会产生障碍，使出生后的幼儿患有先天性佝偻病。为了母体健康和胎儿健壮，孕妇要补充足够的钙剂。

◄)) 怎样补充钙剂？

如何使孕妇能补充到足够的钙呢？显然，普通膳食中的含钙量是不足的，因而在膳食中应挑选富含钙的食物，如牛奶、动物骨骼、虾皮、鱼、虾、紫菜等。另外，孕妇从妊娠中期开始就要补充一些含钙药物，如多种钙、乳酸钙等，但是这些药物中含钙量低，且不易吸收。目前市场供应的钙尔奇（一片含钙 600 毫克、维生素 D 60 国际单位）适合孕妇服用。如单独服钙剂同时需加服维生素 A、D，如鱼肝油丸，1 日 2 次，每次 1 粒，或饮用含维生素 A、D 的牛奶也可以。

◄)) 为什么孕妇不宜服过多的鱼肝油和钙剂？

孕期由于胎儿生长发育需要，孕妇应补充钙剂、鱼肝油的道理是众所周知的，然而盲目地大量服用鱼肝油和各种钙质食品，对体内胎儿的生长发育是不利的。因为长期大量食用鱼肝油和钙质食品，会引起食欲减退、皮肤发痒、毛发脱落、感觉过敏、眼球突出、血中凝血酶原不足及维生素 C 代谢障碍等。同时，血中钙浓度过高，会出现肌肉软弱无力、呕吐和心律失常等，这些对胎儿生长都是没有好处的。

◄)) 孕妇缺乏维生素 D 怎么办？

孕妇缺乏维生素 D，则可出现小腿痛，以夜间发作为主。可从以下几方面予以改善。①参加户外活动，多接受日光照射；②注意食用富含维生素 D 的食物，如蛋类、豆类及动物肝脏；③妊娠 3 个月以后，应加服钙剂和鱼肝油；④原有骨质软化症或维生素 D 缺乏者，怀孕前要积极治疗；⑤孕前或孕期要积极防治各种感染性疾病、慢性迁延性疾病及其他与妊娠有关的病症。

◄)) 孕妇应如何选择含维生素多的食物？

维生素分为脂溶性和水溶性两种，前者包括维生素 A、D、E、K，后者有维生素 C、维生素 B 族、烟酸等。脂溶性维生素要配合脂肪类食物才能吸收，所以不仅要选择含维生素的食物，也要讲究烹调方法。

维生素 A、D 主要在动物肝脏、鱼肝油、蛋黄、奶油中，胡萝卜素可以转变为维生素 A，它存在于胡萝卜及含有色素的蔬菜水果中。如吃胡萝卜时要用油炒、凉拌时加些油均可增加它的吸收。

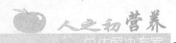
维生素 B 族主要在粗粮、豆类、花生、动物肝、肾、心、酵母、奶、蛋中。

维生素 C 在水果、蔬菜中，加热时间太久会被破坏。

维生素 E 主要存在于植物的果仁、胚芽中。

孕妇要多吃含维生素的食物。为了使钙更好吸收，在加服钙剂同时可配服维生素 D 丸，或鱼肝油，或含维生素 A、D 的牛奶。

### 做饭时怎样才能最大限度的保存维生素？

大家已经知道了维生素是一种必不可少的营养物质。也知道了什么食物里维生素的含量较多。但与此同时还要告诉大家一个令人遗憾的消息，那就是大多数维生素都比较容易分解。当我们对食物处理不当时，我们能吃到的维生素可能就所剩无几了。所以大家做饭时不但要选择正确的原料，更要掌握正确的方法，才能使妈妈及肚里的宝宝吃到足够量的营养。

首先，煮粥蒸饭不要放碱。许多人喜欢在煮粥蒸饭时放一些食用碱，认为这样做出来的饭粘软而且味道更香。但粮食中所含有的 B 族维生素在碱性环境中很不稳定。这样一来，维生素 $B_1$、$B_2$ 等就会损失大半。

其次，做菜要先洗后切。蔬菜中含有大量的水溶性维生素如，维生素 C 等。如将菜切碎再去洗，那么蔬菜中的水溶性维生素就会随着洗菜水白白地流失掉了。

另外，炒菜、焯菜时都要大火快速。炒菜时火要大，要在尽可能短的时间内将菜做熟。这也等同于食品工业上给罐头食品消毒时所遵循的"高温短时"原则，目的是最大限度的保存食物中的营养素。

最后要告诉大家的是饭菜都要吃新鲜的。放置很久的饭菜营养素的损失很大，而且可能会被细菌感染或形成一些对健康不利的物质。

### 孕妇服用维生素制剂要慎重

怀孕期间所需的营养素要比平时多，这时如果食欲不好就可能使摄入的营养素达不到孕期所需的量，所以适当补充一些维生素制剂还是有必要的。但有一点大家要清楚，那就是有些维生素过量会发生中毒。甚至一些我们平时认为不会发生过量的水溶性维生素，如果在怀孕期间摄入过量也可能会对胎儿产生不利影响。

许多孕妇早期妊娠反应较严重，恶心呕吐不能进食，医生往往允许服用少量维生素 $B_6$ 以止吐。而有些孕妇以为维生素 $B_6$ 是维生素，是人体所需物质，没有坏处，就较多较长时间地服用。其实过多的服用对胎儿是有害的。由于长期过多服用维生素 $B_6$，致使胎儿对它产生依赖性，医学上称之为维生素 $B_6$ 依赖性。

为什么胎儿会对其产生依赖性呢？原来，维生素 $B_6$ 与氨基酸的吸收，蛋白质的合成以及脂肪的代谢有密切关系，是细胞生长的必须物质，胎儿的发育离不开它。然而胎儿发育生长一日需 1 至 2 毫克维生素 $B_6$ 就足够了，这完全可以从母亲的饮食中获得。若母亲过多地服用维生素 $B_6$，胎儿就容易产生维生素 $B_6$ 依赖性。胎儿出生后，维生素 $B_6$ 的来源不如母体里充分，结果就容易出现兴奋哭闹不安，易受惊、眼珠震颤动，甚至惊厥，这种惊厥的发生，是由于小儿离开母体后相对缺乏维生素 $B_6$，而导致体内中枢神经系统的抑制性物质含量降低的缘故。有这些症状的小儿，在 1 至 6 个月时还会出现体重不增，如诊治不及时，将会留下智力低下的后遗症。

此外，长期大量服用维生素 C 会导致流产。服用过多的叶酸也会对身体产生不良的影响，可能会影响体内锌的代谢而造成锌缺乏，致使胎儿发育迟缓；会掩盖维生素 $B_{12}$ 缺乏的早期表现，而导致严重的神经系统损伤等。大量服用维生素 A 可能导致婴儿骨骼畸形、泌尿生殖系统缺损以及硬腭豁裂，服用维生素 E 过多会使胎儿大脑发育异常，过多的维生素 D 则会导致胎儿的大动脉和牙齿发育出现问题。

所以，孕期补充维生素，我们还是提倡优先选择食物。一般在早孕时期（怀孕的头 12 周）是胎儿器官发育最为活跃的阶段。这时服用药物，包括服用过量的维生素，对胎儿危害最大。补充维生素制剂，建议在怀孕 4～6 个月后进行。最好服用孕妇专用的维生素制剂。如有特别需要，一定要在医生的指导下来服用。总而言之，孕早期服用维生素制剂还是应该慎之又慎。

### 微量元素起什么作用？

微量元素的生理作用举足轻重，为人体必不可少的组成部分。

人们比较熟悉的微量元素如铁、锌、铜、碘等与孕妇及胎儿的健康关系密切，而且相对容易缺乏。孕期要注意补充。

铁是组成血红蛋白的主要成分，血红蛋白是向组织输送氧气的运载工具，铁缺乏可造成贫血。妊娠 4 个月以后，铁的需要量逐渐增加，除了供应胎儿日益增长的需要外，还得将一部分铁质储存于肝脏作为母体的储备，以补充分娩过程中出血的损失。因此，在妊娠后半期约有 25% 的孕妇可因铁的摄入不足或吸收不

良而有缺铁性贫血。此外，铁还参与能量代谢及免疫功能。严重贫血时，孕妇不仅面色苍白、头晕目眩，还可造成心脏损害、胎儿发育小、早产、死胎等严重后果。东南亚地区包括我国居民贫血的发病率较高，因为我们以谷物和蔬菜为主要食物，谷物外皮的植酸和蔬菜中的草酸都会干扰铁的吸收。

　　孕妇应在妊娠第 10 周起补铁，每日需要量为 28 毫克。如果每天吃猪肝 110 克，可提供足量的铁。但猪肝中维生素 A 太多，鸡肝和羊肝中含维生素 A 更多。妊娠早期如食入维生素 A 过量会有致畸的危险。如果换用牛肉，每天要吃 3 斤才够，孕妇难以吃得下。所以，妊娠中后期可以应用含铁的补剂，保证铁的每日提供量。铁剂最好在餐间服用，以免谷物的植酸和蔬菜的草酸干扰。服铁剂时可加 50 毫克维生素 C 或含维生素 C 丰富的橘子 1 个，因为维生素 C 能使铁的吸收率提高 4 倍。不可用茶水送服铁剂，以免茶叶中鞣酸干扰铁的吸收。妊娠后期应多吃动物肝脏、血类、虾米蛋类、红色的肉类等，动物的铁易于吸收。植物中芝麻酱、木耳、海带、黄豆制品、苋菜、红糖、红果、桃子等都含铁，可以轮换着吃，以增加铁的供应。

　　锌参与数十种酶的活动，铁、锌不足可使多种生理功能减退。孕妇锌不足，可有胎儿畸形、低体重儿、早产、宫内缺氧、手术伤口不易愈合，抵抗力差等后果。妊娠早期，胎儿对缺锌最敏感。有人统计过，妊娠早期血锌低于平均值并持续下降的孕妇，胎儿的各种并发症的发生率达 74%。经过补锌或自身达到平衡的孕妇，其发病率为 37%。

　　牛肉、鱼等动物性蛋白质较多的食品及海产品，是锌的主要食物来源。植物性食物中荞麦、黑麦、小麦、玉米、花生仁、核桃仁等，含锌量也较高。

　　一般来说，孕妇每天补充 15～20 毫克硫酸锌或醋酸锌，就可以保持锌的平衡。

　　铜也是人体必需的微量元素。国外研究发现，铜与不少妇科疾病关系密切。如不孕症和流产妇女，其血清铜均低于正常；而妊娠中毒、生殖系统炎症、妇科肿瘤等病症患者的血清铜又明显高于正常。铜在胶原纤维和弹性蛋白的成熟过程中起关键作用。据研究认为，胎膜由羊膜和绒毛膜形成，羊膜中有胶原纤维和弹性物质，它们决定了羊膜的弹性、脆性和厚薄。胶原和弹性蛋白能为胎膜提供特殊的弹性和可塑性。引起胎膜早破的原因很多，如胎位异常，骨盆狭窄，胎头与骨盆不相称，使胎儿不能入盆，造成前羊膜内压力不均，从而致胎膜早破；多胎妊娠，羊水过多等因能使子宫内压力增高而引起胎膜早破。近年来，随着对微量元素认识的加深，人们发现胎膜早破产妇的血清铜值均低于正常破膜产妇，说明胎膜早破与血清铜低水平有一定关系。如果孕妇体内铜水平过低，极易造成胎膜变薄、脆性增加、弹性和韧性降低，从而发生胎膜早破。

铜与铁均参加血液的生成。严重的缺铜可导致贫血。

孕妇体内铜的浓度在妊娠过程中逐渐上升，这可能与随着胎盘长大体内雌激素水平增加有关。胎儿肝脏中，铜的浓度甚至为成人肝脏中铜浓度的 5～10 倍，因此，孕期一般不需要以药物的形式额外补充铜。但孕妇可多食用一些含铜量高的食物，如坚果类、海产品、动物肝脏、小麦、干豆、根茎蔬菜、牡蛎等。

碘是合成甲状腺激素的原料，而甲状腺激素又是人脑发育所必需的内分泌激素。人脑在形成时有两个发育、分化的旺盛期，也是最容易受损害的时期，科学界把它称为脑发育的临界期，一是胎龄 10～18 周，这是神经母细胞增殖、发育及分化、迁徙、形成脑组织的时期；二是生前 3 个月至生后 2 岁，即脑发育成熟的主要阶段。这两个阶段需要更多的碘来合成足量的甲状腺激素供应脑发育，若缺碘就会造成不同程度的智力损害，轻者会导致 5～10 个智商的丢失，重者导致呆傻，而且智力的损害是不可逆的。世界卫生组织研究证明，碘缺乏病是目前已知的导致人类智力障碍的主要原因之一。

实际上，不同程度的碘缺乏，可对人类造成不同的影响。例如死产、早产、单纯性聋哑和克汀病。克汀病的主要表现就是智力低下、身体矮小，有人称为呆、小、聋、哑、瘫。因此，人们又将碘称为智力元素。

长期缺碘可造成甲状腺肿。缺碘孕妇胎儿可有甲状腺肿大、甲状腺功能低下。

人体吸收碘的主要来源是食物。多吃含碘丰富的海产品，如海带、紫菜、虾皮等，就能预防碘缺乏。

在动物内脏、粗粮、干豆、干果及蛋、海产品、瘦肉中，微量元素含量较高，如膳食合理，一般不会缺乏微量元素，不必另外补充。如偏食或长期腹泻的孕妇，要做微量元素测定，如缺乏可用药物补充。用药一定要在医生指导下，补充太多也要出现过多的中毒症状。所以不要滥用微量元素的药剂，尽量从膳食中补充。

🔊 孕妇缺锌会影响优生吗？

微量元素锌参与体内 200 多种酶或激素的合成，因此它越来越引起人们的重

视。怀孕期间，胎儿对锌的需要量迅速增加，这意味着孕妇需要额外增加锌的摄入，保持母体锌的营养平衡。我们知道，儿童的智能由两个方面决定，一是父母的遗传基因等先天因素，二是今后的智力开发。先天的智能则决定于从受精卵开始到胎儿神经系统初步形成过程中的营养状况，微量元素的不足会导致智能障碍。锌是许多酶的复合因子，它影响 DNA 的合成、染色质结构和细胞分裂。胎儿大脑的生长是所有器官中生长发育最早最快的一个器官，母亲怀孕 18 天，在胚胎里就可辨认出神经丛，成熟的大脑有 140 亿个神经细胞，在怀孕后期，胎儿脑神经平均每分钟分化增殖 2 万个神经细胞，婴儿出生后神经细胞就不再分化增殖。因此，孕妇的营养不良会造成婴儿神经细胞数量的减少，这种影响是无法挽回的，锌缺乏的胎儿，有 30% 为智力低下的儿童。锌是人脑中含量最高的一种金属离子，每 1 克脑组织中含锌约 10 微克，以皮质层及小脑含锌最高。锌的脑内主要存在于杏仁核、脉络丛、海马回、松果体中，海马回中锌浓度高低与记忆有关。低锌与智力低下关系密切，因为缺锌时，胎儿大脑海马回发育不良，表现为记忆力及学习能力低下。

如果孕妇严重缺锌，还会影响胎儿的生长模式，导致中枢神经系统发育不同步、脑重量降低、大脑皮层发育停滞，引起神经和精神方面的异常。母体锌缺乏，对幼儿的潜在行为有一定影响，由于子代小脑和海马回中锌含量降低以及与神经系统有关联的酶活性下降，幼儿表现出异食癖、记忆力和行为异常。此类患儿常无意识咬食手指，且性格孤僻、固执，对身边事物感到厌倦。

缺锌还可造成核酸及蛋白质合成的障碍，影响胚胎的生长发育，这可能是引起畸形的重要环节。缺锌孕妇分娩的婴儿可发生先天性畸形，如无脑儿、脊柱裂、软骨发育不全、软骨发育不良性侏儒、尿道下裂、隐睾等。据报道，由于缺锌造成流产及死胎较为多见。锌缺乏还使孕妇机体的免疫系统受到损害，子代的免疫力下降，

我国推荐妇女锌的摄入量每天为 15 毫克，孕妇每天为 20 毫克，并且最好从食物中摄取。孕妇膳食要多样化，多食用肉、蛋、乳，多吃粗粮、豆类，合理搭配蔬菜，保证供给机体足够的锌，必要时，可以在医生指导及监测下补充锌制剂。

🔊 孕妇缺铜会影响优生吗？

估计铜在人体中的含量只有 80 毫克左右。铜是人体中许多酶的组成部分。

体内的铜，部分以血浆铜蓝蛋白的氧化酶形式存在于血浆中。这是一种多功能的氧化酶，它可促进铁在胃肠道内吸收，进而制造血红蛋白。孕妇缺铜将影响胚胎及胎儿的正常分化和发育，导致先天性畸形，表现为胎儿的大脑萎缩、大脑皮层变薄、心血管异常、大脑血管弯曲扩张、血管壁及弹力层变薄，并可导致孕妇羊膜变薄而发生胎膜早破、流产、死胎、低体重儿、发育不良等各种异常。

### 孕妇缺碘会影响优生吗？

碘经过消化道进入人体血液后，大部分以甲状腺球蛋白的形式贮存于甲状腺中，以保证腺体有足够的原料合成甲状腺激素输送到全身，以满足新陈代谢的需要。妇女怀孕后，由于胎儿的生长发育，对碘的需求量更高，在胚胎 12～22 周，正是大脑和神经形成的特定时期，若碘元素及甲状腺素缺乏，则会造成大脑皮层中主管语言、听觉和智力的部分不能得到完全分化和发育。出生后，表现为不同程度的聋哑、痴呆、身材矮小、痉挛性瘫痪、智力低下、小头、低位耳等畸形。

### 孕妇的饮食与婴儿牙齿有关吗？

钙和磷是构成胎儿骨骼和牙齿的重要物质，妇女怀孕后对其需要量大大增加。如果钙、磷供给不足，除了会使孕妇牙齿松动、严重者骨盆变形增加了难产的机会外，还会使胎儿骨骼发育不良，出牙时间延迟，容易发生龋齿等不良影响。婴幼儿骨和牙齿发育的好坏主要决定于胎儿期和出生后第一年的营养。因为胎儿发育 3 个月时，其乳牙就开始钙化，到出生前全副（20 只）乳牙基本形成，同时恒牙的胚体层也早在胎儿发育 4 个月时已产生，离开母体前第一对恒牙已钙化。所以，要使儿童牙齿长得坚实、整齐，必须注意母亲孕期中钙和磷的供给。一般来说，孕妇每天需要钙 1500 毫克、磷 2000 毫克。为了促进机体对钙、磷的吸收和利用，每天需要供给维生素 D 400～800 单位，同时加强户外活动，多晒太阳。

### 为什么孕妇不宜多吃罐头食品？

罐头食品方便、好吃而且容易贮存。现代生活节奏很快，很多年轻人下班回家不用买菜做饭，从冰箱里拿出几听罐头作为晚餐，非常方便。还有很多怀孕初期的妇女喜食甜酸可口的水果。如果逢水果淡季，则常以水果罐头代替新鲜水果而大量食用。这样做究竟好不好呢？让我们来权衡一下利弊吧。

罐头食品在生产过程中往往加入一定量的添加剂，如人工合成色素、香精、甜味剂和防腐剂等。这些物质大都是人工合成的化学物质，在正常标准范围内对

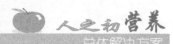
人影响不大，但对于敏感的胚胎组织还是有一定影响的。据营养学专家研究证实，妊娠早期大量食用含有食品添加剂的各类罐头，对胎儿发育是不利的。在胚胎早期（受孕20～60天），胎儿正处于成形期，各组织器官均未健全，对一些有害化学物质的反应和解毒功能尚未健全。因此，尽管罐头食品中添加剂量不大，但长时间大量食用也会引起慢性中毒，甚至可能引起孕妇流产和胎儿畸形。

罐头食品的保质期一般均在一年。市场经常有超过保质期限的罐头出售，这些罐头的质量得不到保障。有些外表虽然看不出变化，其实质量已发生了变化。

所以，对于有孕妇特别是早孕妇女的家庭来说，最好不要经常这样"偷懒"。还是多吃新鲜食物为好。

### 🔊 精选食谱，躲避铅害

铅是一种对人体有害的金属，但由于铅的用途非常广泛，所以我们在日常生活中又离不开它。大家都知道，铅在儿童体内积蓄可导致儿童生长缓慢并影响孩子的智力发育。其实，对于孕妇来说，危害也不小。

孕妇接触过多的铅可使流产的发生率增加。铅还可以妨碍铁的吸收，引起孕期贫血。

对于胎儿来说，胎盘是一道天然的屏障，可以把很多有毒物质挡在外面，从而保护胎儿不受伤害。但胎盘的屏障功能也不是万能的，对于铅就是如此。胎盘对于铅毫无屏障作用。因此，孕妇体内的铅可以"长驱直入"进入胎儿体内。对胎儿的生长发育造成损害。

预防血铅过高的最简单有效的办法就是减少与铅的接触。包括从饮食上防止"铅从口入"。

以下含铅较高的食物在孕期最好少食或不食：

（1）松花蛋：松花蛋的制作过程中会用到一种叫"黄丹粉"的物质，它就是铅的氧化物，可以使蛋中铅的含量升高。

（2）爆米花：不是指用爆裂玉米炒出来的爆米花。是用压力锅制作的爆米花，压力锅上有铅封，容易沾染在玉米花上。

（3）高脂肪食物：爆米花和松花蛋中的铅都是无机铅。在我们周围还存在着数量更大的有机铅化合物，这些化合物易溶解在脂肪中，膳食中的油脂可以促进有机铅的吸收，所以不要吃脂肪太高的食物。

（4）补钙剂：在孕期很多孕妇都服用钙片来补充钙质。有些补钙剂的原料含有较高的铅，特别是以一些动物的骨或壳制作的补钙剂。所以，孕妇在选用时需要引起注意。

还有一些食物有抑制铅吸收或促进铅排出的作用，同时这些食物也是维持良好的孕期营养所必需的食物，可以适当多选用：

（1）含钙、铁、锌丰富的食物：钙铁锌对铅的吸收起拮抗作用，从而减少铅吸收。含钙丰富的食物有牛奶、炸酥鱼、虾皮、油菜等。含铁丰富的食物有瘦肉、肝脏、血豆腐等。含锌丰富的食物有瘦肉、动物内脏及牡蛎等。

（2）高蛋白食物：蛋白质可与铅结合成可溶性络合物促进铅从尿中排出。肉类、蛋类、奶及奶制品、鱼类、禽类及大豆制品均为质量较高的蛋白质食物。

（3）高纤维食物：纤维可阻碍金属离子的吸收，但应注意过高纤维同时也会阻碍无机盐及一些有益的微量元素吸收，如钙、铁、锌等，应同时注意补充。膳食纤维含量较高的食物有芹菜、韭菜、海带等植物性食品。

（4）除上述食物外，胡萝卜、苹果、绿豆汤、茶水、金针菇及含维生素 C 丰富的蔬菜水果等都是有助于排铅的食品。

### 孕妇要"提防"土豆

土豆是世界上公认的营养丰富的食物。很多欧洲人将土豆作为主食来食用，就像我们吃馒头和米饭一样。有些美国人认为，每餐只吃全脂奶粉和土豆，就可以得到人体所需的全部营养。土豆的蛋白质中含有大量的粘体蛋白质，能预防心血管类疾病。土豆中维生素 $B_1$ 的含量，也居常食蔬菜之冠。

然而，食入发芽、腐烂了的土豆，却可导致人体中毒，这是怎么回事呢？原来，土豆中含有一种叫龙葵素的毒素，而且较集中地分布在发芽、变绿和溃烂的部分。有人测定，每千克土豆嫩芽中龙葵素的含量可高达 5200 毫克，高出土豆块中 60~65 倍。

龙葵素吸收进入血液后有溶血作用，还可麻痹运动、呼吸中枢，刺激胃粘膜。最终可因呼吸中枢麻痹而死亡。此外，龙葵素的结构与人类的甾体激素如雄激素、雌激素、孕激素等性激素相类似。孕妇若长期大量食用含生物碱较高的土豆，蓄积体内会产生致畸效应。有人推算，有一定遗传倾向并对生物碱敏感的孕妇，食入 44.2~252 克的土豆，即可能生出畸形儿。而且土豆中的生物碱并不能因常规的水浸、蒸、煮等烹调而减少。

众所周知发芽的土豆有毒，多数人已有警惕，但未发芽而久贮的土豆也不可

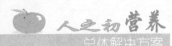

吃。因为土豆含有生物碱，其含量和品种、播种地区、贮存时间的不同有所差异，久贮的土豆生物碱含量升高，土豆生物碱有致畸作用，主要是致神经管畸形。白求恩医科大学将土豆生物碱注射到小白鼠身上，结果导致无脑畸形。进入人体的生物碱并不很快消失，还能贮存 1～2 个月之久，如妇女孕前食用含有一定量生物碱的土豆，孕后还可继续发挥其毒性作用，如在孕 8 周的胚胎器官分化的敏感期内继续食用久贮的土豆，有可能导致胎儿神经管畸形。

有的孕妇喜欢吃市场上出售的薯片，虽然它们接受过高温处理，龙葵素的含量会相应减少，但是它却含有较高的油脂和盐分，多吃除了会引起肥胖，还会诱发妊娠高血压综合征，增加妊娠风险。所以也不能贪吃。

鉴于此，孕妇吃土豆时还是小心为好，而且不要一次吃太多的土豆。

### 孕妇要少吃方便食品

现代生活节奏的加快，以方便面为代表的方便食品大量出现在人们的日常饮食中。但是，方便面、面包、点心、三明治、汉堡包等方便食品，普遍缺少蔬菜所具有的成分——维生素 C、胡萝卜素、食物纤维、某些人体必需的微量元素和其他各种维生素。孕妇如长期吃这些方便食品，缺乏上述这些营养成分，势必影响自身和胎儿的健康。此外，几乎所有的方便食品都是酸性食物，在体内代谢过程中产生大量的酸性物质，对胎儿的生长发育十分不利，因此，孕妇应少吃方便食品，多吃新鲜蔬菜和水果，保持饮食的酸碱平衡，才有利于自身健康和胎儿正常生长发育。

### 孕妇要少吃熏烤及油炸食物

熏烤食物是用木材、煤炭做燃料熏烤而成的，在熏烤过程中，燃料会散发出一种叫苯并芘的有毒物质，污染被熏烤的食物。而苯并芘是多环芳烃化合物的代表，是目前已知的强致癌物质，进入人体后，会使细胞核的脱氧核糖核酸的分子结构发生改变，从而导致癌变。

食品专家认为一些油炸食品的油被反复加热煮沸。炸制食品的食油内，可能含有致癌的有毒物质。油炸食品都经过高温处理，食物中的维生素和其他营养素都受到较大的破坏，其营养价值大打折扣，而且油炸食品含脂肪太多，难以消化吸收。

另外，常吃的油条、油饼，在制作时加入了明矾作为膨松剂。每 500 克油条加明矾 15 克，如果孕妇每天吃 2 根油条，等于吃了 3 克明矾，若积蓄起来摄入量不少。明矾为含铝化合物，铝可以通过胎盘进入胎儿大脑，使大脑发育障碍，增加痴呆的发生率。

#### 🔊 蔬菜及水果上的农药和化肥怎么办？

为了对付害虫，提高产量，目前绝大多数的蔬菜和水果都喷施有农药和化肥。这些物质对人体都是不利的，特别是农药，一般都是剧毒物质。孕妇吃了被农药污染的蔬菜、水果后，基因正常控制过程发生转向或胎儿生长迟缓，从而导致先天性畸形；严重的可使胎儿发育停止而死亡，发生流产、早产甚至死胎。

难道我们真的要"因噎废食"了吗？不，办法还是有的。下面我们给大家介绍一个简便易行的办法：

先将蔬菜简单的清洗一下，去掉浮土，把洗菜盆中放入少许洗涤灵，加入清水溶解。水量多少以没过青菜为宜，将菜放入浸泡5分钟左右，拿出来用清水冲洗干净即可。

蔬菜上的农药与化肥大多为脂溶性物质，换句话说就是类似油脂的物质，这类东西用清水是不易洗净的，而洗涤灵则可以把这些物质浸泡下来，使它们溶于水中，再用水冲洗干净就可以了。用这个方法同时也可以除掉大部分的细菌及寄生虫卵。

#### 🔊 孕妇可用人参来补养吗？

人参属大补元气之品，孕妇久服或摄入量过大、使得气盛阴耗，阴虚则火旺，即"气有余，便是火"。明代名医李时珍早就指出"人参不当，易致阴虚阳亢"，孕妇滥服人参，可产生或加重妊娠呕吐、水肿和高血压等症状，也可促使阴道出血而导致流产。

#### 🔊 孕妇多吃桂圆好吗？

孕妇应少吃桂圆。虽然从营养成分看，桂圆中含有葡萄糖、蔗糖、维生素A、维生素B及酒石酸等物质，营养很丰富。祖国医学也认为，桂圆有补心安神、养血益脾之效。但桂圆甘温大热，一切阴虚内热体质及患热性疾病者均不宜食用。妇女怀孕后大多阴血偏虚，阴虚则滋生内热，因此孕妇往往有大便干燥、口干而胎热、肝经郁热的症状。祖国医学一贯主张怀孕前宜清热凉血。桂圆甘温大热，孕妇食之不仅不能保胎，反而极易出现漏红、腹痛等先兆流产症状。据有关专家统计，这类病人占先兆流产总人数的90%以上。如果及时停食桂圆，服中药清热保胎，尚可避免流产。然而，许多孕妇不懂得这些道理，出现漏红后照

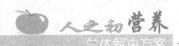
样吃桂圆，结果造成完全流产。

桂圆保胎是一种没有科学根据的习俗，虽然桂圆中确实含有许多对孕妇及胎儿有益的营养物质，但根据前边的分析，孕妇一般要在怀孕8个月后方可进食桂圆，否则，引发流产，得不偿失。

除了人参和桂圆外，鹿茸、鹿胎胶、鹿角胶和胡桃肉等也属温热、大补之品，孕妇也不宜服。

### 甲鱼螃蟹孕妇少吃

孕妇要当心某些水产品有活血软坚作用，食用后对早期妊娠会造成出血、流产之弊。

如螃蟹，虽然味道鲜美，但是性质寒凉，有活血祛瘀之功，尤其是蟹爪，有明显的堕胎作用。

甲鱼又称鳖，具有滋阴益肝肾之功，所以对一般人来说，它是一道营养丰富、滋阴强身的菜肴，但是甲鱼性味咸寒，具有较强的通血络、散瘀块作用，因而有堕胎之弊，鳖甲（即甲鱼壳）的堕胎力比鳖肉更强。

### 孕妇要少吃"山珍海味"

有的孕妇为了给腹中的胎儿补养或"补脑"，使其更健壮、聪明，经常购买些山珍海味，食后往往出现食物过敏表现，但并未在意。当孩子出生后却表现有明显的过敏体质，以致后来发展为支气管哮喘。这是为什么呢？因为孕妇摄入某些珍稀致敏食物后，体内会产生相应的抗体，使机体处于致敏状态，再次接触这些致敏食物后，即会发生食物过敏。致敏食物的某些成分作为抗原可以通过胎盘，不仅影响胎儿的生长发育，也会使胎儿致敏。这种致敏状态可维持半年至数年，出生后的孩子再次接触这些致敏食物时即可发生食物过敏症，在气候改变、上呼吸道感染等诱因作用下，甚至可发生支气管哮喘，严重影响儿童健康。

### 孕妇少食杏子及杏仁

从祖国医学的角度来讲，杏子味酸性大热，且有滑胎作用，由于妊娠胎气胎热较重，故一般应遵循"产前宜清"的药食原则，而杏子的热性及其滑胎特性，为孕妇之大忌。

苦杏仁中含有剧毒物质氢氰酸，能使胎儿窒息而死亡，小儿食用7～10个杏仁即能致死，故为了避免其毒性物质透过胎盘屏障影响胎儿，孕妇禁食杏仁。

◀))) 孕妇不应多食用的调味料

八角、茴香、小茴香、花椒、胡椒、桂皮、五香粉等都属于热性香料的调味品。这些香料易消耗肠道水分，使肠道分泌液减少造成肠道干燥、便秘。孕妇如食后胃肠不适、大便困难就不要再吃了。有妊娠恶心、患溃疡病和痔疮的孕妇也最好不要吃。

◀))) 为什么孕妇不宜服人参蜂王浆？

人参蜂王浆是人们熟悉的滋补品之一，具有增强体质，调节机体免疫功能，增加机体抗肿瘤能力，改善机体内分泌功能，延缓衰老等作用。但人参蜂王浆中的人参成分药性偏温，又活血，加之蜂王浆成分可刺激子宫，引起宫缩，导致流产，又不利于胎儿发育，因此孕妇不宜服用人参蜂王浆。

◀))) 妊娠期为什么不宜过多服用营养药？

维生素和矿物质对调节机体的代谢有重要作用，妊娠期这些营养物质的需要量增加，可保证胎儿生长的需要和维持母体良好的营养状况。在孕妇营养不足的情况下，必须适当地补充些诸如维生素、铁钙矿物质等营养物质，但过量则适得其反，非但无益，反而有害。例如，各种铁剂都有潜在的毒性，过量会引起铁剂中毒；大量维生素 A 可引起胎儿肾和中枢神经系统畸形、骨骼异常；过量维生素 D 可引起母体高血钙症，从而导致胎儿高血钙症，促进骨化；大量维生素 C 也会影响胎儿代谢；过量维生素 K 可引起新生儿高胆红素血症和胆红素脑病。由于孕妇对葡萄糖的耐受量减低，故大量的葡萄糖输入会引起孕妇和胎儿的高血糖症。如此可看出，孕妇营养物质应尽量从食物中摄取为佳，依靠所谓"营养补品"类药物是相当危险的。

◀))) 孕妇应如何选择饮料？

俗话说，水是生命之源。我们人体每日所需的营养素有七大类，分别是蛋白质、脂肪、碳水化合物、维生素、矿物质及微量元素、膳食纤维和水，水是七大营养素之一。人不可缺水。水可从饮料或食物中补充，身体内代谢时也可产生"内生水"补充需要。

◀))) 孕妇要补充水，喝什么饮料为好呢？

白开水：开水经过煮沸消毒，清洁卫生。各地区水内含的物质也不尽相同，但政府已经重视在某些地区缺乏某些必要的物质时在水或其他食物如盐中添加。

所以开水应是水分补充的主要来源。

矿泉水：矿泉水有许多微量元素，品牌可靠的矿泉水，其卫生状况也比较令人放心，可以饮用。

夏天，西瓜是较好的饮料，既可补充水也可补充一些矿物质，又可消暑解热，孕妇及产妇都可吃。

孕妇不要喝生水，以防腹泻或被传染其他疾病。

可乐型饮料主要是用可乐果配制而成，而可乐果含有 2.6% 咖啡因和可乐宁等生物碱。1 瓶 340 克的可乐型饮料含咖啡因 50～80 毫克。1 次口服咖啡因剂量达 1 克以上，就可以导致中枢神经系统兴奋、呼吸加快、心动过速、失眠、耳鸣等。即使服 1 克以下，也会出现胃肠道刺激症状。咖啡因能迅速通过胎盘而作用于胎儿，孕妇过量饮用可乐型饮料，胎儿就会直接受到咖啡因的不良影响。动物实验早已证明，咖啡因可使实验动物发生腭裂、趾或脚畸形，诱发受试动物的子代出现脊柱裂、无下颌、无眼、骨化不全等现象。还可使婴儿出生后骨的发育迟缓。

浓茶中含有较多的咖啡因和鞣酸。孕妇常喝浓茶，对胎儿骨骼的发育会有不良影响，鞣酸会妨碍铁的吸收。

汽水含有磷酸盐，该物质进入肠道后会与食物中的铁发生反应，产生对人体无用的物质排出体外。孕妇身体需铁量大，饮大量汽水会消耗掉一些铁质，导致贫血，继而影响胎儿发育。

市场供应的饮料一般来说含糖分高，有的饮料还含有色素或添加剂，这些成分对健康无益，对胎儿更有害。不宜多饮。另外，孕妇及产妇不论喝什么饮料，均不宜冰镇时间过长，太冷的饮料对消化道有刺激，过急大量喝进去可使胃肠血管痉挛、缺血，胃液分泌减少，消化功能减退。以致胃痛、腹胀、消化不良等。现代医学证明，胎儿对冷刺激敏感，过多冷饮，胎儿会躁动不安。

🔊 孕妇可以喝点茶吗？

茶水不光有特殊的清香味道，也是一种对健康有益处的饮料。茶叶中含有很多种成分，如茶多酚、芳香油、矿物质、蛋白质、维生素等物质。现代科学研究证实，茶叶中的茶多酚有抵抗癌症的作用。

茶叶有很多种，常见的有绿茶、花茶和红茶。绿茶中的茶多酚含量最高，对健康最有好处。同时，绿茶中还含有很多的微量元素锌，这也是孕妇和胎儿都需要的一种微量元素。

我们前面已经提到，妇女怀孕期间不要喝浓茶。但适量的淡茶水能不能喝呢，回答是肯定的。

孕妇如果每日喝适量的淡茶水，特别是淡绿茶，对帮助水化，加强心肾功能，促进血液循环，预防妊娠水肿，促进胎儿生长发育都是有好处的。

但是，孕妇如果喝太多的浓茶，特别是浓红茶，就会对胎儿产生危害。因为浓茶中含有较高浓度的咖啡因，咖啡因对胎儿的危害前面我们已为大家讲到了，这里就不过多叙述了。浓茶中还含有多量的鞣酸，鞣酸能够与食物中的铁结合成为身体不能够吸收的鞣酸铁，从而有引起孕妇和胎儿贫血的嫌疑。有了这两条，大家就知道怀孕的时候还是不喝浓茶的好。

### 患有心脏病的孕妇应注意些什么？

有器质性心脏病的孕妇，早孕时即应到医院检查，最好能明确心脏病的病因、病变程度、病程、心脏代偿功能，以决定是否可以妊娠。不宜妊娠者应于孕12周前施行人工流产术。

加强产前检查。心脏病孕妇的主要死亡原因是心力衰竭与感染，未经产前检查的心脏病孕妇，心力衰竭的发生率是经产前检查的数倍至 10 倍。检查应从早孕开始，检查次数及间隔时间可根据具体情况而定。除了产科检查外，对心脏病应通过各种客观检查做全面估价。

预防心力衰竭，安排好工作、生活，每日至少睡眠 10 小时，避免过度疲劳，防止情绪过度激动。怀孕 4 个月开始限盐，一天食盐不超过 4 ~ 5 克。积极防止并及早纠正贫血、维生素缺乏、蛋白质缺乏及感染。

提高对心衰的认识，早期心力衰竭表现为轻微活动即有胸闷、气急、心悸。如果休息时心率大于 110 次/分，夜间常胸闷，需起床到窗口呼吸新鲜空气者，应及时就诊处理。

产程开始给予抗生素预防感染，适当使用镇静剂，手术助娩缩短第二产程，胎儿娩出后腹部置沙袋，以防腹压突然下降而发生心衰。尽量不使用宫缩剂，输液输血注意滴速。可酌情选用剖宫产，麻醉剂中不要加肾上腺素。

产后 1 周尤其 24 小时内，由于回心血量骤然增加，仍然易发生心衰，因此应密切观察心率、心律、呼吸及血压变化。继续用抗生素预防感染。心功能 III 级以上不宜哺乳，凡属不宜妊娠者应严格避孕或进行绝育术。

📢 为什么妊娠合并慢性高血压是高危妊娠？

高危妊娠，指在妊娠期母婴有某种并发症或有某种致病因素，可以危害母婴或导致难产。妊娠合并高血压，随着血压的升高，可影响胎盘灌流量，使胎儿宫内缺血缺氧，导致胎儿宫内生长迟缓及胎死宫内或流产。基础血压在24/14.6kPa（180/110mmHg）以上，胎儿死亡率达23%。如并发妊高征使病情加重，可出现尿蛋白、严重水肿、低蛋白血症、腹水，重者可发生子痫、脑血管意外、心衰、肝肾功能损害、弥散性血管内凝血等，可导致产妇死亡。

妊娠合并慢性高血压者胎盘早剥发病率也较高，可导致内出血、休克、子宫胎盘卒中、弥散性血管内凝血，威胁母、儿生命。

综上所述，足以说明妊娠合并高血压对母婴的危害，故属高危妊娠。

📢 高血压孕妇应注意什么？

1. 孕20周前到医院进行围生保健，测量血压并确定基础血压，以后定期检查，发现异常及时处理

2. 安排好作息时间，劳逸结合。避免过劳及精神创伤，心情应舒畅

3. 高血压合并妊娠时，在孕中期有血压下降现象，对产妇虽有益，但可影响胎盘灌注，对胎儿不利，故一般不给降压、利尿剂，除非舒张压持续在14.6kPa（110mmHg）以上时，方可适当治疗

4. 高血压孕妇容易并发妊高征，发生率30%左右，如出现蛋白尿、水肿等妊高征症状时，应积极治疗，避免并发症的发生。一旦胎盘早剥、肾性肾功能衰竭、胎儿宫内发育迟缓等，应及时终止妊娠

5. 加强胎儿胎盘功能监测，并指导孕妇自我监测，数胎动是最简便的自我监测方法，嘱孕妇左侧卧位以增加胎盘的血液灌流量

6. 进低盐饮食。孕妇常吃过咸的食物，可导致体内钠潴留，引起水肿，从而加重高血压病情

7. 适当给予镇静剂

📢 妊高征及其饮食禁忌

妊娠高血压综合征（简称妊高征）是我国孕产妇死亡的第二位死因。突出表现为头痛、呕吐、血压增高、四肢水肿等症状，容易造成早产、急产、胎儿宫内窒息及产后大出血等严重并发症，是怀孕期间重点防治的疾病之一。

妊高征的病因尚未完全清楚，但已知其病理生理变化基础是全身小动脉痉

挛，其中血清钙降低血管平滑肌钙离子增加是诱发小动脉痉挛的因素之一。因此，在孕期补钙以纠正体内钙平衡失调引起血管平滑肌痉挛，降低血压是符合妊高征的病理生理变化的。

国内外近年的临床实验研究结果表明，孕妇补充钙剂确实可降低妊高征的发病率，并且对轻中度妊高征患者有减缓病情和降低死亡率的良好效果。鉴于此，专家指出对于具妊高征高危因素之孕妇，补充钙或摄入含钙食品是降低和防治妊高征的有效措施。

防治妊高征所需钙量偏大，孕初期每日 800～1200mg，至孕 4 个月后需 1200～1500mg，8 个月后达 1500mg 以上。所补钙量主要应来源于食物，含钙丰富的食物豆类、乳类以及虾皮、海带、南瓜子、银耳、绿叶蔬菜等。此外，含维生素 D 和蛋白质丰富的食物可以促进钙的吸收，如鱼肝油，奶油、豆类等。如果有消化吸收不良或腹泻情况，可通过口服钙剂，如碳酸钙、葡萄糖酸钙，乳酸钙及其他合成钙剂等加以补充，以满足孕妇机体所需，降低妊高征发病率。

钠盐在某些内分泌激素的作用下，能使血管对各种提升血压物质的敏感性加强，引起细小动脉痉挛，加重高血压的病情。所以，在饮食中要控制食盐的用量，做到菜肴要清淡，食盐每天限制在 2 克左右。如果患者水肿严重，尿量过少，可采用无盐饮食，除了烹调时不加食盐外，各种含盐食物，如咸菜、酱豆腐、火腿、咸肉、腊肠、咸面包，海味食品如海带、海蜇等，也应尽量少吃或不吃。

由于妊高征有水肿出现，所以要控制水分，每天不超过 1000 毫升，包括茶水、汤汁的含量在内。

妊高征还有肾脏的损害，会出现蛋白尿。由于大量的蛋白质每天从尿液中流失，所以，适量的补充蛋白质十分重要。蛋白质补充需要量的计算法为每日每千克标准体重 2 克左右。最好能多选择一些优质的动物蛋白质，如乳类、瘦肉类、鱼虾类等。不少人以为鸡蛋中蛋白质含量最高，因此，每天吃不少鸡蛋，结果还是无济于事。这是因为，蛋清中所含的白蛋白分子量较小，容易透过肾小球滤过膜而丢失，所以，吃下去等于白吃。蛋黄中胆固醇含量高，所以鸡蛋每天吃 1 只即可。

具有利尿作用的食物也能吃，如冬瓜、西瓜、葫芦、茄子、茭白、玉米、赤小豆、绿豆和鲫鱼等。

下面介绍几则具有**消肿利尿**作用的食疗方，以供参考。

1. 取活鲤鱼 1 条，黑木耳 30 克，加水及适量食盐，煮熟，每隔 5 天吃 1 次。

2. 将冬瓜皮 30 克、赤小豆 30 克、扁豆 10 克、薏仁 15 克，砂仁 6 克，水煎服，每日 1 剂。

3. 冬瓜 150 克，去皮切块，清水炖熟，当菜吃，每日 2 次。

4. 将玉米须 30 克、水灯草 30 克、冬瓜皮 60 克水煎，代茶饮。

### 孕期水果及干果的吃法

在我国民间一直有这样的说法：怀孕时多吃水果，孩子生出来皮肤好。怀孕时多时核桃等干果，孩子的头发长得好。所以很多孕妇都在怀孕时吃大量的水果和干果。这样究竟好不好呢？

从营养学的角度来讲，水果中主要含有糖、一些维生素和矿物质及可溶性膳食纤维，干果有两类，一类干果中含有较多的不饱和脂肪酸和蛋白质，如花生、葵花子、核桃、杏仁、松子、榛子、开心果等。另一类是含淀粉较高的干果如莲子和板栗等。水果和干果中所含的营养素都是人体所必需的物质，更是孕妇应该摄入的。但俗话说："物极必反"，有的孕妇一天吃多斤水果，六、七个核桃或其他大量的干果。这会摄入过多的热量、脂肪和糖。诱发妊娠期肥胖、妊娠糖尿病、巨大儿等，使母亲和胎儿的身体素质都受到不利影响。

而且，像任何食物一样，水果和干果中所含有的营养素也是不全面的。如水果中蛋白质的含量极少，一般来说水果的铁、钙含量也都较少。干果中含有较多的脂肪和蛋白质，但蛋白质的质量远比不上肉、蛋、奶。如在怀孕时大量的吃水果和干果，势必会影响其他食物的摄入，造成营养素摄入的不均衡，长此以往，会发生营养不良，对宝宝和妈妈都造成不利的影响。

所以我们说，怀孕期间水果及干果是可以吃的，也是必须吃的。但吃的量一定要适度，如果怀孕期间一切正常，可以每日吃 2～3 个水果，1～2 个核桃或其他同等量的干果就可以了。吃得过多既浪费了食物，又危害了身体。而且吃水果和干果时一定要注意选择新鲜的，霉烂的水果和油脂氧化的干果对人体的危害很大。

### 妊娠糖尿病是怎么回事？

大家肯定都听说过糖尿病，糖尿病是一种糖代谢紊乱的疾病，最主要的症状就是血糖过高。长期高血糖，可以引起很多疾病。怀孕期间发生的糖尿病，一般叫妊娠糖尿病。由于胎盘分泌的一些激素有对抗胰岛素的作用，所以妊娠期间容易发生血糖高或者糖尿病。与一般糖尿病不同的是，妊娠糖尿病会威胁妈妈和宝宝两个人的健康。所以妊娠糖尿病系高危妊娠，一定要加以重视，与医生密切配合，以平安度过怀孕期、分娩期及产后时期。

### 糖尿病妊娠及妊娠糖尿病是一回事儿吗？

确切地说不是一回事儿，上面我们已经谈到了妊娠糖尿病了，是指孕妇原本没有糖尿病，而在怀孕期间发生了糖尿病。但糖尿病妊娠则是在原有糖尿病的基础上合并妊娠。由于有时候不能够确切的知道怀孕前是否已有糖尿病，所以这两种情况不总是能够明确的区分出来。但在妊娠期间治疗方法大致是类似的，都是首先进行饮食控制，必要时用胰岛素。一般来讲，比起妊娠糖尿病来，糖尿病妊娠症状要严重些。所以患有糖尿病的女士在选择怀孕时一定要慎重，并需要在医生的严密监测下度过整个孕期，必要时应选择人工流产。

### 糖尿病患者怀孕后对母子有何影响？

糖尿病对孕妇、胎儿、新生儿都会产生不利的影响，而且怀孕之后内分泌系统的改变，使原有糖尿病也会受到更多的冲击。对孕妇来讲，发生高血压、肾盂肾炎、羊水过多、产后出血和感染等并发症的机会也增多；在胎儿新生儿方面，则可能伴有先天性畸形、巨大儿、新生儿窒息、呼吸窘迫综合征，以及低血糖等。由此可见，与正常人相比，糖尿病患者血糖控制在理想水平，并且得到严密合理的监测和治疗，母婴的安全基本上是没有问题的。患者既不可以对此掉以轻心，也没有必要为此忧心忡忡。

### 孕期如何来控制糖尿病？

轻型患者可只用饮食治疗，使整个孕期的体重增长不超过 11 千克。

每天主食控制在 200～300 克，即 4～6 两。要常选用粗粮，一来粗粮中维生素、矿物质等营养素高于细粮，二来粗粮可以使血糖不至于一下子升得太高。一

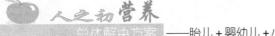

般常见的粗粮有很多，可以换着样吃。如玉米面、玉米碴、鲜玉米、燕麦片、绿豆面、小米、小米面、全麦面包等。

优质蛋白食物如牛奶、鸡蛋、肉类、豆类食物等也要控制。每日应有牛奶 1～2 袋、鸡蛋 1 个、瘦肉类 100 克（2 两）左右。其中瘦肉类是指所吃的所有动物的肉类，包括猪肉、牛羊肉、鸡鸭肉、鱼虾海产类等，而不仅仅是畜肉类。

可以常吃豆制品，大约每周 1～3 次。如豆腐和豆制品吃得较多，可以适当减少肉类的摄入量。

脂肪如炒菜的油、油性食物等控制在 50～60 克。饮食应清淡，炒菜用植物油。最好不吃油炸食物。干果类食物如花生、瓜子、核桃、开心果、榛子等食物都应控制。

不要吃甜食，包括含糖的酸奶、饮料、果汁等。我们只要每天按时吃足够量的主食，就不需要吃甜食来满足我们对碳水化合物的需要。

蔬菜可以多选绿叶菜和西红柿、黄瓜。

水果的摄入量每天不要超过 200 克，最好低于 150 克。可用西红柿和黄瓜来代替水果。

每天的食物可按早饭 1/5，中、晚饭各 2/5 量来分配，也可以根据需要分成更多的餐次。夜间可以加食少量夜宵，避免血糖太低。但应注意的是，所有加餐都应算在饮食总量中，而不是额外增加的。

对于重症患者，饮食控制不足以使血糖的值保持理想的范围，所以要用药物治疗。由于口服降糖药对胎儿有不良的影响，所以孕期应用胰岛素来控制血糖，一定要在医生的指导和监督下才能使用。一定要注意，即使用胰岛素来控制血糖，饮食治疗也是必不可少的，如果饮食不加以控制，则胰岛素的用量很难确定下来。

糖尿病孕妇要早做产前检查，要按时检查并做系统的胎儿监护，只要密切与医生配合，一般可以获得母子平安。

产后要继续观察病情，如果 2 个月以后血糖仍旧没有恢复到正常值，就要找内分泌或内科医生治疗。

### ◁))) 肥胖对妊娠有哪些影响？

一般认为肥胖孕妇极易发生下列并发症，从而对母婴产生不利影响。

1. 妊高征发生率高。文献报道为 42.3%，可发生子痫、胎儿宫内发育迟缓，

增加了围生死亡率

2. 高血糖、糖尿病、巨大儿发生率高

3. 分娩过程中产程延长发生率高，这会增加孕妇的手术产率和感染率，胎儿宫内窒息也可随之增加

4. 难产率高。特别是胎儿大，易发生梗阻性难产

5. 肥胖增加了麻醉和手术技术上的困难，剖宫产儿缺氧发生率高

6. 产褥热发生率高。最常见的原因是生殖道、泌尿道及切口感染

7. 易形成血栓及栓子，引起血管栓塞性疾病

8. 腹壁脂肪厚，剖宫产腹壁切口可因脂肪液化而愈合不良

### 肥胖妇女妊娠后应注意什么？

孕后早期定时进行产前检查，防治并发症。重点检验血糖、尿糖、尿蛋白，测量血压，监测胎儿、胎盘功能。

孕期应限制饮食（热量），但必须满足蛋白质、铁、钙等矿物质及维生素等基本物质需要，并防止发生酮血症。

产程中严密观察产程进展，避免产程延长，估计胎儿大小，以确定头盆关系，选择合理的分娩方式，防止梗阻性难产发生。

剖宫产可采用腹壁横切口，有利于伤口愈合。产后采用多种预防感染措施。

产后或术后早期活动，预防血管栓塞性疾病的发生。

### 最佳分娩食品

如果您已接近预产期，就要开始为分娩作准备了，如您自己换洗的内衣，宝宝的小衣服及小被子等一些在医院可能用到的物品。那您有没有想到在饮食上也应该作一些安排呢？

妊娠分娩是一种再也自然不过的生理现象了，然而大多数情况下，当我们一有腹痛等分娩的先兆，就着急得不得了，拿上事先准备好的东西，就匆忙地赶到了医院。而无暇顾及饮食上的事情了。其实，初产妇从有规律性宫缩开始到宫口开全，大约需要 12 小时。如果您是初产妇，无高危妊娠因素，准备自然分娩，就应该考虑在这期间吃些什么的问题。因为产妇分娩时需要足够的产力，而产力来源于能量，能量的惟一来源是食物。一开始，您可以准备易消化吸收、少渣、可口味鲜的食物，如面条鸡蛋汤、面条排骨汤、牛奶、酸奶等食物，吃饱吃好，为分娩准备足够的能量。如果这期间吃不好睡不好，紧张焦虑，容易导致疲劳，

将可能引起宫缩乏力、难产、产后出血等危险情况。当您已进入产房后，上述食物吃起来就不那么方便了，这时的饮食则首选巧克力，美国产科医生称誉他为最佳分娩食品。巧克力营养丰富，体积小，热量多，如100克巧克力含糖50克，且能在短时间被人体吸收，并迅速转化成热能（其消化吸收速度为鸡蛋的5倍），对于极需热能的产妇来说无异于"雪中送炭"。而且，巧克力对于缓解分娩前的恐惧和焦虑也有一定的作用。故产妇临产时吃几块巧克力，可望缩短产程，顺利分娩。

此外，人参也是一种良好的分娩食品。人参具有提高免疫力、抗疲劳作用，还能调节神经系统的功能，使由于紧张而造成的精神错乱得以恢复。所以产妇在生产过程中服用人参，不仅可以消除疲劳，增强体力，使精力充沛，同时还能够调节产妇的大脑神经系统，使子宫收缩协调节器，子宫颈口扩张顺利，使得分娩顺利完成。人参又有补气、生血、止血作用，在避免产后失血过多的同时又能加快产后的体力恢复。

#### ◀))) 孕妇要有良好的生活习惯

**忌吸烟：**香烟的烟雾中有数百种有害物质，孕妇吸烟或被动吸烟后，会严重影响胎儿的正常发育。据统计，世界上每年有8千多名胎儿死于母亲吸烟或被动吸烟。这是由于烟雾中的一氧化碳和尼古丁通过胎盘影响胎儿，使孕妇血液中含氧量下降，致使胎儿在宫内缺氧，心跳加快甚至死亡。

**忌饮酒：**孕妇嗜酒，会导致胎儿宫内发育迟缓，胎儿畸形。增加早产率和围生期死亡率。

**不要滥用药物：**怀孕前对于某些药物有依赖的妇女，如各类镇静剂、兴奋剂、止痛剂等。一定要逐步戒除。因为这些药物都对胎儿有危害。如因病情需要必须应用者，一定要在医生的严格指导下使用。

### 🌷 妊娠期菜谱

#### 怀孕前期菜谱（1～3个月）

婴儿是由一个很小的受精卵发育成为胎儿，所需的营养全依赖母体的供应。受孕的3～8周，胎儿的各种器官及骨骼开始发育，因此孕妇在怀孕前期必须注意营养均衡，多吸收水分和避免吃香料或辛辣的调味品。下面，我们给大家一些

菜谱的实例

### 砂仁鲫鱼

砂仁能治疗消化不良、食欲不振、胎动不安及呕吐等症。鲫鱼有治疗食欲不振、脾虚胃弱的功效，更能治反胃。砂仁鲫鱼可减轻害喜时呕吐，并能促进食欲，更有安胎作用。

材　料：鲫鱼/1 条　砂仁/25 条　姜丝/1 汤匙　葱丝/2 汤匙

调味料：盐/1/4 茶匙　生粉/半茶匙　酒/2 茶匙　油/1 茶匙

做法：

1. 砂仁洗净，舂碎。

2. 鲫鱼去鳞及内脏，洗净，抹干，搅匀调味料涂匀鱼身，砂仁放入鱼身上，隔水蒸 12 钟。

3. 烧热后，下油一汤匙爆香姜丝及葱丝，放在鱼上，淋入少许生抽即可进食。

### 百花酿蜜糖豆

怀孕时期尽量不要吃香料或辣椒等调味品，对孕妇及胎儿都不适宜，最好吃些比较清淡的菜式，百花酿蜜糖豆是你的最佳选择。

材　料：虾肉/300 克　蜜糖豆/200 克　粉丝/25 克　蒜/2 克

调味料：盐/3/4 茶匙　蛋白/半只　麻油、胡椒粉/各少许

芡汁料：盐、糖/1/4 茶匙　生抽/1 茶匙　生粉/半茶匙　麻油、胡椒粉/各少许　清水/3 汤匙

做法：

1. 粉丝用滚水浸软，再用冷水浸 10 分钟，滴干放于碟上。

2. 虾肉去肠，用盐擦净，冲水吸干，拍烂，加入调味料，顺一方向搅成虾胶。

3. 蜜糖豆洗净，放入油、盐、滚水中飞水取出，浸冻滴干，撕去硬边及剪开去籽，将虾胶酿入蜜糖豆内，排在粉丝上，隔水蒸 6 分钟。

4. 烧热锅，下油两汤匙爆香蒜肉弃去，倒入芡汁料煮滚，淋在蜜糖豆上即可上桌。

### 瑶柱鲜芦笋

怀孕期间，由于激素分泌产生变化，很容易引致便秘，应多吃蔬菜和水果。

芦笋含丰富纤维素，能促进新陈代谢，帮助消化。

材　料：瑶柱/4 粒　芦笋/500 克　红萝卜/数片　上汤/1 杯半　姜/1 片

蒸瑶柱料：玫瑰露酒、油/各 1 茶匙　浸瑶柱水/2 汤匙

芡汁料：蚝油/1 茶匙　生油、糖/各半茶匙　生粉/3/4 茶匙　麻油、胡椒粉
　　　　/各少许　蒸瑶柱水/3 汤匙

做法：

1. 瑶柱洗净，没入清水浸两小时取出，加入蒸料隔水蒸一小时，撕成细丝。

2. 芦笋刨去节皮，洗净切长条，飞水，浸冻滴干。

3. 煮滚上汤，放入芦笋煮烂，排放碟上。

4. 烧热锅，下油一汤匙爆香姜片弃去，加放入红萝卜及芡汁料煮滚，放入瑶柱拌匀，淋在芦笋上即成。

### 玉树藏珍宝

怀孕后食量应有所增加，但每餐须吃得适量，不能吃得太饱，也不可偏食，以保持营养均衡。玉树藏珍宝营养丰富，可作小菜或佐膳。

材　料：芥菜胆、鲮鱼肉/各 400 克　半肥瘦猪肉/100 克　冬菇/2 克　虾米
　　　　/两汤匙　葱/1 棵

调味料：盐、糖/各半茶匙　生抽/1 茶匙　生粉/1 茶匙半　麻油、胡椒
　　　　粉　清水/2 汤匙

芡汁料：蚝油/2 茶匙　糖、生粉/各半茶匙　麻油/数滴　清水/3 汤匙

做法：

1. 芥菜胆洗净，放入油、盐，水内焯一分钟盛起，一切开二。

2. 冬菇浸透切粒，葱切粒。虾米浸透，一半切碎，一半保持完整。

3. 鱼肉、猪肉分别剁烂，加入冬菇、虾米碎、葱粒及调味料搅至起胶。

4. 芥菜胆涂上少许生粉，酿入鱼胶，再放上原汁虾米，排于碟上，隔水蒸5 分钟取出。

5. 烧热锅，下油少许煮滚芡汁料，淋在芥菜上即成。

### 什锦鸡丁

豆类和瘦的肉含有丰富的维生素 $B_1$，能减轻怀孕初期的呕吐，并可减少精神疲劳、肌肉痉挛、妊娠毒血等症状，怀孕期间不要偏食，吸取各类有益的营养素，才会生个健康活泼的小宝宝。

○ 材　料：鸡肉/300 克　榄仁/100 克　青豆/150 克　红萝卜/小半个　蒜茸/
　　　　　半茶匙　酒/2 茶匙

○ 调味料：盐/1/4 茶匙　蛋白/1 汤匙　生粉/3/4 茶匙　姜汁、酒/各 1 茶匙
　　　　　油/1 汤匙

○ 芡汁料：生抽/1 茶匙　盐、糖/3/4 茶匙　生粉/半茶匙　麻油、胡椒粉/各
　　　　　少许　清水/2 汤匙

○ 做法：

1. 榄仁将水控干，用温油炸至微黄色盛起。

2. 青豆洗净，飞水冲冻。红萝卜去皮切粒。

3. 鸡肉洗净切粗粒，加入调味料拌匀，腌 20 分钟，泡嫩油待用。

4. 烧热锅，下油两汤匙爆香蒜茸，加入青豆、红萝卜略炒，鸡肉回锅，加
酒，下芡汁料及榄仁兜匀上碟即成。

### 琵琶豆腐

○ 原　料：豆腐/半斤　鲜虾/4 只

○ 调味料：盐/半茶匙　生粉/1 茶匙　蒜汁/3/4 茶匙　麻油、胡椒粉/各少
　　　　　许　蛋白/1 只

○ 芡汁料：生抽、蚝油、生粉/各 1 茶匙　糖/半茶匙　盐/3/4 茶匙　麻油/少
　　　　　许　清水/4 汤匙

○ 做法：

1. 豆腐冲净滴干，鸡蛋打散成蛋液。

2. 虾去壳去肠，用盐擦洗干净，抹干水分，拍烂，顺一方向搅匀，加入豆
腐及调味料再拌匀。

3. 取出多只瓦汤匙涂上油，放上拌匀材料，隔水蒸 5 分钟，然后，以小刀
取出。

4. 每件琵琶豆腐洒上少许生粉，沾上蛋液，放入滚油中炸至微黄色盛起，
滴去油分上碟。

5. 烧热锅，下油一汤匙爆香姜片弃去，加酒，加入芡汁料煮滚，淋在琵琶
豆腐上，伴以芫荽（香菜）即成。

### 豆芽生鱼片

怀孕前期每天的蛋白质摄取量应增加 10 克（约一两半瘦肉的蛋白质含量），

才可维持母体健康及胎儿发育所需。孕妇可从牛奶、蛋、鱼、肉类等含动物性蛋白的食物中吸取。

材　料：豆芽/200克　生鱼肉/300克　葱段、姜丝/各1汤匙　红萝卜花/数片　姜/1片　酒/2茶匙

腌　料：姜汁、盐/各半茶匙　油/2茶匙　胡椒粉/少许

芡汁料：盐、糖/各半茶匙　生抽/2茶匙　生粉/1茶匙　麻油/少许　清水/3汤匙

做法：

1. 豆芽洗净滴干，下少许油爆香姜片，放入豆芽炒至八成熟盛起。

2. 鱼肉洗净、抹干，切片，加入腌料拌匀。

3. 烧热锅，下油两汤匙，加酒，加入芡汁料煮滚，放入鱼片煮至熟，加入豆芽、红萝卜花猛火兜匀即可上碟。

### 酸菜炒杂烩

肝脏含有丰富有维生素及铁质，具有增血的功效，咸酸菜的酸味能分解体内的钙质，常吃酸菜炒杂烩，能使胎儿的骨骼发育得更强壮。

材　料：咸酸菜/200克　鸡杂/2副　芹菜（切段）/100克　片糖碎/1/4汤匙　姜/4片　酒/2茶匙　红椒（切斜片）/半只

芡汁料：生抽/1茶匙　老抽、糖、生粉/各半茶匙　盐/1/4茶匙　清水/2汤匙　麻油/少许

做法：

1. 咸酸菜洗净，切片，用盐两茶匙及开水三杯浸20分钟，再以清水洗净，擦干水分，以白锅慢火炒去水分，加入少许油及糖翻炒片刻盛起。

2. 鸡杂用盐洗净，鸡肾切去厚衣，切纹切片，鸡肝切片，鸡心切开两边，鸡肠以碱水一茶匙腌一小时，冲净切段，将各材料以姜汁腌片刻，放入滚水中飞水。

3. 烧热锅，下油一汤匙，炒芹菜片刻盛起，放入鸡杂咸酸菜，加油，加入芡汁料及芹菜炒匀可上碟。

### 淮山瘦肉煲乳鸽

以肉类煲汤除了供应丰富的蛋白质外，更含有丰富的铁质及维生素B，有助组成红细胞，可预防妊娠贫血症的发生。

材　料：淮山/100 克　莲子/25 克　乳鸽/1 只　姜/两片　清水/10 杯

调味料：盐/适量

做法：

1. 淮山、莲子冲洗净。

2. 乳鸽宰净，除去内脏洗净，放入姜、葱、开水内煮3分钟，取出冲净。

3. 瓦煲注入清水煲滚，加入乳鸽、姜片、淮山、莲子煲30分钟，改慢火再煲2小时，下盐调味即成。

### 蟹肉冬茸羹

怀孕后对于水分的吸收也应注意，若出现缺水或失水过多，消化液的分泌便会减少，因而容易出现疲劳、食欲不振、精神不佳等症状。因此，孕妇应多吸收水分，但不要喝汽水等发泡性饮料。

材　料：花蟹/1 只　冬瓜/500 克　蛋白/2 只　姜/1 片　葱/1 棵　上汤/3 杯

调味料：盐/1/4 茶匙　糖/半茶匙　酒/1 茶匙　麻油、胡椒粉/1 茶匙

芡汁料：粟粉/1 汤匙　清水/4 汤匙

做法：

1. 蟹擦洗干净，隔水蒸8分钟取出折肉待用。

2. 冬瓜去皮、去瓤，切小件，与姜及上汤同煲15分钟至烂，取出姜片，冬瓜及汤放入搅拌机内打成茸。

3. 将冬瓜茸煮滚，加入调味料、芡汁料及蛋白拌匀盛入锅中，洒上葱粒即成。

### 养血安胎汤

养血安胎汤味道带苦，孕妇有习惯性流产，怀孕后食欲不振、腰痛或下腹坠胀等现象，不妨一试，此汤具有养血安胎的作用。

材　料：芝麻鸡/1 只　姜/2 片　石莲子、川续断/各 12 克　菟丝子、阿胶/各18 克

调味料：盐/适量

做法：

1. 鸡洗净，放入滚水中煮3分钟，取出放入炖盅内待用。

2. 石莲子、川续断、菟丝子放入煲汤袋中，同放瓦煲内，注入清水5杯煎

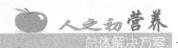

30 分钟。

3. 将煎汁加入炖盅内，再放入姜片及阿胶，加盅盖隔水炖 3 小时，下盐调味即可趁热食用。

**椰汁奶糊**

怀孕后应增加摄取各种营养素，但常会因孕吐、食欲不振而影响到摄取量，点心、甜品可助你正常吸收，孕妇应选择富有蛋白质及高热量的点心或甜品，不要吃太多空热量的食物，如糖果、汽水等等。

材　料：椰汁/1 杯　鲜奶/2 杯　清水/3 杯　糖/200 克　粟粉/5 汤匙　红枣/4 粒

做法：

1. 椰汁、粟粉拌匀成粉浆，红枣去核洗净。

2. 糖、鲜奶、红枣及清水同煮开，慢慢加入粉浆，不停搅拌成糊状至开，盛入碗中即可进食。

**酥炸甜核桃**

核桃含有蛋白质、脂肪油、矿物质及多种维生素，对胎儿的中枢神经发育、血液形成及骨骼成长很有帮助。酥炸甜核桃入口香甜松脆，更加有滋养强身的芝麻，仅适宜作为孕妇零食。

材　料：去衣核桃肉/400 克　盐/1/4 茶匙　砂糖、白芝麻/各 2 汤匙　柠檬汁/数滴

糖胶料：麦芽糖、砂糖/各 2 汤匙　清水/半杯

做法：

1. 核桃肉放入开水中煮 3 分钟捞出，冲净滴干。

2. 白芝麻洗净，滴干水分，以白锅炒香。

3. 烧开水 4 杯，加入砂糖及盐，放入核桃煮 3 分钟盛起，吸干水分。

4. 煮溶糖胶料，加入柠檬汁，放入核桃煮 5 分钟，盛起滴干。

5. 净油烧至微滚，加入核桃炸至微黄色盛起，洒上芝麻即成。

怀孕中、后期菜谱（4～10 个月）

怀孕四个月以后，是胎儿各项器官组织的生长发育期，若此时期孕妇出现营养不良，将来婴儿可能会有永久性的行为异常、智能较低、身形短小或出现早产的情况。因此，这段时期孕妇应采用高蛋白、低钠的饮食方法，并摄取均衡的矿

物质和维生素。下面是怀孕中、后期的菜谱举例：

### 豉椒贵妃蚌

近期流行吃贵妃蚌，肉质鲜甜，含蛋白质及丰富的钙质，对孕妇及胎儿都很有帮助，而且蚌肉更有清热、解毒和止渴的功用。孕妇不适宜吃太辣的食物，因此辣椒只放少许或不放均可。

材　料：贵妃蚌/8 只　豆豉、椒粒/各半汤匙　蒜肉/4 粒　葱粒/1 汤匙

调味料：盐/1/4 茶匙　糖/1/4 茶匙　麻油、胡椒粉/各少许

做法：

1. 贵妃蚌以小刀除去一边壳，取出肠脏，洗净滴干水分，排在碟上。

2. 蒜肉、豆豉剁除，用一汤匙油慢火爆香，盛起，加入调味料及红椒粒搅匀，淋在贵妃蚌上，洒上葱粒，隔水蒸五分钟取出，倒出蒸汁，淋上少许滚油即可趁热食。

### 碧绿鱼肚

菠菜含丰富铁质，具补血功用，可治疗便秘及痔疮。鱼肚含丰富蛋白质和维生素，有止血的功效。怀孕期间孕妇容易患上贫血或牙龈出血等毛病，常吃碧绿鱼肚便可预防。

材　料：菠菜/600 克　干鱼肚/50 克　红萝卜花/数片　姜/2 片　葱/1 棵

煨鱼肚料：上汤/1 杯　油、酒/各 1 茶匙　盐/1/4 茶匙

芡汁料：盐、生粉/各半茶匙　糖/1/4 茶匙　麻油、胡椒粉/各少许　清水/
　　　　2 汤匙

做法：

1. 鱼肚浸透洗净，放入姜葱、开水中煮两分钟，取出切件，滴干水分。

2. 煮开煨料，放入鱼肚煨 5 分钟，取出滴干。

3. 菠菜洗净，切段。

4. 烧热锅，下油一汤匙放入菠菜、红萝卜花炒熟，加入鱼肚及芡汁料拌匀即可上碟。

### 三鲜烩鱼唇

怀孕后期胎儿的生长迅速，蛋白质的摄取量应比平均增加 20 克，若摄取不足够，会很容易生下体形短小的婴儿或有早产的现象发生，鱼唇是高蛋白质的食品，三鲜烩鱼唇最适宜此时期食用。

- 材　　料：发好鱼唇/500 克　（或干鱼唇）/300 克　叉烧、西兰花/各 100 克　冬菇/6 只　红萝卜花/数片　姜/3 片　葱（切段）/2 棵

- 调味料：盐/半茶匙　生抽/1 汤匙　糖/1/4 茶匙　酒/2 茶匙　上汤/3 杯

- 芡汁料：生粉 3/4 /茶匙　麻油、胡椒粉/各少许　清水/2 汤匙

- 做法：

　1. 冬菇泡软去蒂，叉烧切片。

　2. 鱼唇洗净，放入姜、葱、开水中煮 5 分钟取出，冲净切件。

　3. 西兰花洗净摘小朵，放入油、盐、水中灼熟盛起。

　4. 烧热锅，下油两汤匙爆香姜片、葱段，加入调味料煮至开，放入鱼唇烩至软，加入红萝卜花、叉烧、西兰花拌匀，下芡汁料兜可上碟。

### 香酥凤卷

鸡肉含有蛋白质、脂肪及磷质，营养丰富。香酥凤卷鲜嫩美味，而且外形漂亮，不但适合孕妇食用，更是一家大小都适宜的佳肴。

- 材　　料：鸡腿/3 只　西兰花/200 克　冬菇/2 只　红萝卜/1/4 个　葱/2 棵　蛋黄/1 只　生粉/半茶匙

- 腌　　料：盐/半茶匙　酒、生粉/各 1 茶匙　蛋黄/1 只　麻油、胡椒粉/各少许

- 芡汁料：盐、糖/1/4 茶匙　生粉/半茶匙　生抽/1 茶匙　麻油、胡椒粉/各少许　清水/4 汤匙

- 做法：

　1. 鸡腿起肉，切薄片，拍松，加入腌料拌匀，腌 15 分钟。

　2. 冬菇浸软去蒂，加入少许油、生抽蒸熟，切条。

　3. 红萝卜去皮洗净，切长条，葱切段。

　4. 西兰花洗净切小朵，以油、盐、水灼熟，放于碟中央。

　5. 铺平鸡肉，放入冬菇、红萝卜、葱各 1 条，卷成 1 卷，拌匀蛋黄及生粉，涂匀鸡肉卷，放入中火油内炸至金黄色取出，切件排于碟上，煮开芡汁淋上即成。

### 贵妃牛腩

肉类中，以牛肉的营养成分最高，能增长体力，补充元气。红萝卜含有大量维生素 A，能增强抵抗力及保持良好视力，更是头发和指甲的生长所必需的营

养素。

☕ 材　料：牛腩/500 克　红萝卜/250 克　姜（切片）/25 克　葱（切段）/2
　　　　　棵　辣豆瓣酱、酒/各 1 汤匙　甜面酱/半汤匙　八角/1 粒　芫荽
　　　　　（香菜）/少许

☕ 调味料：盐/1/4 茶匙　糖/1 汤匙　生抽/3 汤匙　牛腩汤/两杯

☕ 做法：

　1. 红萝卜去皮洗净，切角形。

　2. 牛腩洗净，放入开水煮 5 分钟，取出冲净，再放入开水中煮 20 分钟，取出切厚块，汤留用。

　3. 烧热锅，下油 2 汤匙爆香姜片、葱段、豆瓣酱、番茄酱、甜面酱等，加入牛腩爆炒片刻，加酒，放入调味料及八角等烧开，改慢火煮 30 分钟，加入红萝卜煮至熟，以少许生粉水打芡，上碟时放上芫荽即成。

### 红烧海参

　海参的营养价值极高，含丰富的蛋白质、钙和碘，是滋补食品，具有补血调经的功用，更有安胎及利于生产的功能，最适宜怀孕后期食用。

☕ 材　料：发好海参/500 克　瘦肉/200 克　白菜/300 克　姜/2 片　葱/2
　　　　　棵　红萝卜花/数片

☕ 煨海参料：盐、糖/各半茶匙　生抽、酒/各 1 茶匙　上汤/1 杯

☕ 调味料：生抽、生粉/各半茶匙　油/半汤匙

☕ 芡汁料：蚝油、生粉/各 1 茶匙　麻油、胡椒粉/各少许　清水/3 汤匙

☕ 做法：

　1. 海参放入姜、葱、开水内煮 5 分钟，除去内脏洗净，滴干切件。

　2. 瘦肉切丝，加入调味料拌匀，泡嫩油待用。

　3. 白菜洗净，以油、盐、水灼熟围于碟边。

　4. 烧热锅，下油两汤匙爆香姜、葱、加入煨料及海参煮至海参软烂，放入瘦肉，芡汁料兜匀上碟即成。

### 核桃明珠

　核桃是滋养食品，有补血的功效，常吃能使皮肤光滑。虾含有大量蛋白质，可算是养生，配合含丰富纤维的芦笋，最适宜怀孕后期食用。

☕ 材　料：去衣核桃肉/150 克　中虾/400 克　芦笋粒/3 汤匙　红萝卜粒/2 汤

匙　蒜茸/半茶匙　酒/1 茶匙

🍵 调味料：盐、糖、生粉/1/4 茶匙　蛋白、油/各 1 汤匙　麻油、胡椒粉/各
　　　　　少许

🍵 芡汁料：蚝油/1 茶匙　生粉/半茶匙　盐、糖/1/4 茶匙　麻油/数滴　清水/
　　　　　2 汤匙

🍵 做法：

　1. 核桃肉放入开水中煮 3 分钟，取出滴干，放入暖油中炸至微黄色盛起。

　2. 虾去壳，切双飞去肠，用盐擦洗干净，冲水吸干水分，加入调味料拌匀，
泡嫩油待用。

　3. 烧热锅，下油一汤匙爆香蒜茸，加入芦笋、红萝卜略炒，放入虾，加酒，
下芡汁料及核桃肉，兜匀上碟即成。

### 西芹鸡柳

怀孕后期常有便秘现象发生，应大量摄取纤维质含量丰富的蔬菜，如西芹、
芦笋，更含有大量维生素，并有辅疗黄疸病和高血压的功效。

🍵 材　料：西芹、鸡肉/各 300 克　红萝卜、姜花/各数片　蒜肉（切片）/2
　　　　　粒　酒/1 茶匙

🍵 腌　料：盐/1/4 茶匙　蛋白/半只　生粉/1 茶匙　麻油、胡椒粉/各少许
　　　　　油/1 汤匙

🍵 芡汁料：盐、糖/1/4 茶匙　生抽/1 茶匙　生粉/半茶匙　麻油、胡椒粉/各
　　　　　少许　清水/2 汤匙

🍵 做法：

　1. 鸡肉切条，加入腌料拌匀，腌 15 分钟，泡嫩油待用。

　2. 西芹去筋切条，以油、盐略炒盛起。

　3. 烧热锅，下油 1 汤匙爆香姜片、蒜片、红萝卜、加入鸡柳，加酒，放入
西芹及芡汁料兜匀上碟即成。

### 枝竹小肚汤

怀孕至第 9 个月，胎儿的各项器官已经发育完全，位置也下移到妈妈的下
腹，准备出世，这时期不妨多饮用枝竹小肚汤，是古老配方，据说有助分娩
顺利。

🍵 材　料：枝竹/100 克　猪小肚/4 个　红枣/4 粒

调味料：盐/适量

做法：

1. 枝竹洗净，浸软切段。红枣洗净，去核。

2. 猪小肚切去油脂，用粗盐擦洗干净，放入开水中煮 2 分钟盛起。

3. 烧开适量水，放入猪小肚煮 30 分钟，加入枝竹、红枣煮 1 小时半，下盐调味即成。

### 营养牛骨汤

牛骨含丰富钙质，对孕妇及胎儿都有益，怀孕后期是胎儿骨骼形成的时候，特别需要钙质，因此应常饮用牛骨汤。

材　料：牛骨/1000 克　红萝卜/500 克　番茄、椰菜/各 200 克　洋葱/1
　　　　个　黑胡椒/5 粒

调味料：盐/适量

做法：

1. 牛骨斩大件（请牛肉档的人代劳），洗净，放入开水中煮 5 分钟，取出冲净。

2. 红萝卜去皮切大块，番茄一切开 4 件，椰菜切大块，洋葱去皮切块。

3. 烧热锅，下油 1 汤匙，慢火炒香洋葱，注入适量水煮开，加入各材料煮 3 小时，下盐调味即成。

### 雪耳肉茸羹

雪耳含有蛋白质，是强身食品。猪肉含大量脂肪、蛋白质和维生素 B，能助长发育。雪耳肉茸羹不但滋味鲜美，且能开胃生津和滋润肌肤。

材　料：雪耳/25 克　瘦肉/150 克　冬菇/3 只　鸡蛋/1 只　上汤/4 杯　芫
　　　　荽/1 棵　姜/1 片

调味料：盐/1/4 茶匙　生抽、糖/各半茶匙

芡汁料：粟粉/2 汤匙　清水/半杯

做法：

1. 雪耳浸 1 小时，剪去脚，再剪成小朵，放入开水中煮两分钟，盛起冲冻。

2. 瘦肉剁碎，鸡蛋打散。冬菇浸软去脚，切粒。

3. 烧热锅，下油 1 汤匙爆姜片，加入上汤煮至开，下雪耳、冬菇煮 10 分钟，放入瘦肉、调味料及芡汁料拌匀，加入鸡蛋拌匀，盛起倒入汤碗中，洒上芫

荽叶即成。

### 鲜奶炖鸡蛋

鲜奶含蛋白质、脂肪、钙质和维生素。鸡蛋含蛋白质、脂肪、矿物质及多种维生素。孕妇常吃鲜奶炖鸡蛋，不但能使皮肤光滑，将来小宝宝也会胖胖的。

材　料：鲜奶/300 克　鲜鸡蛋/2 只　砂糖/3 汤匙

做法：

1. 鲜奶用水浸暖，加入砂糖拌匀至糖溶。

2. 鸡蛋打散入碗内，拌匀，慢慢加入鲜奶，轻手搅匀（切勿猛力打发，引进气泡）。

3. 烧开水，将蛋放入，加盖或碟盖着碗面，猛火蒸 8 分钟即可取出进食。

# 婴幼儿 de 营养

如果把成年人比喻为一棵参天大树的话，那么婴幼儿就是刚刚破土而出的幼芽，而儿童和少年就是一棵苗壮成长的小树苗。在小树苗的成长过程中，需要不断的浇水、施肥、剪枝，需要精心的呵护。孩子更是如此，而良好营养就是孩子们在成长过程中所必不可少的肥料。

在不同的生长阶段，孩子对于营养的需要量是不同的。所以，有必要按孩子的年龄不同划分出不同的阶段，也就是年龄段。

下面，我们分阶段讨论一下 0~6 岁婴幼儿的营养及饮食问题。

## §0~1 岁的营养与膳食

### 0~1 岁的生理特点

要想了解婴儿的营养需要，必须先了解婴儿的生理特点。

1. 新生儿期的（0~28 天）生理特点

（1）新生儿刚刚离开母体开始独立生活，周围环境骤然改变，迫使新生儿必须适应新的、不断变化的外部环境。

（2）新生儿在营养方面的特点是从子宫内营养过渡到子宫外营养，胃肠道开始启用。

（3）新生儿对周围环境还不能很好的适应，如果喂养不当，就容易患病。

2. 婴儿期（28 天到 1 岁）的生理特点

（1）此阶段是人一生中生长发育最旺盛的阶段。

（2）婴儿出生时的标准体重是 3000 克，1 岁时体重可达到出生时的 3 倍，约为 9000~10000 克。

（3）身长在出生时约为 50 厘米，一般每月增长 3~3.5 厘米，到 4 个月时增长 10~12 厘米，1 岁时达到出生时的 1.5 倍。

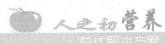

（4）头围出生时为 34 厘米，前半年增长 8～10 厘米，后半年增长 2～4 厘米，1 岁时平均为 46 厘米。以后增长速度减慢，一直到成年人约为 56～58 厘米。

（5）胸围在出生时比头围小 1～2 厘米，到 4 个月末时胸围与头围基本相等。

（6）婴儿出生后一段时间内仍处于大脑的迅速发育期，脑神经细胞数目还在继续增加，需要营养素特别是优质蛋白的支持，所以对热能、蛋白质及其他营养素的需求特别旺盛。

由上可见，要满足这么快的生长速度，需要大量的营养物质，就像盖一座大厦需要大量的建筑材料一样。

3．婴儿器官发育特点

婴儿时期，各个器官的发育尚未成熟，对营养物质的吸收不同于成年人，所以对于食物的要求也与成年人有较大的差异。

（1）口腔：刚出生的婴儿口腔肌肉较为薄弱，对食物的搅拌、研磨能力很差，口腔内唾液分泌量少。

（2）胃肠道：初生婴儿胃的容量甚小，约为 30～35 毫升，3 个月时约为 100 毫升，6 个月时约为 200 毫升，1 岁时约为 300～500 毫升。胃呈水平位置，贲门括约肌松弛，幽门括约肌相对较紧张，易发生溢奶。但是新生儿肠道相对长，面积也相对大，肠道与食物的接触面也相对大。这个特点有利于孩子消化吸收乳类食品。

（3）肾脏：出生后几个月，肾小管逐渐增长才具有回吸收能力。肾小球的滤过率较低，也就是说，肾脏对于营养物质代谢后产生的"废料"的处理能力较弱。婴儿肾小管还未长到足够的长度，功能不足，排钠的能力有限，钠的慢性滞留会引起水肿。如果摄入过高的食盐，蓄于体内会导致成年时高血压。所以对 4 个月之前婴儿食物中食盐的摄入量应特别注意。

（4）消化酶：4 个月前的婴儿唾液腺分泌功能较弱，唾液分泌量甚少，唾液淀粉酶活力很低。在肠腔内除胰淀粉酶外其他消化酶均已具备。此阶段除了对母乳的蛋白质、脂肪消化能力较好外，对淀粉类食物及其他动物乳类的消化能力都是较弱的。从初生婴儿的这些特点中，我们了解到婴儿一生下来就具备了吃母乳的功能。所以，母乳喂养是婴儿最适合的喂养方式。此外，新生婴儿肝脏中酶活性较低，葡萄糖醛酸转换酶的活力不足，是新生儿发生生理性黄疸的重要原因之一，因此酶不足时对某些药物的解毒能力差，剂量稍大即引起严重的毒性反应。

## 对各类营养素的需求

婴幼儿每日营养素的需要量与成人不同，婴儿愈小需要量相对愈高。同时婴儿体内营养素的储备量相对小，适应能力也差。一旦某些营养素摄入量不足或消化功能紊乱，短时间内就可明显影响发育的进程。

1. 热量

以单位体重表示，正常新生儿每天所需要的能量是成人的 3 ~ 4 倍。正常婴儿初生时需要的热卡约为每日每千克体重 100 ~ 120 千卡（418 ~ 502 千焦），而成人为每千克体重 30 ~ 40 千卡（126 ~ 167 千焦）。热量的需要在婴儿初生时为最高点，以后随月龄的增加逐渐减少，1 岁左右时减至 80 ~ 100 千卡（335 ~ 418 千焦）。

2. 蛋白质

用于维持婴幼儿新陈代谢，身体的生长及各种组织器官的成熟。所以这一时期婴儿的身体需要大量的蛋白质。而且对蛋白质不仅要求有相当高的量，对质的要求也很高，也就是说要有足够的优质蛋白供给。母乳可以为新生儿提供高生物价的蛋白质，而人工喂养的孩子由于蛋白质的质量低于母乳，所以，蛋白质的需要量高于母乳喂养者。母乳喂养时蛋白质需要量为每日每千克体重 2 克；牛乳喂养时为 3.5 克；主要以大豆及谷类蛋白供给时则为 4 克。另外，婴幼儿必需氨基酸的需要量远高于成人。必需氨基酸是人类生长发育所必不可少的氨基酸，但在人体内不能通过其他物质来合成，只能从食物中摄取的氨基酸。同时由于婴儿体内的酶功能尚不完善，所以婴儿必需氨基酸的种类也多于成人，即对于成人来说是非必需氨基酸，而对于婴儿来说是必需氨基酸，如半胱氨酸和酪氨酸。婴儿自身不能合成这些氨基酸，只能从食物中供给。动物性蛋白中必需氨基酸的质和量都强于植物性蛋白，所以，喂养婴儿最好还是用动物性蛋白，如牛乳或母乳。母乳中的蛋白质含有各种婴儿所必需的氨基酸，也包括半胱氨酸和酪氨酸在内。

过量的蛋白质对婴儿没有什么益处，甚至可能是有害的。摄入过量蛋白的婴儿可能出现腹泻、酸中毒、高渗性脱水、发热、血清尿素和氨升高等。

3. 脂肪

婴幼儿需要各种脂肪酸和脂类，初生时脂肪占总热的 45%，随月龄的增加，逐渐减少到占总热的 30% ~ 40%。同必需氨基酸一样，必需脂肪酸也是人类生长

发育中所必需的、只能从食物中摄取的一类脂肪酸。婴儿神经系统的发育需要必需脂肪酸的参与，所以必需脂肪酸提供的热量不应低于总热量的 1%~3%。

脂肪摄入过多可引起食欲不振、消化不良及肥胖等不良结果。

4. 碳水化合物

与成年人一样，婴儿也需要碳水化合物，母乳喂养时，其热量供给一半来自碳水化合物。婴幼儿膳食中如果没有碳水化合物，可能会出现酮症，这是由于脂肪代谢所产生的一种酸性物质在血液中堆积而导致的中毒现象。新生婴儿除淀粉外，对乳糖、葡萄糖、蔗糖都能消化。由于新生婴儿的乳糖酶活性比成人高，所以对奶中所含的乳糖能很好的消化吸收。4 个月左右的婴儿，能较好地消化淀粉食品。婴幼儿期碳水化合物以占总热量的 50%~55% 为宜。

5. 矿物质

4 个月以前的婴儿应限制钠的摄入，以免增加肾脏负担并诱发成年高血压。

婴儿出生时体内的铁储存量大致与出生体重成比例。足月儿平均身体的铁储存可满足 4~6 个月的需要。铁缺乏是婴儿最常见的营养缺乏症。尽管母乳的含铁量低于大多数配方食品，但是，母乳喂养的婴儿铁缺乏却较少见。为了预防铁缺乏，用配方食品喂养的婴儿应常规补充铁剂。4 个月前婴儿食用的菜水、菜泥中应不加盐。

6. 维生素

对于母乳喂养的婴儿，除维生素 D 的量稍低外，正常母乳含有婴儿所需的各种维生素。

我国规定 1 岁以内婴儿维生素 A 的供给量为每天 200 微克。

维生素 $B_1$、$B_2$ 和烟酸的量是随热能供给量而变化的，每摄取 1000 千卡热能，供给维生素 $B_1$ 和 $B_2$ 0.5 毫克，烟酸的供给量为其 10 倍，即 5 毫克/1000 千卡。

关于维生素 D，我国建议 1 岁以内婴儿每天摄入 10 微克，但它的摄入量随日照的多少而有所不同。夏天婴儿的户外活动较多，日照也比较充裕，可以少补充或不补充。冬天婴儿接受的日照少，可以适当补充。

7. 水

正常婴儿对水的每日绝对需要量大约为每千克体重 75~100 毫升。可是，由于婴儿从肾、肺和皮肤丢失水较多，以及代谢率较高，与较大的儿童和成人相比，婴儿易发生脱水，失水的后果也比成人更严重。因此，建议每日每千克体重供给水 150 毫升。

### 婴儿的饮食原则

4 个月以前的婴儿只吃乳类就可以满足其营养需要。而 4 个月以后单纯的乳类喂养已不能满足婴儿的营养需要，应开始逐渐添加一些辅助食品。

1. 1~4 个月婴儿最理想的食物是母乳

1~4 个月婴儿的生长速度较快，所以需要的营养素较多，但消化吸收功能未发育成熟，两者之间存在着矛盾。这一时期婴儿的消化道只对乳类特别是母乳的适应性较好。所以，此时婴儿最理想的食物是母乳。

母乳喂养对于小婴儿来说有着任何食物都不可替代的优点，母乳有着完全的营养素，也就是说母乳能够提供出生头 4 个月婴儿生长发育所需的全部营养素。其中的蛋白、脂肪和糖类等物质之间有着合适的比例和相对稳定的浓度以及最好的吸收率。

母乳喂养的特点如下：

（1）蛋白质：母乳蛋白质含量约为每升 11~13 克，比牛乳约少 3 倍，但母乳中乳白蛋白占蛋白总量的 60% 以上，而酪蛋白只占 30%（即乳白蛋白∶酪蛋白 =1.5∶1）。牛奶则相反，70% 以上为酪蛋白，乳白蛋白低于 30%。乳白蛋白遇胃酸生成的凝块较小而酪蛋白凝块较大，细小的凝块更容易消化吸收，所以对婴儿来说，母乳更易消化吸收。

（2）脂肪：母乳中脂肪的量高于牛乳，脂肪粒小，易消化。含较多的不饱和脂肪酸和必需脂肪酸（亚油酸高于牛奶 4~5 倍）。胆固醇含量也高于牛乳。而必需脂肪酸和胆固醇对于婴儿神经系统的发育是很重要的。

（3）糖类：母乳中乳糖含量高，对婴儿大脑发育特别有利。乳糖还能够促进乳酸杆菌、双歧杆菌生长、抑制致病菌繁殖，减少肠道感染和发生腹泻的机会。

（4）无机盐：母乳中无机盐含量较牛乳少，新生儿的肾功能尚未发育完善，母乳喂养不增加肾脏负担。且母乳钙与磷的比例更加适宜婴儿（钙∶磷 =2∶1）。母乳中的铁含量虽不高，每升只有 1 毫克，但其吸收率在 50% 以上，比其他乳的生物利用率都高，能适应初生婴儿头几个月的需要。初乳中还含有很高的锌，同时吸收率也较好。

（5）免疫作用：母乳特别是初乳中含有多种免疫因子如分泌型免疫球蛋白及乳铁蛋白、溶菌体等，有利于婴儿疾病的预防。

（6）其他：牛磺酸是一种有助于婴儿神经系统发育的氨基酸衍生物，母乳中的含量比牛乳中要高10倍。此外，母乳卫生、安全、经济、便利，并有利于建立良好的母子关系。

母乳所含主要防御因子及保护见表2，人乳与牛乳特点比较见表3。

**表2　母乳中主要的防御因子及保护机制**

| 防御因子 | 保护机制 |
| --- | --- |
| 双歧生长因子 | 刺激乳酸杆菌生长以产生有保护作用的有机酸 |
| 乳铁蛋白 | 所含铁未达饱和，与细菌竞争铁质而干扰细菌繁殖 |
| 脂质 | 防御合胞病毒及蓝氏贾第鞭毛虫 |
| 溶菌酶 | 溶解细菌的细胞壁 |
| 低聚糖 | 干扰肠道细菌及毒素与上皮接触 |
| 分泌型免疫球蛋白A | 防止病原依附上皮细胞并能中和细菌毒素 |
| 中性粒细胞、巨噬细胞及淋巴细胞 | 协助粘膜免疫 |

**表3　等量人乳和牛乳特点比较**

| 营养物质 | 人乳 | 牛乳 |
| --- | --- | --- |
| 热能 | 相近 | 相近 |
| 蛋白质 | 较低 | 较高 |
| 脂肪 | 相近 | 相近 |
| 乳糖 | 较高 | 较低 |
| 水分 | 相近 | 相近 |
| 矿物质 | 较低 | 较高 |
| 维生素 | 较多 | 较少 |
| 在胃中凝块 | 较小 | 较大 |
| 在胃中停留时间 | 较短 | 较长 |
| 酶类 | 较多 | 较少 |

在母乳喂养过程中，值得一提的是初乳。一般而言，宝宝出生 7 天之内妈妈所分泌的乳汁叫做初乳。初乳有什么特点呢？

（1）初乳的颜色为黄白色，这是由于初乳富含 β 胡萝卜素之故。

（2）初乳较稠，因为初乳含有较多的蛋白质和有形物质。

（3）初乳中含有较多的免疫球蛋白 A（IgA），尤其是分泌型 IgA 含量很多，分泌型 IgA 可以分布在孩子的消化道粘膜、呼吸道粘膜和泌尿道粘膜表面上，从而有效地保护机体免受病原微生物的侵袭。许多研究证明：母亲的乳腺泡上皮细胞能合成分泌型 IgA，这种分泌型 IgA 可以通过孩子的肠粘膜吸收进入血液，血液中的分泌型 IgA 可以从孩子的消化道、呼吸道和泌尿道上皮分泌而来，发挥其防御作用。

（4）初乳中的脂肪、乳糖含量较少，更有利于新生儿消化吸收。初乳中含有较多的牛磺酸，新生儿早期缺乏合成这种氨基酸的能力，初乳中的牛磺酸正好弥补了这种不足。牛磺酸对孩子大脑及神经系统功能、智能发育，对视力的发育都要重要的意义。

通过上面的叙述，我们知道了初乳是质量最好的母乳。所以，宝宝出生后应尽早的让他吸吮母乳，不要把宝贵的初乳白白地浪费掉。

2. 添加辅食

4 个月以后随着婴儿的长大，婴儿体重增加，对能量及各种营养素的需求增加，但母乳分泌量和母乳中营养物质的含量不能随之增加，所以单靠母乳和其他乳类已不能完全满足婴儿的营养需要。而且，4 个月后婴儿体内铁的储备也已大部分被利用，而乳类本身缺乏铁质，需要及时从食物中补充。否则，婴儿易发生营养不良性贫血。因此，在继续用母乳的同时，逐步添加辅助食品是十分必要的。

辅食的添加原则如下：

辅食添加时间应符合婴儿生理特点，过早添加不适合消化的辅食，会造成婴儿的消化功能紊乱，辅食添加过晚，会使婴儿营养缺乏。同时不利于培养婴儿吃固体食物的能力。

添加辅食的品种由一种到多种，先试一种辅食，过 3 天至 1 星期后，如婴儿没有消化不良或过敏反应再添加第二种辅食品。辅食的添加也可以半餐半餐的加，如每一餐先加一部分辅食，再喝一部分奶。一定要先加辅食，后喝奶，因为这时孩子还不太适应和喜爱辅食的味道，孩子在饥饿状态下对新食物的接受更容

易一些。在孩子 6～7 个月后，已经能够接受并喜爱上辅食时，应先喝奶，后喂辅食。

辅食添加的数量由少量到多量，待婴儿对一种食品耐受后逐渐加量，以免引起消化功能紊乱。例如，喂婴儿鸡蛋黄时可先从 1/8 开始，逐渐增加至全蛋黄。

食物的制作应精细，从流质开始，逐步过渡到半流，再逐步到固体食物，让婴儿有个适应过程。

此外，应注意辅食添加时间，天气过热和婴儿身体不适时应暂缓添加新辅食以免引起消化功能紊乱；还应注意食品的卫生，以免发生腹泻。

### 不同月龄婴儿食物的添加方法

婴儿除了乳以外食物的添加，既不是可有可无，也不是随心所欲，而是有一定规则的。对于不同月龄的婴儿来说，可添加的食物和营养素是不同的，一定要按顺序逐步添加。做父母的千万不要心急，"拔苗助长"有害无益。

（1）1～3 月：主要补充含维生素 A、D 和 C 的食物，因为母乳中缺乏维生素 D 和 C，而且婴儿期独立活动能力差，不能自己到户外活动，见日光少，很容易患佝偻病。补充维生素 A、D 可用鱼肝油，其用量开始每天 1～2 滴，逐渐加至 6 滴左右。婴儿从 2 周左右就要开始添加。补充维生素 C 可用鲜果汁（如橘子汁、苹果汁、西瓜汁、山楂水）、菜水（大白菜、小白菜、西红柿、萝卜）。人工喂养者最好在满月就开始添加。

（2）4～6 月：婴儿在 4 个月时唾液分泌增加，唾液中的酶开始能消化淀粉类食物。这时，可适当加入一些淀粉食物，如米汤、米粉等。同时补充含铁食物，如蛋黄，从 1/8 个开始，逐渐增至整个蛋黄。6 个月左右开始出牙并练习咀嚼，可添加烂面片、稀粥、菜泥、果泥等。

（3）7～8 月：添加烤馒头片、饼干等锻炼咀嚼能力，帮助牙齿生长。可逐渐添加肉类如鱼肉泥、禽肉泥、猪肉泥、肝泥、蛋羹、豆腐、碎菜等。适当减少奶量。

（4）9～10 月：可用辅食（如加了肉末和菜末的粥或面片）代替 1～2 次奶，为断奶做准备。

（5）11～12 月：这一阶段的婴儿从爬行到可以站立并开始练习走路，唾液分泌丰富，淀粉酶活力增强，相应的胃蛋白酶、胰淀粉酶、胰蛋白酶及肠道的酶类也增多。肾脏进一步发育成熟，肾小球滤过增加，肾小管回吸收率也增加，肾排钠功能进步。除前面提到的食物外，可添加软面条、馒头、面包、水果等。

### 婴儿辅助食品的配制方法

婴儿的辅助食物可以从超市买现成的罐头食品，也可以由父母自己在家为宝宝制作，既可以让宝宝吃到最新鲜的食物，也可以锻炼父母的厨艺。

#### 1. 1~3 个月婴儿的辅助食品

**橘子汁**：取橘子 1 个，将外皮洗净，切成两半；将每半只置于挤汁器盘上旋转几次，果汁即可流入槽内，过滤后即成。每个橘子约得果汁 40 毫升，饮用时可加水 1 倍。

**番茄汁**：番茄 50 克，白糖少许，温开水适量。将成熟的番茄洗净，用开水烫软去皮，然后切碎，用清洁的双层纱布包好，把番茄汁挤入小盆内。将白糖放入汁中，用温开水冲调后即可饮用。注意要选用新鲜、成熟的番茄。

**青菜水**：青菜 50 克（菠菜、油菜、白菜均可），清水 50 克。将菜洗净，切碎。将钢精锅中的水烧沸，放入碎菜，盖好锅盖烧开煮 5 ~ 6 分钟，将锅离火，再焖 10 分钟，滤去菜渣留汤即可。

**西瓜汁**：西瓜瓤 100 克，白糖 10 克。将西瓜瓤放入碗内，用匙捣烂，再用纱布过滤。汁内加入白糖，调匀即成。

**胡萝卜汤**：胡萝卜 50 克，白糖少许。清水 50 克。将胡萝卜洗净、切碎，放入钢精锅内，加入水，上火煮沸约 2 分钟。用纱布过滤去渣，加入白糖，调匀。

**山楂水**：山楂片 50 克，白糖少许。开水 150 克。将山楂片用凉水洗净，除去浮灰，放入盆内。将开水沏入盆内，盖上盖焖 10 分钟，至水温下降到微温时，把山楂水盛入杯中，加入白糖，搅至白糖溶解即可。

#### 2. 4~6 个月婴儿的辅助食品

**青菜粥**：大米 2 小勺、水 120 毫升、过滤青菜心（菠菜、油菜、白菜等的菜心）1 小勺。把米洗干净加适量水泡 1 ~ 2 小时，然后用微火煮 40 ~ 50 分钟，在停火之前加入过滤的青菜心，然后再煮 10 分钟左右。

**汤粥**：大米 2 小匙，汤 120 毫升。把大米洗干净放在锅内泡 30 分钟，然

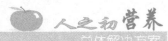

后加汤（肉汤、菜汤、鸡架汤、鱼汤均可）煮，开锅后再用微火煮 40～50 分钟。

**牛奶粥：** 大米 2 小匙、水 100 毫升、牛奶 1 大匙。把米洗干净用水泡 1～2 小时，然后放火上煮，开锅后用小火煮 40～50 分钟，在停火前不久将牛奶放入粥锅内，再煮片刻。

**水果面包粥：** 普通粉面包 1/3 个，苹果汁、切碎的桃、橘子、杨梅等各 1 小匙。把面包切成均匀的小碎块，与苹果汁一起放入锅内煮软后，再把切碎的桃、橘子和杨梅混合物一起放入锅内煮片刻即可。

**蛋黄粥：** 大米 2 小匙、水 120 毫升、蛋黄 1/4 个。把大米洗干净加适量水泡 1～2 小时，然后用微火煮 40～50 分钟，再把蛋黄放容器研碎后加入粥锅内再煮 10 分钟左右。

**胡萝卜粥：** 大米 2 小匙、水 120 毫升、过滤胡萝卜 1 小匙。把大米洗干净用水泡 1～2 小时，然后放锅内用微火煮 40～50 分钟，停火前不久加入过滤胡萝卜，再煮 10 分钟左右。

**土豆泥：** 中等个的土豆 1/7 个、牛奶 1 大匙、黄油 1/4 小匙。把土豆洗净削去皮后放锅内煮或蒸，熟后用勺子将土豆研成泥状（也可在市场上卖的现成土豆泥），再加入牛奶和黄油，搅拌煮至粘稠状。

**鲜红薯泥：** 红薯 50 克，白糖少许。将红薯洗净，去皮、切碎捣烂，稍加温水，放入锅内煮 15 分钟左右，至烂熟，加入白糖少许，稍煮即可。

**蛋黄土豆泥：** 过滤土豆泥 1 匙、切碎的苹果 1 大匙。取煮鸡蛋的蛋黄 1/2 个进行过滤；把土豆煮软过滤后加入蛋黄和牛奶中进行混合，然后放火上稍许加热。

**水果藕粉：** 藕粉或淀粉 1/2 大匙、水 1/2 杯、切碎的水果 1 大匙。把藕粉和水放入锅内均匀混合后用微火熬，注意不要巴锅，边熬边搅拌直到透明为止，然后再加入切碎的水果。

**蜂蜜藕粉：** 藕粉（或淀粉）1/2 大匙、水 1/2 杯、蜂蜜 1/2 小匙。把藕粉研细不要有小疙瘩，然后把藕粉和水一起放入锅内混合均匀后用微火熬，注意不要巴锅，边熬边搅拌直到呈透明糊状为止，停火后加入蜂蜜。

**蛋糊：** 过滤蛋黄 1/2 个，肉汤 3 大匙，淀粉少许。煮熟的鸡蛋黄 1/2 个，研碎后和肉汤一起放入锅内上火煮，然后把淀粉用水调匀后倒入锅内煮至粘稠。

**蛋黄酱：** 过滤蛋黄 1/2 个、肉汤 2 大匙、盐少许。把蛋黄放容器内研碎，并加入肉汤研磨至均匀光滑为止，然后放入锅内，加入少许盐，边煮边搅拌混合。

奶油蛋黄：过滤蛋黄 1/4 个、过滤玉米面 1 大匙、肉汤一大匙、牛奶 1 大匙、菠菜末少许。将过滤蛋黄和玉米面一起放入锅内，再加入肉汤中用微火煮，停火时表面撒上一些菠菜末，使其漂浮表面。

蛋菜：蛋黄 1/2 个、切碎的西红柿 1 大匙、切碎的葱头 1 小匙、切碎的扁豆 1 小匙、肉汤。把蛋黄调匀；把摘好（去筋）的扁豆放开水中煮软后切成碎末，然后把切碎的西红柿和葱头一起放入锅内，再加肉汤煮，待菜煮烂后把调好的蛋黄倒入锅内混合均匀。

奶油蛋：过滤蛋黄 1/2 个、淀粉 1/2 大匙、牛奶 2 匙、蜂蜜少许。把过滤蛋黄、淀粉和水放入锅内混合均匀后上火熬，边熬边搅，拌熬至粘稠状时加入牛奶，停火放凉后再加入蜂蜜。

苹果酱：苹果 1/8 个，白糖或蜂蜜少许。把苹果洗净后去皮除籽，然后切成薄薄的片，再放入锅内并加少许白糖煮，煮片刻后稍稍加点水，再用中火煮至糊状，停火后用勺子背面将其研碎。

香蕉粥：香蕉 1/6 根、牛奶 1 大匙、蜂蜜少许。把香蕉洗干净后剥去皮，用勺子背把香蕉研成糊状，然后放入锅内加牛奶混合后上火煮，边煮边搅拌均匀，停火后加入少许蜂蜜。

椒盐饼干糊：苏打椒盐饼干 1 块、橘子汁 2 小匙、蜂蜜少许。把橘子洗干净剥去皮后横切为二，将橘汁挤出和蜂蜜一起放在椒盐饼干上，然后用勺子背将其研成糊状。

鸭梨粥：鸭梨 1 个洗净切成薄片，去掉梨核放入砂锅内，加入 250 毫升水，烧开后放入洗净的大米 1 两，熬至八成熟时，加入冰糖使其有甜味，再熬至全熟即可。

蛋黄奶：将鸡蛋煮老去壳，按需要量精细筛研入牛奶中，蛋黄富含铁质、磷质等，适用于四、五个月的婴儿补充铁质。

红枣泥：红枣 100 克，白糖 20 克。将红枣洗净，放入锅内，加入清水煮 15～20 分钟，至烂熟。去掉红枣皮、核，加入白糖，调匀即可。

### 3．7~9 个月婴儿的辅助食品

鸡肉末碎菜粥：大米粥 1/2 碗，鸡肉末 1/2 大匙，碎青菜 1 大匙，鸡汤、盐、植物油少许。在锅内放入少量植物油，烧热，把鸡肉末放入锅内煸炒，然后放入碎菜，炒熟后放入白米粥煮开。

🐾 鱼肉松粥：大米 25 克，鱼肉松 15 克，菠菜 10 克，盐适量，清水 250 毫升。大米熬成粥，菠菜用开水烫一下，切成碎末，与肉松、盐一起放入粥内微火熬几分钟即成。

🐾 煮挂面：挂面 1/2 小碗，肝 1 块、虾肉 1 小匙、切碎的菠菜 1 小匙、鸡蛋 1/4 个、肉汤、酱油少许。把挂面煮软后切成较短的段儿，然后放入锅内，再放入肉汤、酱油一起煮，把肝切成 3~4 块和虾肉、菠菜同时放入锅内，将鸡蛋调好后甩入锅内，煮至半熟即可。

🐾 浇汁豆腐丸子：研碎的豆腐 3 大匙、淀粉 3 小匙、肉汤、碎青菜馅（煮后切碎的胡萝卜和青菜）、淀粉、酱油各少许。把豆腐和淀粉混合均匀后做成丸子，放入肉汤锅内煮，煮好盛出后把青菜馅做成的熟汁浇在豆腐丸子上。

🐾 豆腐羹：南豆腐 50 克，鸡蛋一个，放在一起打成糊状，再放 2 粒花椒，少许精盐，加 5 克水搅拌均匀，蒸 10 分钟，加点香油，味精即可。

🐾 蛋粥：大米粥 1 碗，熟鸡蛋多半个，切成末，瘦肉末半两（事先用油煸好），将大米粥放入锅内，放入蛋末、肉末，调好味即可。

🐾 鱼泥：收拾干净的鱼切成 2 厘米大小的块，鱼汤、淀粉。把鱼洗净放热水中加少量盐煮，除去骨刺和皮后放入碗中研碎后再放入锅内加鱼汤煮；把淀粉用水调匀后倒入锅内，煮至糊状停火。

🐾 西红柿鱼：鱼肉 1 大匙、切碎的西红柿 2 小匙，汤少许。把鱼放热水中煮后除去骨刺和皮，然后和汤一起放入锅内煮，煮片刻后加入切碎的西红柿，再用小火煮至糊状。

🐾 白萝卜鱼：鱼 1 大匙、擦碎的白萝卜 2 大匙，海带汤少许。把鱼收拾干净后放热水中煮一下，除去骨刺和皮后，放容器内研碎并和白萝卜一起放入锅内，再加入海味汤一起煮至糊状。

🐾 曙光豆腐：过滤豆腐 1 大匙、西红柿末 1 大匙、肉汤 1 小匙、盐少许。把豆腐放热水中煮一下后放竹筐内控去水分，然后放入锅内，再加入切碎的西红柿和肉汤，边煮边搅拌，煮好后加少量盐，使其具有淡淡的咸味。

🐾 水果拌豆腐：过滤豆腐 1 大匙、杨梅 1 粒、橘子 3 瓣、蜂蜜、盐少许。把豆腐放热水中煮后控去水气；杨梅用盐水洗净后切碎，并把橘子剥去皮、研碎再与蜂蜜和盐混合，然后加入过滤豆腐中混合均匀。

🐾 南瓜豆腐糊：过滤豆腐 1 大匙、过滤南瓜 1 大匙、肉汤 2 小匙、黄油 1/4 小匙。把豆腐放热水中煮后过滤；把南瓜煮软过滤，然后放入过滤豆腐锅内，再加肉汤混合均匀后放火上煮，煮片刻后加入黄油。

**牛奶豆腐**：豆腐1大匙、牛奶1大匙、肉汤1大匙。把豆腐放热水中煮后过滤，然后放入锅内加牛奶和肉汤混合均匀后上火煮，煮好后撒上一些青菜。

**豆腐鸡蛋羹**：过滤蛋黄1/2个、过滤豆腐2小匙、肉汤1大匙。将过滤蛋黄研碎，豆腐煮后控去水分后过滤，然后把蛋黄和豆腐一起放入锅内，加入肉汤、边煮边搅拌混合。

**豆腐蛋汤**：过滤蛋黄1/2个、海味汤1/4杯、豆腐少许。把过滤蛋黄和海味汤一起放入锅中，然后上火煮，边煮边搅，待开锅后放入少许豆腐即停火。

**西红柿猪肝**：切碎的猪肝2小匙、西红柿2小匙、葱头1小匙、盐少许。把西红柿洗干净后剥去皮并切碎，将切碎的猪肝和切碎的葱头同时放入锅内，加水或肉汤煮，然后再加入西红柿和少许盐，使其有淡淡的咸味。

**猪肝汤**：研碎的猪肝1小匙、土豆泥1大匙、肉汤少许、菠菜叶少许。泡掉猪肝中的血后放开水中煮熟并研碎，将土豆煮软研成泥状并与猪肝一起放入锅内加肉汤用微火煮，煮至适当浓度后表面撒些菠菜叶即停火。

**肉汤青菜鸡肝**：鸡肝1/4个（10克）、切碎的葱头2小匙、擦胡萝卜丝1小匙、切碎的西红柿1小匙、切碎的菠菜1/2小匙、鸡架汤2小匙。把切碎的葱头、胡萝卜和猪肝一起放入锅内加肉汤煮，煮熟后加入西红柿和菠菜再煮片刻停火。

**鸡肉泥**：鸡肉末1小匙、鸡汤2小匙、牛奶1大匙。把鸡肉末和鸡汤一起放入锅内煮半成熟后放容器内研碎，再放入锅内加少量牛奶，继续煮至粘稠状。

**猪肝泥**：猪肝50克，香油1克，酱油、精盐各少许。将猪肝洗净，横剖开，去掉膜和脂肪，放在菜板上，用刀轻轻剁成泥状。将肝泥放入碗内，加入香油、酱油及精盐调匀，上锅蒸20～30分钟即成。（一定要去掉猪肝上的筋和脂肪。这些东西婴儿是无法消化的）。

**鸡肝糊**：鸡肝15克，鸡骨汤15克，酱油、蜂蜜各少许。将鸡肝放入水中煮，除去血后再换水煮10分钟，取出剥去鸡肝外皮，将肝放入碗内研碎。将鸡架汤放入锅内，加入研碎的鸡肝，煮成糊状，加入少许酱油和蜂蜜，搅匀即成。

**鲜虾肉泥**：鲜虾肉（河虾、海虾均可）50克，香油1克，精盐适量。将鲜肉洗净，放入碗内，加水少许，上笼蒸熟。加入适量精盐、香油、搅拌匀即成。

**什锦猪肉菜末**：猪肉15克，番茄、胡萝卜、葱头、柿子椒各10克，精盐和肉汤各适量。将猪肉、番茄、胡萝卜、葱头、柿子椒分别切成碎末。将猪肉

末、胡萝卜末、柿子椒末、葱头末一起放入锅内，加肉汤煮软，再加入番茄末略煮。加入少许精盐，使其有淡淡的咸味。

🏠 **虾末菜花**：菜花 30 克，虾 10 克，白酱油、精盐各少许。将菜花洗净，放入开水中煮软后切碎。把虾放入开水中煮后剥去皮，切碎，加入白酱油、精盐煮，使其有淡咸味，倒在菜花上即可。

### 4．10～12 个月婴儿的辅助食品

🏠 **三色肝末**：猪肝 25 克，葱头、胡萝卜、番茄、菠菜各 10 克，精盐 2 克，肉汤适量。将猪肝洗净切碎，葱头剥去外皮切碎，胡萝卜切碎，番茄用开水烫一下，剥去皮切碎，菠菜择洗干净，用开水烫一下，切碎备用。将切碎的猪肝、葱头放入锅内，加入肉汤煮熟，最后加入番茄、菠菜、精盐煮片刻即成。（肝下锅不要煸炒，必须加汤煮；番茄、菠菜不宜下锅过早）。

🏠 **什锦猪肉菜末**：猪肉 15 克，番茄、胡萝卜、葱头、柿子椒各 10 克。精盐和肉汤各适量。将猪肉、番茄、胡萝卜、葱头、柿子椒分别切成碎末。将猪肉末、胡萝卜末、柿子椒末、葱头末一起放入锅内，加肉汤煮软，再加入番茄末略煮。加入少许精盐，使其有淡淡的咸味。

🏠 **猪肝丸子**：猪肝 15 克，面包粉 15 克，葱头 15 克，鸡蛋液 15 克，番茄 15 克。色拉油 15 克，番茄酱少许，淀粉 8 克。将猪肝剁成泥，葱头切碎同放一碗内，加入面包粉、鸡蛋液、淀粉拌匀成馅。将炒锅置火上，放油烧热，把肝泥馅挤成丸子，下入锅内煎熟；将切碎的番茄和番茄酱下入锅内炒至呈糊状，倒在丸子上即可。

🏠 **牛奶蛋**：熟鸡蛋 1 个，牛奶 1 杯，白糖 10 克。将鸡蛋的蛋白与蛋黄分开，把蛋白调至起泡待用。在锅内加入牛奶、蛋黄和白糖，混合均匀用微火煮一会儿，再用勺子一勺一勺把调好的蛋白放入牛奶蛋黄锅内稍煮即成。

🏠 **什锦蛋羹**：鸡蛋半个，海米 5 克，番茄酱（或鲜番茄）15 克，菠菜末 15 克。香油少许，水淀粉适量，精盐适量。将鸡蛋磕入盆内，加盐适量和 100 克温开水搅匀待用。锅内加水，放在旺火上烧开，把鸡蛋盆放入笼屉内，上锅蒸 15 分钟，成豆腐脑状待用。炒锅内放入 20 克清水，水开后放入海米末、菠菜末、番茄酱或番茄末、精盐适量，勾芡淋入香油即成。

🏠 **西红柿牛肉**：碎牛肉 2 小匙，切碎的葱头 1 小匙，切碎的西红柿 2 小匙，黄油 1/4 小匙。取脂肪较少的牛肉切碎，加水煮后待用；胡萝卜切碎、煮软；葱头、番茄均切碎待用。把黄油放锅内加热后，然后放入葱头搅拌均匀。

🍎 肉末番茄：猪肉末 10 克，番茄 15 克，胡萝卜 5 克，葱头 5 克，柿子椒 5 克，植物油 10 克，酱油少许，精盐适量，水 10 克，葱、姜末各 5 克。将葱头剥去皮；柿子椒去蒂、籽，洗净切末；番茄、胡萝卜均洗净切末待用。将油放入锅内，然后放入肉末煸炒，加入葱姜末、酱油搅炒两下，加入胡萝卜、柿子椒、葱头翻炒几下，加水煮软，然后再加入切碎的番茄和少量盐。

🍎 肉末卷心菜：猪肉末 15 克，卷心菜 10 克，净葱头 5 克，植物油 10 克，酱油少许，精盐适量，水淀粉适量，葱、姜末各 5 克，水适量。将卷心菜用开水烫一下切碎；葱头切成碎末待用。将油放入锅内，然后放入肉末煸炒，加入葱姜末、酱油搅炒两下，加入切碎的葱头和水，煮软后再加入卷心菜稍煮片刻，加入精盐，用水淀粉勾芡即成。

🍎 炒碎菜：青菜 30 克，植物油 5 克，酱油少许，味精适量，精盐适量。将菜洗净，切碎待用。锅内加入油，热后放入酱油，随即放入碎菜，用旺火急炒，待菜烂时即可。

🍎 肉松饭：软米饭 75 克，鸡肉 20 克，胡萝卜 1 片，酱油、白糖、料酒各少许。鸡肉剁成极细的末，放入锅内，加入酱油、白糖、料酒，边煮边用筷子搅拌，使其均匀混合，煮好后放在米饭上面一起焖。

🍎 豆腐小鱼干末：小鱼干 1 大匙，豆腐 2 厘米厚 1 小块，肉汤 2 小匙。把小鱼干放水中浸泡，除去盐后放热水中煮一下；把豆腐煮后放在竹筐控去水气，然后把小鱼干和豆腐放容器中研碎，再加入肉汤搅拌至稀稠适度为止。

🍎 牛奶小鱼干南瓜：小鱼干 1 小匙，过滤南瓜 1 大匙，牛奶 1 大匙。把小鱼干放在水中浸泡，除去盐后用热水煮一下；把南瓜煮软过滤，再与牛奶一起放入锅内，均匀混合后再加入小鱼干一起煮。

🍎 两米芸豆粥：大米 50 克，小米 30 克，芸豆 40 克，白糖或小咸菜末少许。芸豆快煮烂时，加入大米、小米大火煮沸后，用小火熬煮成粥。

🍎 玉米面豆粥：玉米面 50 克，黄豆 20 克。将黄豆煮至酥烂，捞出。将锅内加足水，烧开，下入黄豆，烧至再开时，倒入用温水搅成糊状的玉米面，边倒边用勺搅匀，开锅后用小火再熬煮一会儿。

🍎 肉末软饭：大米 40 克，茄子 50 克，葱头 10 克，芹菜 5 克，瘦猪肉末 15 克，油 30 克，酱油、盐适量、葱、姜末少许。米蒸成软饭；菜切成末与肉一起煸炒，加少许水、盐，放入米饭，混合稍焖一下出锅（菜可随时令变化，肉可以是鸡、鱼、肝或豆腐。）

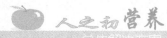

🍎葱油虾仁面：面条 50 克，虾仁 5 克，葱白 10 克，油、酱油、白糖、味精、盐、淀粉适量。虾仁切碎末，葱切成葱花。葱花炝锅炒虾仁末，再加酱油、白糖，略炒几下出锅，面煮好，捞入盛有酱油、精盐、味精的碗里，将葱油虾仁加入拌匀。

## 🌷 婴儿一日饮食安排

下面我们把婴儿一日的饮食举例及营养成分列于表 4 如下，以供大家参考。

表4　婴儿一日膳食举例

| 餐次 | 食品名称 | 食品成分 | 用量（克） | 蛋白质（克） | 脂肪（克） | 碳水化合物（克） | 热能（千卡） |
|---|---|---|---|---|---|---|---|
| 早餐 | 牛奶 | 牛奶 | 150 | 5 | 5 | 8 | 97 |
| | 肉末菜泥粥 | 糖 | 7 | – | – | 7 | 28 |
| | | 瘦肉 | 5 | 1 | 2 | – | 22 |
| | | 碎菜 | 50 | 1 | – | 1 | 8 |
| | | 大米 | 30 | 2 | – | 23 | 100 |
| | | 油 | 3 | – | 3 | – | 27 |
| 午餐 | 碎菜肝末 | 猪肝 | 10 | 2 | – | – | 8 |
| | 煨面条 | 碎菜 | 50 | 1 | – | 145 | 8 |
| | | 面条 | 80 | 6 | 1 | – | 213 |
| | | 油 | 3 | – | 3 | – | 27 |
| 加餐 | 香蕉 | 香蕉 | 80 | 1 | – | 9 | 40 |
| | 甜饼干 | 甜饼干 | 32 | 4 | 2 | 24 | 130 |
| 晚餐 | 烂饭 | 大米 | 60 | 4 | – | 46 | 200 |
| | 碎菜 | 小黄鱼 | 30 | 5 | – | – | 20 |
| | 鸡蛋黄鱼羹 | 鸡蛋 | 50 | 5 | 4 | – | 56 |
| | | 碎菜 | 50 | 1 | – | 1 | 8 |
| | | 油 | 3 | – | 3 | – | 27 |
| 加餐 | 牛奶 | 牛奶 | 150 | 5 | 5 | 8 | 97 |
| | | 糖 | 7 | – | – | 7 | 28 |
| | 合计 | | | 43 | 28 | 180 | 1144 |

## 婴儿喂养小常识

1. 刚生下的宝宝需不需要喝糖水？

绝大多数妈妈在刚生下小宝宝时都不会马上就有乳汁，很多父母怕宝宝饿坏了，就给宝宝服用很甜的糖水或奶，这样做其实是在帮宝宝的倒忙，高浓度的糖水易使宝宝患腹泻、消化不良、食欲不振，以至发生营养不良。新生儿吃高糖的乳和水，还会使坏死性小肠炎的发病率增加。因为高浓度的糖会损伤肠粘膜，糖发酵后产生大量气体造成肠腔充气，肠壁不同程度积气，产生肠粘膜与肌肉层出血坏死，重者还会引起肠穿孔，这时宝宝可出现腹胀、呕吐，大便先为水样便，然后变为血便，会严重损害宝宝的健康。所以，不要给刚出生的宝宝喝浓度太高的糖水。

2. 宝宝一天吃几餐？

每一个刚刚荣升为父母的人都可能会面临这样的困惑——什么时候该给宝宝"开饭"？一般来说，办法有两个：按时喂养和按需喂养。顾名思义，按时喂养就是定时定点的给宝宝"开饭"。而每当婴儿哭啼、母亲奶胀或母亲认为应当给婴儿喂奶的时候给婴儿喂奶，就称为按需喂养。说得通俗一些：只要您认为该喂奶，就给婴儿喂奶，就叫做按需喂养。

新生婴儿刚出生时，吃奶可能很不规则，有时一天要吃很多次，有时一天只吃几次。经过一些时候，他们就会逐渐地形成规律。在孩子吃奶还没有什么规律之前，一定要按需喂养，才能保证孩子的营养需要，并且才能使母亲的乳汁分泌更多。

要做到按需喂养，首先应了解婴儿到底需要吃多少奶。国内外许多儿科专家研究了婴儿对人奶的需要量，有些研究的方法十分复杂，但结果还是有较大的差别。后来，许多学者观察了母亲喂养婴儿的过程，他们认为，由母亲自己掌握喂养的次数和量，是最科学的喂养方法。

母亲对自己的孩子最为了解，她们往往根据自己的观察来给孩子喂奶。不过，在孩子刚出生不久，妈妈们应注意以下问题：

（1）孩子哭啼不一定是饥饿：要看看是不是尿布湿了？有没有身体的不舒服，比如说皮肤上面长了东西、肚子疼痛或鼻子不通气等等。

（2）婴儿吃奶次数过多时应注意：是不是婴儿吸吮的姿势不对，吃不到足

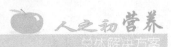

够的乳汁？每次吃奶的时间过短，孩子没有吃饱？

（3）婴儿老是睡觉时要注意：孩子是不是生病了？如果孩子不睁眼仍可吸奶，就要坚持给孩子喂奶，这种闭着眼睛仍吃奶的情况见于一些性格比较安静的孩子，不是病状。

总之，要给孩子多吸吮，并且多多观察，妈妈很快就会学会按需喂养婴儿了。一般说来，母亲和孩子经过 2～3 周的学习，就会相当默契、并逐渐地形成规律。

3. 母乳不足婴儿的喂养

母乳是 4 个月以内婴儿最理想的食物，其优点是其他动物乳类所不能替代的，但如果母亲没有奶水或奶水不足以及由于患病等原因不能哺乳时，就需要进行人工喂养。人工喂养的要求是其质量要接近人乳，并适合婴儿的消化能力。一般情况下，鲜牛奶或各类奶粉是我们所首选的，也有用非乳类代乳食品的，如豆类、蛋类、鱼肉蛋白、淀粉糊等。动物乳与母乳相比有一定的缺点，手续麻烦，易于污染，不及母乳易消化，总不如母乳喂养来得理想；蛋类及鱼类制成的代乳品不太适合小婴儿的消化功能；淀粉糊类的代乳品成分不能满足乳儿生理需要，不宜作乳儿主食；豆浆虽有较多必需氨基酸，但脂肪及钙含量低，采用时需加糖、钙、钠盐，并早加维生素 A、D。下面分别介绍一下各类代乳食物：

（1）鲜奶：母乳缺乏时，一般常用鲜牛奶替代，优点是价格便宜，但其成分不十分适合婴儿。牛奶所提供热能与母乳大致相等，但营养成分差异较大，与母乳相比较难消化吸收；蛋白质含量高于母乳，以酪蛋白为主，在胃中形成的凝块较大，不易消化；脂肪含量虽与母乳相似，但必需脂肪酸即亚油酸含量低，脂肪粒较大，比母乳难消化、吸收，且含挥发性脂肪酸，对胃肠道有刺激；乳糖含量低于母乳，而乳糖是婴儿大脑的"燃料"；无机盐含量偏高，会增加婴儿肾脏负担；钙磷比值不如母乳好，使钙的吸收率低于母乳。所以，如家庭经济条件允许，8 个月前的婴儿最好不用鲜牛奶喂养。

因此，用鲜牛奶喂养 3～4 个月以内的婴儿时应注意：

1）要多煮一会儿，使之灭菌、减少挥发性脂肪酸含量并使蛋白质充分变性而更易于消化。

2）兑 5% 左右的米汤，使蛋白质和矿物质含量下降。用 5% 米汤稀释牛奶有许多好处，米汤含有多糖类，可影响牛奶的胶体状态，使酪蛋白凝块变得疏松和柔软，同时使脂肪吸收良好，刺激胃肠的分泌，但米汤不要加得过多，否则会使婴儿摄入的蛋白质不够。

3）可加一些白糖，由于牛奶与糖在高温下会形成一种对人体有害的物质——果糖基赖氨酸，所以要等牛奶煮开后稍凉一些再加糖。经这样处理后的牛奶，方能成为婴儿较好的母乳代用品。

4）满月以后，用牛奶喂养的宝宝还要加些果子水、菜水等富含维生素C的食物，因为牛奶中维生素C含量较少，且又经过加热煮沸，破坏了一大部分，也就所剩无几了。所以，每天可加果、菜水1~2次，每次1~2匙。可以是一些绿叶菜的菜汁、番茄汁、橘子汁和鲜水果泥等。维生素C在接触氧、高温、碱或铜器时，容易被破坏，给婴儿制作果蔬汁时，应用新鲜水果蔬菜，现做现吃。

各月龄常用的稀释奶如下：出生后1~2周内用2:1奶（牛奶:水），以后用3:1奶。4~5月后可用不稀释的全奶。

鲜羊奶：蛋白质含量与母乳接近，乳糖的量介于母乳与牛乳之间，但钙磷比不如牛奶。羊奶的脂肪粒比牛奶小，所以更易消化，用来喂哺小婴儿更合适些。使用方法可参照牛奶。长期喂养者应注意适当添加叶酸，以防营养巨红细胞性贫血的发生。

人乳、牛乳、羊乳与豆浆营养素比较参见表5。

表5　人乳、牛乳、羊乳与豆浆营养素比较（g/100g）

|  | 蛋白质 | 脂肪 | 碳水化合物 | 钙磷比 |
|---|---|---|---|---|
| 母乳 | 1.3 | 3.4 | 7.4（乳糖） | 2:1 |
| 牛乳 | 3.0 | 3.2 | 3.4（乳糖） | 1.4:1 |
| 羊乳 | 1.5 | 3.5 | 5.4（乳糖） | 1:1.2 |
| 豆浆 | 3.5 | 3.5 | 9.0 | 1:3 |

（2）普通奶粉：一般为牛奶粉，奶粉中各种矿物质及钙磷比例基本上与鲜牛奶相同，其中的蛋白质经过加工后要比鲜牛奶易于吸收，但加工过程使维生素的含量有所下降。

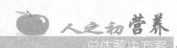
用奶粉喂孩子时应注意：所加奶粉量及对应的水量应固定，不要忽多忽少。否则奶粉冲调太稀营养量不够，会影响孩子的生长，冲调太浓会导致婴儿消化不良。一般按 1:4 的容量比或 1:8 的重量比加水即成全牛奶。其优点是携带方便，酪蛋白颗粒变得细软，挥发性脂肪酸也已被挥发掉，较新鲜牛奶易消化，不易变质。

（3）母乳化配方奶粉：这是目前母乳的最好替代品，是仿照母乳的成分调整奶粉中各营养素的量。降低了某些矿物质如钠的量；强化了铁及一些维生素；改善了钙磷比例，调整了脂肪的成分等等。总之，通过这些调整可使得成分更加接近母乳，其中的营养素更易于婴儿的吸收，同时尽可能减少胃肠道不适并减轻肾脏负荷，但通常价格较高。

目前市场上这类产品有很多，我们在选择时应本着以下的原则：

1）选品牌：一定要在正规的超市，选择有信誉的厂家生产的产品。相比较而言，进口配方奶粉质量较好，各批次之间工艺稳定，经过调整的各种营养素含量与包装上的标识量符合较好，但价格也相对更高一些。

2）选年龄段：现在的婴幼儿奶粉都是分阶段的。有的分为小婴儿（0~6个月）奶粉和较大婴儿（6~12个月）奶粉。有些分为1段（0~6个月）、2段（6~12个月）和3段（1~3岁），它们在营养素的组成上是有差别的，分别适合不同年龄（月龄）的孩子。所以家长要根据孩子的月龄、年龄选择适合其生长阶段的产品。

冲调配方奶粉时应注意：

1）仔细阅读说明，按标准加水冲调，否则浓度过低会使婴儿营养不够，浓度过高会导致婴儿腹泻。

2）要用 40~60℃ 的温开水冲调，并将奶粉加入水中。水温过高会使其中强化的营养素分解。

3）由于配好的牛奶不能煮沸消毒，所以整个操作过程要保持清洁。

（4）其他人工喂养品：

豆浆：其制法为洗净的黄豆1份加水8份，浸泡过夜，磨细过滤，煮开即成。由于豆浆中的碳水化合物和钙磷比都不理想，所以可额外加入一些其他营养素。每1000毫升内加盐1克，乳酸钙或骨粉3克，淀粉20克，蔗糖60克，煮沸20分钟，随煮随搅，并防止溢出。

非乳类代乳品：有以大豆蛋白为主要成分的、有以鱼蛋白粉为主要成分的，再添加米粉或面粉、鸡蛋或蛋黄粉、植物油、蔗糖、食盐、钙粉等，有多种配方。但营养成分有欠缺，婴儿生长发育所必需的营养物质如必需氨基酸、碳水化合物（乳糖）、钙及钙磷比都不如乳类理想，其营养素的吸收率也不及乳类。例如，天然大豆蛋白中缺乏人体必需氨基酸——蛋氨酸。所以此类代乳食品，包括前面提到的豆浆，如果条件允许，应尽量少用或不用。

（5）混合喂养：指母乳与牛奶及其他人工喂养品混合使用，用于母乳不足不能完全满足婴儿需要者。其优点是可部分发挥母乳的作用。方法是先喂母乳，不足部分用其他乳类补充。婴儿摄入的母乳量可通过哺乳前后婴儿体重的差别来确定，知道了婴儿所吃的母乳的量后即可确定应配制的牛奶的量。

4. 宝宝患婴儿湿疹时在饮食上应注意些什么？

婴儿湿疹是婴儿最常见的皮肤病，俗称"奶癣"。患湿疹的婴儿脸上、身上发生皮疹，并有瘙痒症状，使婴儿抓挠，严重时导致皮肤破损。婴儿湿疹的发生与婴儿对牛奶、鸡蛋、鱼、虾等异体蛋白过敏有关。合理喂养对于防治婴儿湿疹十分重要。在婴儿喂养过程中应注意到以下几条：

（1）尽量采用母乳来喂养您的宝宝：一般来说，婴儿对母乳中的蛋白质耐受较好，不易发生过敏反应。

（2）喂奶的母亲不要进食辛辣食物：当进食海鲜等易引发过敏的食物时，一定要慎重。当孩子发生呕吐、腹泻等时应立即停食这些食物。呕吐、腹泻是食物过敏最常见的症状。

（3）如因各种情况必须用牛奶喂养者，应将牛奶加热煮沸时间延长，使牛奶蛋白的抗原性降低。婴儿对于新鲜食品更容易发生过敏反应。

（4）已添加辅食的孩子应密切观察其反应，避免食用可导致孩子症状加重的食物。

（5）对某种食物过敏的孩子往往对同一类食物也可能发生过敏，如孩子对蟹过敏，就有可能对海虾、海鱼、鱿鱼等也过敏。当给孩子食用这些食物时应注意观察。

5. "能吃"的小婴儿需要加米粉吗？

有些小婴儿吃得比较多，做父母的觉得母乳或牛奶较稀，怕孩子吃不饱，就给孩子加一些米粉或麦粉，看到孩子小肚子吃得圆圆的，才感到心满意足。殊不知，这样做会适得其反，影响孩子的健康成长。

大家都知道，谷类是我们日常的主要食物，它绝大部分是淀粉。对于成人来

说，谷类食物比蛋白质和脂肪更易消化。但对于小婴儿来讲则不尽然，4个月前的婴儿唾液腺尚未发育完善，唾液分泌量极少，唾液淀粉酶活力很低，小肠消化淀粉的胰淀粉酶的活性也很差，此阶段对淀粉类食品的消化能力较弱。这时如添加淀粉食物，会导致婴儿消化不良，而且过多的淀粉食物使蛋白质的摄入比例减少，孩子长得虚胖，但体质却下降。此外，过早地添加淀粉类食物，还会影响乳中其他营养素如钙、铁的吸收。研究表明，在100天之内添喂淀粉类食品的婴儿患佝偻病的比例较高。因为谷物中含磷高，添加谷物使磷的比例上升，改变了婴儿食物中良好的钙磷比值，影响了钙的吸收，从而影响了婴儿的骨骼发育。谷类食物中较高的植酸还会干扰母乳中铁的生物效价，植酸会与铁结合成为难溶的植酸铁从大便中排出，造成婴儿铁缺乏。所以，在这一阶段，乳类是惟一的选择，而母乳是最好的选择。

婴儿在4个月左右时唾液分泌量增加，唾液和肠道中的酶开始能消化淀粉类食物。同时，这一时期的婴儿对营养的需求也增加了，单靠乳类已不能满足婴儿的需要。这时，可适当加入一些淀粉类食物，如稠米汤、米粉、烂米粥等。

6. 婴儿添加谷类食物时先加米粉好还是先加麦粉好？

想必家长们都知道，当婴儿4个月左右时，光靠吃妈妈的奶或牛奶已经吃不饱了，"小伙子"和"小姑娘"们也需要换换口味了，这时首先考虑的是应该加一些糊糊状的主食，也就是谷类食物。超市里有婴儿吃的米粉和麦粉，先买哪一种好呢，您也许会说，"无所谓，哪种都一样"。不是的，这里面还是有一些讲究的。米和面的碳水化合物含量和种类是相似的，对于我们成年人来讲，面食可能还会更好消化一些呢，但这个经验不能想当然的推广到婴儿的身上，一定要注意婴儿早期添加的谷类食品最好是大米制品，因为有一部分婴儿对麦类食物中的谷蛋白过敏，从而导致腹泻，所以最好等婴儿大些再添加麦类食品。

7. 给婴儿添加维生素D时要"宁缺毋滥"

如不及时补充维生素D，可能会影响孩子骨骼的生长。但另一方面，婴幼儿维生素D中毒的事件时有发生，既有个别案例，也有一、二百人的大规模集体中毒事件。究其原因是很多人特别是一些婴幼儿的家长对维生素D中毒的严重性不甚了解。大家都知道维生素D是一种人体必需的营养素，它可以促进钙的吸收，可以预防佝偻病，对于处在快速生长发育期的孩子来说是必不可少的。但维生素

D 是摄入越多越好吗？显然不是！

婴幼儿每天获得 400 国际单位维生素 D 就可以预防佝偻病。过量摄入维生素 D 造成的后果远比缺钙严重得多。因为患佝偻病不会有生命危险，而维生素 D 中毒可以引起血钙增高，进而可导致各个系统的异常。长此以往可使钙沉积于肾脏、心肌、主动脉、神经系统、骨骼等处，造成肾衰、动脉硬化、组织功能减退及软骨过早骨化，轻则危害健康影响智力，严重者可导致死亡。其实，维生素 D 最安全、经济、有效的来源就是日光，不用花钱，没有中毒的危险，例如裸体只围尿布每周晒太阳 10～30 分钟或穿衣不戴帽每周晒太阳 30 分钟至 2 小时，体内产生的维生素 D 就可以充分满足孩子的需要，不必再额外补充。冬天日照时间短，孩子户外活动少，可适当补充维生素 D。

目前，维生素 D 不仅应用在医药领域，同时也作为一种食品强化剂广泛地应用于孕妇及婴幼儿食品中，如鲜奶、奶粉、米粉、麦片、饼干、AD 钙奶、AD 果冻等。如同时食用这些食品，再加上每天口服鱼肝油，就有可能发生维生素 D 过量，所以应引起家长足够的重视。

8. 婴儿补钙时应注意些什么？

钙是体内含量最多的金属元素，绝大部分以羟磷灰石的形式沉积在骨骼中，可以说钙是人体骨骼的"建筑材料"。

婴幼儿正处于身体快速生长发育时期，骨骼的生长需要大量的钙，此时如钙摄入不足就像盖大楼缺少建筑材料一样，要么盖不起来，要么只好"偷工减料"，这样都会使孩子的骨骼发育受到影响。缺钙的孩子睡眠不佳、夜啼、多汗，钙严重缺乏时会导致孩子发生鸡胸、O 形腿、X 形腿等骨骼变形的症状。所以，应该注意及时给孩子补钙并加适量的鱼肝油以促进吸收。

孩子从 1～1.5 个月龄起就可以每日给予少量鱼肝油和一些钙制剂。需要注意以下几点：

1）鱼肝油中含有较多的维生素 A 和 D，过量食用会发生中毒。添加时应本着宁少勿多的原则。

2）由于各种钙的吸收率都差不多，一般都在 40% 左右，所以在选择钙制剂时不必过多考虑吸收的问题。但可以关注一下钙制剂的含钙量，由于不同钙制剂的分子式不同，所以含钙量差别很大，最简单的识别办法是看一片钙片中含有多少毫克的钙，一般每片从 200 毫克至 600 毫克不等。

3）另外，最好不要用所谓的"活性钙"，这类钙是由海洋生物的壳煅烧后

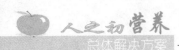

磨细而成，其成分主要为氧化钙和氢氧化钙，碱性很强，吃下去后要消耗大量的胃酸，对胃有很大的刺激，对于胃酸分泌较少的婴幼儿来讲更是如此。而且这些近海的海洋生物对海洋污染物的吸附能力较强，在沉积过程中很可能受到铅、镉、汞等重金属的污染。还有一种用家畜动物的骨骼磨粉制成的钙制剂，重金属尤其是铅容易沉积在骨骼中，因此服后也会受重金属污染。这两种钙制剂，尤其是活性钙是应该被淘汰的。

4）钙剂的摄入量并不是多多益善。由于钙的吸收机理所限，摄入过高的钙，其超过的部分是不会被吸收的，这样不但增加花费，而且会影响其他有益金属元素如铁、锌等的吸收。

从食物中补充钙是一条不容忽视的途径，从膳食中补充钙，不会发生补充过多的不良反应。所以，大些的孩子也可多选用一些含钙高的食物如奶及奶制品、豆及豆制品、虾皮、海带、绿叶蔬菜等。此外，含维生素 D 和蛋白质丰富的食物可以促进钙的吸收，如动物肝脏、奶油等。

随着年龄的增长，孩子的生长速度逐渐慢下来，与此同时所摄入的食物种类及数量也在不断地增加，这时可以考虑逐渐减少钙剂的摄入。3 岁以后如果孩子没有缺钙的症状，且能够正常进食，就可以不必额外补充钙剂了。但含钙高的食物特别是奶类是应该终生食用的。

9. 婴儿何时可以吃鸡蛋羹？

前面已经提到，4 个月以内的婴儿单纯用乳类喂养就完全可以满足其对营养素的需要，而 4 个月以上的婴儿就需要添加辅食了。

一般来讲，辅食添加的顺序首先是米粉，然后就是蛋黄。可以说，鸡蛋是一种营养丰富的食品，蛋黄中含有较多的卵磷脂、胆固醇等，还含有一定量的铁。蛋清中几乎是纯粹的蛋白质，其蛋白质的质量在天然食物中也是数一数二的。这些都是婴儿生长发育所必需的营养成分。在我们平时的概念中，鸡蛋羹中含有较多的水分，是一种非常软嫩的食物，很容易消化，如果给婴儿喂鸡蛋羹，是不是比只喂蛋黄更好呢？

回答是否定的。因为蛋清中的蛋白质很纯，而且有一部分的分子量较小，半岁以前的婴儿肠粘膜的通透性较高，小分子的鸡蛋蛋白很容易通过肠粘膜直接进入血液。对于我们人类来说，鸡蛋蛋白是一种异体蛋白，这种异体蛋白进入人体后会与机体的免疫系统发生抗原抗体反应，导致婴儿发生湿疹、荨麻疹等过敏性疾病。同时，蛋清中的蛋白质不如牛奶中的蛋白质好消化，摄食不当会使婴儿发生腹泻。这就应了一句老话"欲速则不达",所以，给婴儿加鸡蛋羹最好还是等到 7~8 个月以后，但也不能给孩子吃得过多，最好先每天吃半个蛋清，慢慢地让孩子适应，再逐渐增加。

10. 什么样的肉类适于婴幼儿？

肉类是人类补充蛋白质最理想的食品之一，肉的种类很多，我们常吃的有畜肉、禽肉、鱼及海产品等。哪种肉类最适合婴幼儿呢，我们说应该是鸡肉和鱼肉。道理是这样的：各种肉类的蛋白质含量差不多，同样都能够提供丰富的优质蛋白，但比起我们常吃的猪、牛、羊肉来说，鱼肉和鸡肉的纤维细嫩，含水量高，结缔组织少，易于咀嚼和消化，而且其蛋白质的化学组成更接近儿童的需要量。鱼肉和鸡肉的脂肪中含有较多的不饱和脂肪酸，特别是鱼类的脂肪绝大部分由不饱和脂肪酸组成，这些脂肪在室温下呈液体状态，易于消化吸收，吸收后容易转变为人体特殊的脂肪组织。而且不饱和脂肪酸对儿童神经系统的发育非常重要。鱼类的钙、铁含量也比一般肉类高，海鱼中还含有碘，这些元素对于婴幼儿的生长发育都是至关重要的。

值得一提的是，多选用鱼肉和鸡肉并不意味着放弃其他肉类，营养学上最重要的原则就是食物多样化，孩子要从小养成不挑食、不偏食的良好习惯。所以，我们可以按顺序逐渐添加各种肉类，从婴儿 5 个月左右就可以添加鸡肉泥或鱼肉泥，然后按顺序依次添加猪肉、羊肉、牛肉。随着孩子消化系统功能及咀嚼功能的逐渐发育完善，食物的种类及制作方法可逐渐向成人饮食过渡。

11. 给婴儿喂蜂蜜好吗？

白糖是甜的，蜂蜜也是甜的，糖是从甜菜或甘蔗中提取出来的比较纯的物质，在这个崇尚天然的年代，或多或少有点儿"人工"之嫌，而蜂蜜是由蜜蜂酿造的，没有人为的提取加工过程，所以应该说是"纯天然"的食品。白糖基本上是纯粹的碳水化合物，不含有其他营养物质，而蜂蜜的成分非常复杂，其中主要是葡萄糖和果糖，其次还有蛋白质、氨基酸、维生素、有机酸、酶等，这些物质对人体都是有益的。既然如此，那您可能会说，干脆用蜂蜜来代替白糖得了。是的，对于成年人来说，只要您不讨厌它的味道，不在乎它比白糖稍贵一些，还是完全可以的。有很多爱子心切的家长也想用它来代替白糖来给婴儿做甜食，他们认为既然蜂蜜比白糖更天然而且含有更多的营养物质，对婴儿肯定是有益的，这确实不假。但我们可以明确的告诉您，太小的孩子是不宜食用蜂蜜及花粉类制品的。

　　这主要有以下几点：一是专家们发现，世界各地的土壤和灰尘中，都有一种被称之为"肉毒杆菌"的细菌，而蜜蜂常常把带菌的花粉和蜜带回蜂箱，使蜂蜜受到肉毒杆菌的污染，极微量的肉毒杆菌毒素就会使婴儿中毒，如果婴儿吃了被感染的蜂蜜，其中的毒素就有可能破坏婴儿尚未成熟的免疫系统，其症状与破伤风相似。这对婴儿来说可能是致命的。说到这里，您可能会想，这太可怕了，以后可不能再吃蜂蜜了，这也是不对的，因为这种物质对于成熟的免疫系统是不起作用的，所以对于大一些的孩子和成年人来说，还是可以放心大胆地吃蜂蜜的。另外，在百花盛开之时，尤其是夏季，蜜蜂难免会采集一些有毒植物的蜜腺和花粉，若正好是用有致敏作用的花粉酿制成的蜂蜜，就会使人得荨麻疹，而食用含雷公藤、山海棠花的蜂蜜，则会使人中毒。还有需要注意的一点是蜂蜜中含有较多的果糖，由于婴儿的酶系统尚未发育成熟，对果糖的吸收很差，蜂蜜吃多了会引起消化不良和腹泻，当孩子大些了，消化分解果糖的酶多起来了，再吃蜂蜜也就不会腹泻了。知道了这几点，我想大家自然就会得出一个正确的结论。对了，那就是：1 岁以下的婴儿最好先不要吃蜂蜜。

　　12. "吃"与儿童智力

　　如今望子成龙的家长们人人都希望自己的孩子有爱因斯坦一样的大脑。孩子吃什么、怎么吃能变得聪明，是很多家长非常关心的一个问题。提到这个问题，首先我们大家应该明白一点，一个人智力的高低主要是由遗传来决定的，但营养、环境等因素对智力也是有很大影响的。在这里，我们主要讨论"吃"与儿童智力的关系。

　　智力主要包括学习、思考的能力和记忆力，它是由神经中枢——大脑来完成的。神经系统的发育需要物质基础，就像盖房子需要砖瓦一样。良好的营养可以使孩子最大限度的发挥遗传的潜能。在对孩子智力有好处的食物中，蛋白质应该是首当其冲，原因在于它是构成大脑的主要物质。其中首选的应该是动物性蛋白，如各种畜禽肉类、水产品、蛋类、奶类。

　　当然，还有很多对智力有益的营养素，由于人体对它们的需要量较小，它们在食物中的含量也较少，所以就不像蛋白质那么"大名鼎鼎"。但它们的作用不可小视。比如：

　　牛磺酸：因为它最初是从牛胆中分离出来的所以叫"牛磺酸"，它是一种特殊的氨基酸，虽然不属于蛋白质的成分，但也是人体在生长发育中所必需的一种氨基酸。它对婴幼儿中枢神经系统的发育有举足轻重的影响，牛磺酸还参与神经传导，从而能够加强记忆功能。食物中牛磺酸的含量差异很大，植物性食物一般不含有牛磺酸，含牛磺酸较多的食物见表6。

表6　含牛磺酸较多的食物（每100克食物中所含的毫克数）

| 食物 | 含量 | 食物 | 含量 |
|------|------|------|------|
| 人初乳 | 70 | 生牡蛎 | 396 |
| 人成熟乳 | 54 | 生蛤蜊 | 520 |
| 猪肉 | 50 | 生淡菜 | 655 |
| 牛肉 | 36 | 生扇贝 | 827 |
| 羊肉 | 47 | 生鱿鱼 | 356 |
| 鸡肉 | 34 | 牛奶 | 4 |

由上表可以看出，牛奶中所含的牛磺酸很少，所以不用母乳喂养的婴儿最好选用牛磺酸强化的牛奶粉。

胆碱：这是一种类似于维生素的物质，乙酰胆碱在婴儿大脑发育过程中特别重要并参与神经信号的传递，所以对于婴幼儿的智力、记忆力和注意力的集中都有重要作用。

磷脂：磷脂是人体细胞膜的重要组成部分，在脑神经细胞中含量很高，是构成脑组织的成分之一。人脑中约含有30%左右的磷脂，磷脂在人体内可以通过水解转化成胆碱。所以磷脂也是神经细胞传递信息的物质。人的大脑就像计算机的CPU一样，如果处理信息的速度快，其功能就强大，这样，智力和记忆力就更好。富含磷脂或胆碱的食物有动物肝脏、鸡蛋黄、鱼子、花生和大豆。

维生素 $B_{12}$：维生素 $B_{12}$ 具有保护神经髓鞘的作用。前面已经提到过，神经具有传导信息的功能，从这个角度来讲，与电线有一些相似之处，而神经的髓鞘就相当于电线皮，它可以保护电线，防止电线短路，髓鞘也有相同的作用。含维生素 $B_{12}$ 较多的食物主要是动物性食品如瘦肉、动物内脏等，各种植物类食物和大豆类制品中维生素 $B_{12}$ 的含量很低，所以我们不提倡婴幼儿吃全素膳食。

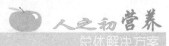
不饱和脂肪酸：不饱和脂肪酸也参与神经系统的构成，其中最为"著名"的当属 DHA。DHA 的全称是二十二碳六烯酸，它被称为"脑黄金"。虽有商业炒作之嫌，可也不无道理。不饱和脂肪酸有很多种，它们主要来源于各种植物油和干果类，如花生油、玉米油、红花油、橄榄油、核桃、芝麻、花生、葵花籽、松子仁等。但 DHA 的主要来源是鱼油，当然并不是随便哪种鱼都含有足量的 DHA，只有产自冷水海域的深海鱼体内的脂肪才含有较多的 DHA，如产自挪威的三文鱼等。

此外，不良饮食习惯也会影响孩子的智力。比如，过分贪吃的孩子智商较低，因为吃得太多会使机体动员大量的血液到胃肠道来帮助消化，使脑部血液供应相对减少，同时，大脑中控制消化吸收的神经细胞总是处于兴奋状态，从而抑制了控制思维、记忆等智力活动的神经细胞，长此以往会使大脑功能减弱，孩子的学习能力变差。过分贪吃还会使孩子变胖，太胖的孩子大脑中也会堆积较多的脂肪，影响大脑神经细胞的正常发育。还有一些孩子喜欢吃高脂肪的食物如"洋快餐"等，脂肪摄入过多会妨碍大脑吸收葡萄糖，导致大脑能量不足，影响思维和记忆力。

## §1～3 岁的营养与膳食

### 🌷 1～3 岁幼儿生理特点

1～3 岁的幼儿，生长发育速度虽较婴儿时期减慢，但仍相当迅速，此时正在长牙，但牙齿尚未出齐，咀嚼能力差，胃肠道蠕动及调节能力较低、各种消化酶的活性远不及成人。加上处于断母乳，同时辅食逐渐代替母乳转变为主食的饮食过渡阶段，更应注意保证各种营养素及热能的适量供应，否则将导致幼儿生长缓慢、停滞，甚至营养不良。据调查，营养不良的儿童多发生在 2～3 岁。所以对低龄幼儿的膳食安排应予以足够的重视。而且孩子的饮食习惯和嗜好都在此时养成，这一阶段给孩子培养良好的饮食习惯是非常重要的。

## 1～3 岁幼儿饮食原则

1．热能：

幼儿的生长速度较婴儿期缓慢，但活动相对增加。每日热能供给 1000～1300 千卡（4180～5440 千焦）。热能摄入应充足，以保证幼儿的正常生长发育及蛋白质的充分利用。

2．蛋白质：

1～3 岁幼儿是智力发育的关键时期。新生儿脑重约为成人的 1/3，2 岁时已增重到成人的 2/3，幼儿的脑增重主要是脑细胞体积增大和成熟。脑的发育成熟离不开良好的食物，尤其是要有高质量的蛋白质。如果此时蛋白质摄取数量不足或质量不好，就会妨碍幼儿脑的发育，从而影响记忆力和理解力。蛋白质的摄入量大约为每日 35～45 克。

3．脂肪：

脑及神经系统的发育除需要蛋白质外，还需要不饱和脂肪酸及磷脂，所以幼儿应摄入足够的脂肪以满足不饱和脂肪酸和磷脂的需要。脂肪摄入量应占总热能的 25%～30%。

4．糖类（碳水化合物）：

主要用来提供幼儿所需的热能，其供给量应占总热量的 55%～60%。

5．矿物质和维生素：

1～3 岁幼儿的饮食逐渐多样化，考虑到加入谷类食物时会增加磷的比例，使钙较难吸收，而且加入的蔬菜类食物中纤维也会妨碍钙的吸收，这时每天可以给孩子补充 100～200 毫克钙，以增加钙的摄入量。此期间也应注意多摄入含铁和锌较高的食物，以防止发生缺铁性贫血和锌缺乏。1～3 岁的孩子最好仍补充维生素 D，每天 400 国际单位。如果夏季孩子有较多的户外活动，可以不补充，待冬季晒太阳少时再补充。

表 7 和表 8 列出了幼儿常用的矿物质和维生素的每日供给量。

表7　幼儿常用的矿物质每日供给量

| 年龄 | 钙（mg） | 铁（mg） | 锌（mg） | 硒（μg） | 碘（μg） |
|------|---------|---------|---------|---------|---------|
| 1 岁 | 600 | 10 | 10 | 20 | 70 |
| 2 岁 | 600 | 10 | 10 | 20 | 70 |
| 3 岁 | 800 | 10 | 10 | 20 | 70 |
| 4 岁 | 800 | 10 | 10 | 40 | 70 |
| 5 岁 | 800 | 10 | 10 | 40 | 70 |
| 6 岁 | 800 | 10 | 10 | 50 | 70 |

表8　幼儿常用的维生素每日供给量

| 年龄 | 视黄醇（mg） | 维生素D（mg） | 维生素E（mg） | 硫胺素（mg） | 核黄素（mg） | 烟酸（mg） | 抗坏血酸（mg） |
|------|------------|--------------|--------------|------------|------------|----------|--------------|
| 1 岁 | 300 | 10 | 4 | 0.6 | 0.6 | 6 | 30 |
| 2 岁 | 400 | 10 | 4 | 0.7 | 0.7 | 7 | 35 |
| 3 岁 | 500 | 10 | 4 | 0.8 | 0.8 | 8 | 40 |
| 4 岁 | 750 | 10 | 6 | 0.8 | 0.8 | 8 | 40 |
| 5 岁 | 750 | 10 | 6 | 0.9 | 0.9 | 9 | 45 |
| 6 岁 | 750 | 10 | 6 | 1.0 | 1.0 | 10 | 45 |

6. 饮食应合理的搭配：

主食应作到多样化，谷物的品种较多，有大米、白面、燕麦、玉米、小米、薯类等，烹调方法也多种多样，如软米饭、米粥、挂面、面包、馒头、饺子、包子、馄饨、麦片粥、玉米粥、烤白薯等，应经常轮流交替，既满足了膳食多样化的要求，又使幼儿更容易接受。副食应做到荤素搭配，荤食（动物性食品）有畜肉类、禽类、鱼虾类、蛋类、奶类、动物内脏及血制品等，可交替选用。并保证每餐都有荤有素。

## 1～3 岁幼儿饮食选择

1. 应有足够的保护性食品

断母乳后的幼儿，牛奶应是首选的食物，每日尽可能保证250毫升（1袋）牛奶，保证一定量的鱼、瘦肉，蛋类及豆制品。

为保证维生素C、维生素D、钙、铁、锌等营养素摄入，应多食用黄绿色蔬菜。如：油菜、胡萝卜、柿子椒、番茄等。每日应当有富含维生素C的新鲜水果如：苹果、猕猴桃、枣类、山楂、橘子、柚子等。常吃些紫菜、虾皮、海带等富含铁、钙的海产品以及富含维生素A的肝脏，此外还应多吃些蘑菇、香菇等菌藻类食品。

2. 选择适量的产能食品

产能食品包括蛋白质、脂肪和糖类。谷类食物除供给热能外，还含有蛋白质、一些B族维生素、膳食纤维及钙、铁等元素。而纯糖只是一种单一的能量食品，营养素贫乏，过多摄食不仅影响食欲，而且易发生龋齿，所以幼儿膳食中应尽量少用。油脂供给热能、脂溶性维生素及必需脂肪酸，并有益于调味，也是每日膳食所必需，但不宜过量，油脂太多不易消化并影响其他营养素的摄入，而且容易使热量摄入过高导致发胖。

3. 在餐次上除一日三餐外，可加餐1～2次

4. 注意烹调方法，既要保证营养，又要兼顾膳食的色、香、味。考虑到幼儿的牙齿及咀嚼功能尚未发育完善，肉、菜、谷类等均应切碎、制软

5. 从小培养良好的饮食习惯。定时定量，不乱吃零食、甜食、冷饮等。不挑食、偏食

1～3岁幼儿各类水果的食用方法参见表9。

表9　1～3岁幼儿各类水果的食用方法

| 年龄 | 苹果香蕉 | 梨 | 橘子 | 杏、桃、李葡萄、樱桃 | 杨梅 | 荔枝、枇杷 | 甘蔗 |
|---|---|---|---|---|---|---|---|
| 1～2岁 | 去皮切片生食 | 去皮煮熟 | 榨汁 | 去皮、核煮熟 | 煮熟吃汁 | 去皮去核生食 | 榨汁 |
| >2岁 | 去皮整食 | 去皮生食 | 去皮生食 | 去皮、核生食 | 熟食 | 去皮去核生食 | 去皮切段生食 |

## 1~3岁幼儿饮食制备

### 1. 适合幼儿的菜

🏠 **烧茄泥**：茄子250克，酱油12克，精盐1.5克，味精2克，湿淀粉及葱、姜、蒜末各少许，植物油250克（实耗15克）。将茄子洗净，去皮，切成1厘米厚的圆片；把葱、姜、蒜末、湿淀粉、酱油、味精放入，加少许水调成芡汁。将炒锅置火上，放入油，烧至八九成热，下入茄片，炸至两面焦黄，捞出沥油回软。锅内留底油少许，旺火烧热后下入葱姜末炝锅，放入茄片，翻匀铲搅成泥状加入盐、少许清水，烧沸后，将芡汁倒入，拌匀出锅。

🏠 **温拌双泥**：茄子100克，土豆100克，熟鸡蛋2个，香油5克，番茄酱50克，精盐、味精各少许。将茄子洗净去皮，土豆洗净，上屉蒸烂，剥皮，分别捣成泥茸状，加入精盐、味精拌匀。将熟鸡蛋剥皮，蛋清、蛋黄分开，将蛋黄捣成泥，蛋清切成细末，各加少许精盐拌匀。将拌好的茄泥、土豆泥对称放在盘内，再把蛋清、蛋黄分别放在茄泥和土豆泥两侧，将番茄酱堆放在中间，浇上香油即成。

🏠 **烂糊肉丝**：瘦猪肉50克，净白菜帮100克，海米或虾皮少许，植物油50克，酱油、精盐、味精适量，料酒少许，高汤75克，水淀粉适量。猪肉切成细丝，放入盆内，加入水淀粉适量，精盐适量上浆，用热锅温油滑开捞出。将油入锅内，再下入白菜丝、海米末煸炒，放入盐加入高汤焖透。再将滑过的肉丝放入拌匀，加入料酒、精盐、味精，淋入水淀粉搅成糊状，推搅几下即成。

🏠 **韭菜梗炒肉丝**：肥瘦猪肉50克，韭菜梗100克，植物油10克，花椒油少许，酱油少许，精盐适量，料酒少许，味精适量，葱、姜末少许。将猪肉洗净，切成细丝，韭菜梗切成2厘米长的段待用。将油放入锅内，热后，下入肉丝煸炒变色，加入葱姜末、酱油、料酒、精盐，搅拌均匀，投入韭菜梗炒几下，淋入花椒油、味精即成。

🏠 **肉豆腐糕**：肥瘦猪肉50克，豆腐25克，香油3克，酱油15克，精盐1克，味精1克，水淀粉10克，葱、姜各少许。将猪肉剁成泥，放入碗内，用酱油、姜末搅匀码好。将豆腐压碎，加入煨好的肉馅、葱末、酱油、精盐、味精、水淀粉、及少许搅拌成馅。将豆腐肉泥馅摊入小盘内，上屉蒸15分钟。

🏠 **清蒸肝糊**：猪肝125克，鸡蛋半个。香油、精盐、葱花各适量，清水50

克。将猪肝去掉筋膜，切成小片，和葱花一起下锅炒熟，盛出剁成细末。将猪肝末放入碗内，加入鸡蛋液、清水、精盐、香油搅匀，上屉用旺火蒸熟。

胡萝卜炒肉丝：瘦猪肉 50 克，胡萝卜 100 克，香菜 5 克，植物油、酱油适量、料酒、醋、味精、精盐、水淀粉少许。胡萝卜、猪肉切成丝，油烧热，放入葱、肉丝加入酱油、盐、料酒、味精煸炒，搅拌均匀，放入胡萝卜丝及少许盐，炒熟即成。

海带丝炒肉丝：肥瘦猪肉 50 克，水发海带 100 克、油 25 克，酱油、精盐、白糖、葱、姜末、水淀粉。海带丝先上屉蒸 15 分钟。油烧热，放入葱、姜末及肉丝，加入酱油、盐、料酒、味精煸炒，搅拌均匀，放入海带丝及少许盐、白糖，炒熟即成。

青椒炒肝丝：猪肝 200 克，青椒 50 克，香油 5 克，酱油 12 克，精盐 2 克，醋 3 克，料酒 5 克，白糖 6 克，淀粉 15 克，葱、姜末各 4 克，植物油 30 克。油烧热，放入葱、肝丝，加入盐、酱油、料酒、白糖、醋煸炒，放入青椒丝及少许盐，炒熟即成。

扁豆炒肉丝：瘦猪肉 50 克，扁豆 100 克、油 10 克，精盐、料酒、味精、水淀粉、葱、姜丝各 5 克，高汤 60 克。扁豆炒前要用开水烫一下，猪肉、扁豆切成丝。油烧热，放入葱、肉丝，加入盐、料酒、味精煸炒，放入适量水淀粉，搅拌均匀，放入扁豆丝及少许盐，炒熟即成。

熘番茄丸子：猪腿肉 250 克（也可用虾肉）、鸡蛋 1 个，番茄酱 30 克，白糖 25 克，精盐 2 克，料酒 5 克，水淀粉 75 克，葱、姜、水少许，植物油 50 克（实耗 25 克）。肉茸加入精盐、料酒、葱姜水、鸡蛋、水淀粉 60 克拌匀，挤成小丸子，油炸熟捞出。用少许油放番茄酱、白糖、精盐及少许水，熬成汁，倒入丸子翻炒均匀，水淀粉勾芡。

海米油菜菇：油菜 150 克，鲜平菇 25 克，海米 1.5 克，油 12 克，香油 2 克，精盐 2 克，味精 1 克，料酒 5 克，白糖 1 克，姜末 3 克。油菜切成 1 厘米见方的丁；平菇切丁用开水汆一下；海米用开水泡发后，切成碎末。将油烧热，下入姜末稍煸后，放入海米略炸一下，再放入油菜、平菇丁炒透，加入料酒、精盐、味精、白糖，翻炒几下，淋入香油。

拌芹菜：芹菜 300 克，五香豆腐干 100 克，小虾米 25 克，香油 5 克，盐、味精少许。芹菜开水烫透，香干用开水烫一下，虾米沸水泡发。芹菜、香干切成丝，与海米一起放入盘内，加入香油、盐、味精拌好即成。

🏠 鸡油豌豆：鲜豌豆 150 克，火腿 30 克，鸡汤 120 克，鸡油 13 克，精盐 1.5 克，味精 1 克，料酒 10 克，葱、姜各 5 克，水淀粉 5 克。火腿切成丁，用鸡油将火腿、豌豆煸炒，炒时加盐、料酒及适量水淀粉，放入鸡汤、葱姜炖煮。

🏠 三色肉丁：瘦肉 200 克，青椒 50 克，胡萝卜 50 克，鸡蛋半个，香油 5 克，盐、味精适量，料酒 5 克，水淀粉 40 克。葱、姜末各少许，植物油 50 克。肉切丁，加鸡蛋、盐、水淀粉上浆，过油，菜开水烫熟。放一起用油炒。

🏠 鸡血豆腐汤：豆腐 60 克，熟鸡血 590 克，熟瘦肉、熟胡萝卜各 20 克，水发木耳 10 克，鸡蛋半个，鲜汤 250 克，香油 10 克，酱油、精盐、料酒适量，葱花 2 克，水淀粉 5 克。豆腐、鸡血切成条；黑木耳、肉胡萝卜切成丝。锅内放入鲜汤，下入所有料。烧开后撇去浮沫，加入酱油、精盐、料酒，烧沸后，用水淀粉勾薄芡，淋入鸡蛋液，加入香油、葱花。

🏠 虾皮紫菜蛋汤：紫菜 10 克，虾皮 5 克，鸡蛋 1 个，香菜 5 克，花生油 10 克，精盐 2 克，葱花 5 克，姜末 2 克，香油 2 克。油烧热，将葱、姜末煸炒，放入汤，烧开，加入紫菜、虾皮及适量盐，烧开，放入鸡蛋液，撒上香菜即成。

🏠 海米冬瓜汤：海米 15 克，冬瓜 100 克，肉汤，葱花、姜末、味精、盐、油。油烧热，煸炒葱姜末及海米，加入肉汤烧开，放入冬瓜、盐，煮熟，放入味精即可。

🏠 番茄蛋汤：番茄 1 个，鸡蛋 1 个，香菜 5 克，肉汤，葱姜末、盐、味精、油。番茄切成片，油烧热，煸炒葱姜末，加入肉汤烧开，放入番茄、盐，煮熟，淋入鸡蛋液，放入味精，撒上香菜即可。

🏠 猪肝汤：猪肝 50 克，菠菜 50 克，植物油 15 克，盐适量，葱、姜末 5 克，料酒 3 克。猪肝切片放料酒、盐及水 50 克，拌腌片刻，菠菜切成小段，锅油烧热，放葱末爆香，放菠菜和盐，煸炒，加水 100 克，烧沸后将碗内肝片连血水一并下锅，烧沸后撇去浮沫，盛出菠菜，原锅再开两开，倒入碗内即成。

🏠 拌鱼肉：黄花鱼 1 条，香菜段少许，香油、盐、味精、醋、葱、姜末各适量。黄花鱼收拾干净，上屉蒸至断生时取出，去掉鱼头、鱼尾、骨刺和皮，拨开肉呈蒜瓣状。加入精盐、味精、醋、香油、葱、姜末拌匀，装盘，撒上香菜段即成。

🏠 三色鱼丸：青鱼或草鱼肉 100 克，胡萝卜、青椒各 10 克，水发木耳 5 克，蛋清 20 克。鱼肉剁成茸，加入蛋清、盐、葱姜水、鲜汤、淀粉，朝一个方向搅打均匀，用手挤成小丸子，放入八成沸的水锅内，氽熟捞出。胡萝卜、青椒、木耳切成小方丁。锅放油烧热，放葱、姜末炝锅，放菜丁，加汤、盐、酒，至熟时，用水淀粉勾芡，下入鱼丸，淋入香油。

2. 1~3 岁幼儿可选用的主食

🏠 粥类：如大米粥、小米粥、红小豆粥等。

🏠 馅类：如菜肉馄饨、牛肉水饺、小笼包、虾肉小笼包等。

🏠 粮食类：如烂米饭、软面条、馒头、花卷、豆沙包、芝麻包、什锦糖包、麻酱花卷等。

 **1~3 岁幼儿一日膳食举例**

表10 1~3 岁幼儿一日膳食内容举例

| 食物类别 | 1~3 岁食物用量（克） | 备 注 |
|---|---|---|
| 谷类 | 100~150 | |
| 牛奶 | 250~400 | 也可用豆浆 250 克 |
| 瘦肉类 | 25~50 | 加鸡蛋半个代替 |
| 蛋类 | 50（1 个） | |
| 豆腐或豆干 | 25 | |
| 蔬菜 | 100~150 | 肝和血每周 1~3 次 |
| 水果 | 50~100 | 豆腐及豆腐干每周 |
| 烹调油 | 10 | 1~2 次 |
| 食用糖 | 10~15 | |
| 全日热能（千卡） | 900~1170 | |
| 全日蛋白质（克） | 30~38 | |
| 全日脂肪（克） | 35~55 | |
| 全日碳水化合物（克） | 135~200 | |

 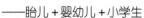
**表11　1～3岁幼儿膳食一日食谱举例**

| 餐次 | 食品名称 | 食品成分 | 用量（克） | 蛋白质（克） | 脂肪（克） | 碳水化合物（克） | 热能（千卡） |
|---|---|---|---|---|---|---|---|
| 早餐 | 大米粥 | 大米 | 25 | 2 | – | 19 | 54 |
| | 糖包 | 面粉 | 25 | 3 | – | 18 | 54 |
| | | 糖 | 8 | – | – | 8 | 32 |
| | 酱豆腐 | 酱豆腐 | 5 | 1 | – | – | 4 |
| 午餐 | 烂饭 | 大米 | 90 | 7 | 1 | 70 | 317 |
| | | 鸡蛋 | 1个 | 5 | 4 | – | 56 |
| | | 瘦肉 | 25 | 5 | 8 | – | 92 |
| | 如意卷 | 油菜 | 80 | 2 | – | 2 | 16 |
| | | 油 | 5 | – | 5 | – | 45 |
| 加餐 | 煮苹果 | 苹果 | 120 | – | – | 14 | 56 |
| | | 糖 | 5 | – | – | 5 | 20 |
| 晚餐 | 烂饭 | 大米 | 90 | 7 | 1 | 70 | 317 |
| | 红烧鱼 | 小黄鱼 | 50 | 8 | 2 | – | 50 |
| | 碎小白菜 | 小白菜 | 100 | 2 | – | 2 | 16 |
| | | 粉条 | 5 | – | – | 5 | 20 |
| | 粉条 | 油 | 8 | – | 8 | – | 72 |
| 加餐 | 牛奶 | 牛奶 | 150 | 5 | 5 | 8 | 97 |
| | | 糖 | 7 | – | – | 7 | 28 |
| | 合计 | | | 47 | 34 | 228 | 1406 |

## 1～3岁幼儿饮食禁忌

忌食油炸、油腻、块大、质硬食品。

刺激性大的食品如咖啡、浓茶、辣椒、胡椒等应避免食用。

含粗纤维多的蔬菜如芥菜、黄豆芽、金针菜、甘蓝菜、咸菜、泡菜等2岁以下的幼儿不宜食用，2～3岁可少量食用。

胀气食品如洋葱、生萝卜、豆类等，幼儿仅宜小量食用。

熔点高的油腻食品如羊、牛、猪的脂肪及油炸甜腻食品等尽量少吃。

带核水果如桔、樱桃、葡萄等宜作汁供食，西瓜宜去子生食，桃、杏、李等宜小量煮食。

带刺的鱼、带壳的虾蟹、蛤类、带骨的禽、畜肉类，经过去刺、去壳、去骨后，可供食用。

整粒的干果如花生、核桃、杏仁、榛子等须经磨碎或制成酱后，再供幼儿食用。

# §4～6 岁的营养与膳食

## 4～6岁幼儿生理特点

4～6岁的幼儿生长发育渐趋平稳，每年体重约增加2千克，身高增长5～7厘米，此时的孩子正处于长牙与换牙时期，20个乳牙已出齐，咀嚼食物的能力较好。随着年龄的增长，胃的容积也不断扩大，消化吸收的能力正在向成人过渡，但毕竟消化系统尚未发育成熟，粘膜薄嫩，消化道壁的弹性较差，易于损伤。胃液酸度低，肠道消化酶的含量比成人少，胃肠道蠕动能力弱，消化食物的能力还不能完全与成人一样。应该结合这些特点，给幼儿提供营养丰富、易于消化的食物。

## 4～6岁幼儿饮食原则

1. **热能**

4～6岁幼儿活动范围开始增大，所需能量比3岁前有所增加。每日的能量需要为1400～1700（5860～7110千焦）千卡，约合每日每千克体重90千卡（377千焦）。热量除了从粮谷类摄取之外，还要从蛋白质和脂肪中比例均衡地摄取。

2. **蛋白质及脂肪**

4～6岁幼儿蛋白质的相对需要量较婴儿期稍低，为每日45～55克。这一时

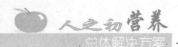
期的幼儿仍处于大脑发育较迅速的时期，3 岁时脑的重量为出生时的 3 倍，约为 1000～1080 克，6 岁时脑的重量约为 1250～1305 克，相当于成人脑重的 90%～93%。神经系统的发育需要大量的蛋白质和脂类，如磷脂、胆固醇、糖脂及神经磷脂。为促进脑髓的迅速发育，必须不断从食物中摄取大量能构成脑神经组织的物质，像各种肉类、牛奶、鸡蛋、鱼、大豆及动物内脏等食品。所以，这时的孩子仍然要注意所摄入的蛋白质的质量。

4～6 岁幼儿脂肪的摄入量应占总热量的 25%～30%，研究表明，有的幼儿从 3 岁起，血管中就有脂质条纹，10 岁时即可形成粥状硬化斑，由此说明防止动脉粥样硬化及高血压必须从儿童时期开始。而且，过多的脂肪能抑制胃液分泌和延长胃排空，使孩子食欲下降。因此，从幼儿时期就不要吃过分油腻的食物，也不要给孩子养成爱吃油炸食品的习惯。

3. 碳水化合物

碳水化合物的需要量为每日每千克体重 15 克以上，高于婴幼儿，说明粮食的摄入量逐渐增多，成为能量的主要来源。

4. 营养素的选择要做到多样化，并且注意各种营养素之间的平衡。每餐要荤素搭配，保证都有主食和一定比例的优质蛋白以及适量蔬菜并尽可能经常供给绿色叶菜或黄红色蔬菜，以保证各种维生素及无机盐的需要。每日应有新鲜水果，最好有奶或奶制品

5. 4～6 岁儿童可逐渐由软食过渡到普通饭，饮食品种及烹制方法不必限制太严。每日三餐外，应给加餐一次

### 🌷 4～6 幼儿饮食选择

前面提到，幼儿胃容量尚小，要在一日数量不多的膳食中获取如此可观的各种营养素，必须在食物选取和膳食搭配以及烹调等方面注意研究。牛奶仍是 4 岁以上幼儿的首选，可作为早餐或加餐用。动物性食品如鱼、禽、肉、蛋、奶及肝等，均含有优质蛋白及吸收率较高的矿物质，应该每顿都有。鸡蛋可煮熟，也可蒸蛋羹或做汤，但不宜油煎。各种肉类可切细煮烂，鱼可以蒸、煮、烤、烧。可适当多选用一些豆制品并每天保证新鲜蔬菜和水果的摄入。黄豆制品的蛋白质质量高，钙的含量也不错，可代替部分肉类。蔬菜如菠菜、白菜、油菜、胡萝卜之类，可供给维生素 A 原、维生素 C 和钙、铁等，还含有粗纤维，有利于肠蠕动，

避免便秘。谷类如小米、大米、面粉、玉米等，可熬粥、蒸饭、煮汤面等。糙米、标准面粉内，B族维生素的含量高，应尽量采用。

### 4~6岁幼儿饮食配制

幼童的膳食是婴幼儿膳食向成人膳食的过渡，概括地说，就是在成人膳食的基础上膳食制备质量要高些，烹调得易消化些。在膳食制作上，要特别注意清洁卫生，防止细菌污染和食物腐败变质，食品以新鲜细软为好，加工要精细，烹调应注重色、味、香、形，使之外观诱人，花样多变，以免造成孩子偏食。

学龄前儿童以一日4~5餐为宜。早餐占全天总热量的30%，午餐占35%~40%，晚餐占25%，加餐、点心占10%左右。

### 4~6岁幼儿一日膳食举例

#### 表12　4~6岁幼儿一日膳食内容举例

| 食物类别 | 4~6岁食物用量（克） | 备注 |
| --- | --- | --- |
| 谷类 | 200~250 | |
| 牛奶 | 250 | 牛奶可用豆浆250克加 |
| 瘦肉类 | 50~75 | 鸡蛋半个代替 |
| 蛋类 | 50（1个） | |
| 豆腐或豆干 | 30 | 肝或血每周1~3次 |
| 蔬菜 | 150~200 | 黄豆10~20克，相当于 |
| 水果 | 50~100 | 豆腐75~150克，相当 |
| 烹调油 | 10~20 | 于豆腐干25~50克。 |
| 食用糖 | 10~15 | |
| 全日热能（千卡） | 1400~1700 | |
| 全日蛋白质（克） | 40~48 | |
| 全日脂肪（克） | 46~50 | |
| 全日碳水化合物（克） | 170~255 | |

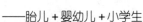

表13　4～6岁幼儿普通膳食谱举例

| 餐次 | 食品名称 | 食品成分 | 用量（克） | 蛋白质（克） | 脂肪（克） | 碳水化合物（克） | 热能（千卡） | 热能（千焦） |
|---|---|---|---|---|---|---|---|---|
| 早餐 | 大米粥 | 大米 | 25 | 2 | - | 20 | 88 | 370 |
| | | 面粉 | 50 | 5 | 2 | 37 | 177 | 740 |
| | 糖包 | 糖 | 10 | - | - | 10 | 401 | 168 |
| | 咸菜 | 咸菜 | 5 | - | - | 1 | 4 | 20 |
| 午餐 | 大米饭 | 大米 | 120 | 9 | 1 | 92 | 413 | 1730 |
| | 炒肉片油 | 瘦肉 | 50 | 10 | 15 | - | 175 | 740 |
| | | 豆腐片 | 20 | 5 | 2 | 1 | 42 | 180 |
| | 菜豆腐片 | 油菜 | 100 | 2 | - | 2 | 16 | 70 |
| | | 烹调油 | 8 | - | 8 | - | 72 | 300 |
| 加 | 苹果 | 苹果 | 150 | 1 | - | 19 | 80 | 340 |
| 晚餐 | 大米饭 | 大米 | 120 | 9 | 7 | 92 | 413 | 1730 |
| | 红烧鱼 | 小黄鱼 | 75 | 12 | 3 | - | 75 | 320 |
| | 炒小白菜 | 小白菜 | 150 | 3 | - | 3 | 24 | 100 |
| | | 粉条 | 5 | - | - | 5 | 20 | 80 |
| | 粉条 | 烹调油 | 10 | - | 10 | - | 90 | 380 |
| | 合计 | | | 58 | 41 | 282 | 1729 | 7260 |

## 4～6岁幼儿饮食禁忌

　　幼儿不宜多吃干果、糖果、巧克力、冰淇淋等脂肪和糖太多的零食，尤其不要在饭前吃，以防影响正常的食欲。

　　咸鱼咸肉皆不易消化、含盐量高且不新鲜，不提倡作为幼儿膳食。

　　幼儿也不宜食用刺激性食品、油炸食品、整粒干果、带刺的鱼及带骨的家禽。

### 有关幼儿及儿童营养的几个问题

1. 怎样计算 4 ~ 6 岁幼儿的营养需要

这一阶段的孩子一般称为学龄前儿童，对于孩子来讲，营养的好坏直接关系到其生长发育，而孩子的生长发育又直接体现在身高和体重上。正常的学龄前儿童体重、身高可以用一个简单的公式大概的估算一下：

体重（千克）= 年龄 ×2 +8

身高（厘米）= 年龄 ×5 +75

假如您的孩子 6 岁，那他的正常体重应为 $6 \times 2 + 8 = 20$ 千克左右；而身高则应为 $6 \times 5 + 75 = 105$ 厘米左右。

当然，由于每个孩子的具体情况不同（如父母的身高，自身发育的早晚等），即使在同一年龄的孩子中这些指标也是有一定的差异的，这就是所谓的"个体差异"，这个差异一般波动在 10% 的范围以内。如果超出这个范围，应该引起家长的注意。如体重低于同年龄、同身高幼儿的 15% 则属于营养不良；体重高于同年龄、同身高幼儿 20% 的应属于肥胖。

对于正常的学龄前孩子来讲，每日需要的营养素应为：

蛋白质：每千克体重约为 2.5 ~ 3.0 克，注意其中优质蛋白（动物性蛋白）应占到 1/2 以上。最好每天有牛奶。

脂肪：每千克体重约为 3 克，不饱和脂肪酸（植物油）应占脂肪总量的 1/3 。

碳水化合物：每千克体重约为 15 克，绝大部分应来自于主食，而不是糖果。同时应注意不要只吃精白米、精白面，要有适当的粗粮，这样有助于孩子摄入更多的维生素、矿物质和膳食纤维。

2. 饮料不能多喝，果汁就可以多喝吗？

酸甜爽口的果汁几乎受到了所有孩子的喜爱。从某种程度上来说，纯果汁是一种不错的食品，它不同于人工配制的饮料，它没有人工色素、香精、也没有人工甜味剂，它富含维生素 C，不含脂肪，是婴幼儿补充维生素 C 的途径之一，但是，有些孩子用果汁来代替水，这是不正确的，因为从另一角度来讲，婴幼儿大量饮用果汁对身体有害无益。

果汁中含有较高的糖分，喝得太多会影响孩子的正常食欲，而果汁本身所含

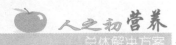

的营养素种类较少，是不能够用来代替食物的，所以久而久之，会造成孩子营养不良。

果汁中含糖越多，渗透压就越高，就越不易被人体细胞所吸收，反而还会带走细胞中的水分，加重孩子身体缺水的情况。因此，天越热，越大量补充果汁饮料，不但不会使孩子解渴，相反还会使孩子缺水。

果汁中的糖和我们日常吃的白糖不完全一样，其中含有很多的果糖，婴幼儿特别是婴儿对果糖的吸收很差，大量摄入果糖会引起宝宝腹泻。所以幼儿营养学家的观点是：半岁以下的宝宝不应喝任何果汁，一岁以上、两岁以下的宝宝可以食用果汁，但每日不要超过 100 毫升。大一些的孩子可以适当多喝一些果汁，但最好将摄入量控制在每日 300 毫升以内，以免影响孩子的正常生长发育。

最后还要多说一句，如果孩子渴了，需要补充水分，最好的饮品就是白开水。

3. 叫"某某奶"的食品都是奶吗？

目前市场上各种叫"奶"的饮料真可以说是五花八门、琳琅满目。很多家长以为，叫"奶"的饮料必然是用奶做的，喝哪种都一样，也就由着孩子的性子来进行选择。殊不知，这里面还是有一些学问的。一般来说，叫"奶"的饮料可分为三种：第一种虽然叫"奶"，可和真正的奶根本就搭不上边，如"椰奶"实际上是椰汁，"豆奶"实际上是豆浆，只不过是乳白色的外观有些像奶罢了。第二种叫"奶"的虽然含奶的成分，但严格地讲应该叫"含乳饮料"，因为它不是纯粹的牛奶，如各种味道酸甜的"A、D 钙奶"及果汁奶等。一般来说，乳饮料的含乳量只有真正奶类的一半甚至更少，由于其中加入了各种调味剂，所以更得小孩子的宠爱，但如果把这种含乳饮料作为奶长期给孩子喝，就会"因小失大"，也就是说，博得了小孩子的一时高兴，却没有摄入足够的蛋白质等营养成分。第三种"奶"才是真正的奶，那就是各种袋装牛奶、盒装牛奶和酸奶。在这里，我们教给大家一个简便的鉴别方法，那就是留意一下食品的标签，标签上有食物成分的列表，一般来说，凡是蛋白质含量大于 2.7% 的就可以认为是真正的牛奶。当然，前两种"奶"特别是椰汁和豆浆，也是很好的食品，只不过是不能作为奶来喝罢了。

4. 有酸味的奶都是酸奶吗？

酸奶味道酸甜，有些还加有各种果料，从冰箱里拿出来，清凉爽口，很受孩子们的喜爱。不仅如此，酸奶还有很多优点，它与牛奶一样，含有丰富的营养，比如优质蛋白和钙质，同时它又优于牛奶。因为酸奶是牛奶经乳酸菌发酵而成的，所以，酸奶中含有活的乳酸杆菌和乳酸，使肠道内酸度增高而抑制腐败菌的繁殖，使肠道更加健康。牛奶中的乳糖是一种不太好消化的糖，这也是很多人喝牛奶肚子不舒服、肚胀、甚至腹泻的原因，而酸奶由于乳酸菌的发酵作用，有很大一部分的乳糖被分解掉了，所以变得好消化了。

既然酸奶有这么多的优点，我们当然应该让孩子们多喝些酸奶，特别对于不爱喝牛奶的孩子更是如此。但我们在给孩子们选择酸奶时还是有讲究的，因为并不是所有味道酸甜的奶都是酸奶。目前市场上味道酸甜的奶制品大体上分为两种，一种就是真正的酸奶，它是由纯牛奶加入乳酸菌发酵而成的。另一种是用少量的酸奶加入水、糖和柠檬酸等成分勾兑而成的饮品，奶的含量很少，它确切的名字叫含乳饮料，顾名思义，我们应该把它当成一种饮料，而不是牛奶来喝。由于口味的原因，孩子们似乎更喜爱后者，但从营养角度来讲，当然是前者更好喽。即便同是酸奶，在品质上也有所不同。在这里我们建议，一是最好在可靠的地方来买，二是最好认品牌，三是塑料杯和纸盒包装的一般质量较好，小塑料袋装的一般差些。最后我希望，为了宝宝的健康，我们作家长的每人都能有一双"火眼金睛"，在替我们的宝宝选择美味的同时也选择营养。

5. 孩子可不可以吃糖？

孩子究竟可不可以吃糖？为了这个问题，专家以及孩子的家长关注了好多年，也讨论了好多年，但一直也没有得到一个统一的说法，在这里，我们首先需要对糖作个一般性的了解。

糖的学名叫"碳水化合物"，它是人体不可缺少的营养物质，与蛋白质和脂肪共同组成三大产能营养素。以我们中国人的膳食模式来讲，它应该是"产能的大部队或主力军"，我们每天所需要的能量的60%～70%是由糖类来提供的。糖类可以简单地分为单、双糖和多糖。我们每天所吃的主食和烹调用的淀粉里含有很多的多糖，而孩子们喜爱的糖果则主要是单、双糖了。多糖在体内经过消化后变成单、双糖才能够被吸收。

说到这，我们明白了一个道理，那就是：糖类是我们随时随地都需要的营养素，但绝不意味着非得以糖果的形式吃进去，我们每顿饭吃进去的主食在肚子里都能变成糖。所以，说得极端一些，一个吃正常饮食的正常人即使一辈子不吃糖果，也是不会有任何问题的。

想必大家对于过多吃糖的害处早已经有了不少的了解，如：吃糖太多容易患

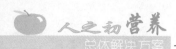

肥胖病；吃糖太多会抑制食欲，影响其他营养素的摄入，久而久之会造成儿童营养不良；吃糖太多会引起龋齿；甚至吃糖太多会引起近视眼、心血管病、佝偻病及骨质疏松症等。所以，有些家长不让孩子吃一点糖，以为这样就是爱护孩子了，并且为自家孩子这么与众不同，这么有毅力而自豪。这种做法是否正确呢？我想，在这个问题上，我们不妨应用一下辩证法。

首先，我们丝毫也不否认大量吃糖对儿童身体所造成的不利影响。但对于孩子来说，快乐的童年、健康的心理状态、尽可能多的愉快的体验与健康的体魄一样，都是头等重要的事情。甜食，是童年众多的乐趣之一，它能够给孩子带来愉快的感觉，那么我们这些作大人的为什么要完全剥夺这种快乐呢？

另外，上学的孩子用脑较多，而大脑进行思考时所消耗的能量并不亚于肌肉活动所消耗的能量，而且脑细胞非常"挑食"，它只"吃"葡萄糖，当人体血糖降低的时候，脑细胞就有可能"挨饿"，这时思维就会变慢，记忆力和学习能力就会下降，严重时可能发生晕厥。因此对孩子来说，如果在此时吃上一块糖，应该不是一件坏事情。

幼儿园或小学校开运动会时，孩子们又跑又跳，运动量突然加大，需要消耗大量的能量，如果在运动前半小时吃点糖或甜食，就可以补充身体运动所需要的能量，就像小飞机在起飞前要先加满油一样。

虽然吃糖有这么多的好处，但同时也有许多的坏处，所以孩子们吃起糖来绝不是多多益善。我们在这里提倡的只有两个字，那就是"适度"。

6. 儿童便秘怎么办？

平时看到有些小孩子的父母，当孩子说要"拉屎"时，他们的表现不亚于得到了什么奖励一样高兴。原因是这些孩子便秘，一两天甚至好几天才排一次大便。做孩子的难受，做家长的苦恼。如果您的孩子有便秘的毛病该怎么办呢？

首先，最好让儿科大夫检查一下，看一看孩子的肠道是否有疾病，如先天性巨结肠等。如果排除了这方面的问题，那就应该在饮食和行为习惯上下些功夫了。

便秘的表现就是粪便在大肠内停留的时间过长，粪便中的水分大量被吸收，粪块变得干硬，无法顺利排出。由于这些代谢所产生的"垃圾"不能及时的排出体外，"垃圾"内所含的毒素就会在体内造成"污染"。便秘的儿童常会感到头晕、头痛、恶心、食欲减退、肚子胀等，对孩子的健康十分不利。

在饮食上，我们应该从缩短粪便的肠道停留时间和增加粪便水分上下功夫。

便秘的孩子要多喝水，养成及时补充水分的好习惯，而不是等感到很渴时再喝，每天至少要喝 1.5 升的水。要多摄入一些膳食纤维。在对付便秘上，膳食纤维有"三大功能"，其一是缩短粪便的肠道停留时间；其二是增加粪便体积；其三是保持粪便的水分。这三个功能都有助于排便。含膳食纤维较高的食物有蔬菜、水果和粗粮。这三类食物除了能促进排便外，同时也含有较多的维生素和矿物质，所含的营养素高于同等量的细粮，并且对肥胖的孩子减肥也有一定帮助，让孩子多吃一些这样的食物，我们何乐而不为呢？

具体在食物选择上，我们可以让孩子常吃芹菜、韭菜、萝卜、菠菜、苹果、香蕉、蜂蜜等。另外，多脂的食物如牛奶、花生、芝麻、核桃等也有助于排便。

在行为方面，应该让孩子养成"定时"的生活习惯。定时吃饭；定时睡觉；定时起床；定时排便。让生物钟正点运行，形成规律。还有非常重要的一点是要让孩子多运动，孩子多运动有诸多方面的好处，比如，使孩子的身体更健壮；长得更高；心情更愉快；也能够缓解学习所带来的紧张情绪等等，还有一点您要知道的就是：运动可以加快肠道蠕动，对改善便秘很有好处。

如孩子便秘较严重，需要借助于药物治疗时，也不要忽视饮食和行为习惯的调节。这会对药物治疗有辅助作用。并且，药物治疗不可能是终生的，而良好的饮食和行为习惯应该在儿童期养成并保持终生。

7. 孩子发烧时应怎样吃饭

很多疾病都会引起发烧，对于孩子来说最常见的发烧是由感染引起的，几乎所有的孩子在成长过程中都经历过发烧的情形。发烧是人体对感染的一种防御性反应，它可调动人体的抵抗力来抗击侵入人体的细菌或病毒。

那么，孩子发烧时对于营养方面的影响有哪些呢？

首先，发烧能加速代谢的过程，使身体对于营养和能量的消耗增加，需要及时的补充营养以弥补消耗。另外，发烧时消化系统的功能减退，胃液分泌减少，使孩子消化食物的能力下降。

知道了发烧时的这些特点，我们就可以有针对性地来给孩子安排食物了。

当孩子有病发烧时，父母由于心疼孩子，往往给孩子买一些"好吃的"，其实此时不是补充营养的最好时机。这个时候孩子食欲不好而且消化功能会减弱，应该给孩子吃一些较清淡的流质或半流质食物，如藕粉、白米粥加咸菜、挂面甩蛋花、水果或果汁、菜泥、鱼丸青菜汤等，如孩子无腹泻及腹部不适的状况，也可以给孩子吃些酸奶或少量冰淇淋。这些食物既容易消化，又可以补充水分。此

时在食物的种类选择和摄入数量上不必太勉强孩子。

孩子病好了，烧退了以后，会食欲很好。这时需要我们做父母的一定要把好关，不要让孩子一下子吃得太多，以免引起消化不良。

等再过几天孩子完全恢复后，就可以给孩子多吃些营养丰富的食物以弥补发烧时的消耗了。

8. 患多动症的孩子应该怎么吃？

患多动症的孩子自我控制能力差，注意力无法集中。这类孩子通常遵守规则的能力较差，难于管教；学习能力较低，学习成绩不好。

对于多动症儿童的治疗目前一般是药物加上心理及行为疗法。大家可能不知道，儿童多动症与饮食还是有些关系的，饮食也能够起到一些辅助治疗作用呢。

我们都知道，蛋白质是婴幼儿及儿童神经系统和身体发育的物质基础，人在幼年期如果蛋白质摄入不足首先会影响身体的生长，使孩子瘦弱、矮小，当蛋白质严重缺乏时会导致智力发育不良，影响孩子的智商。所以处于生长发育期的儿童要有充足的蛋白质摄入。但凡事物极必反，蛋白质也绝不是多多益善。患有多动症的儿童一般来说都有蛋白质摄入过量的情况。

蛋白质在体内代谢后会产生一些小分子的含氮物质，如氨、肌酐、尿素氮等。这些"含氮废料"要先进入血液，然后经过肾脏从尿中排出。这些"废料"对人体是有毒害作用的，特别是神经系统对血中的氨很敏感，血氨多时会使孩子烦躁不安，难以自控。而且，过量的蛋白质摄入必然要使人体的"下水道"——肾脏的负担加重。所以，即使是正在长个儿的小孩子也不要摄入过量的蛋白质。

患有多动症的儿童在饮食上应把握好两个大的原则，那就是——膳食多样化和平衡膳食。前者是指不要让孩子养成挑食和偏食的不良习惯，所吃食物的种类越多越好，因为每一种食物所含的营养素都不是完全一样的，都有其他食物不可替代的特点。后者要说的是孩子所吃的每一种食物的量都要适可而止，不要爱吃的就吃很多，不爱吃的就吃一点点儿。我们平时就可以见到很多这样的孩子，如爱吃糖和甜食、不爱吃饭的孩子；爱吃肉，不爱吃青菜的孩子等。我们的家长要帮助这些孩子养成好习惯，纠正坏习惯。

医学研究证明，多动症的孩子应该多食用含甲基水杨酸盐类较高的食物，如西红柿、苹果、杏、橘子等水果和蔬菜；少吃刺激性强的食物和调味品，如胡椒、辣椒等，并尽量避免食入过多的食品添加剂。也可以适当多食入一些对神经系统和大脑有益的食物如动物肝、蛋黄、瘦肉、豆制品、干果类、木耳、海带、紫菜等，牛奶对神经系统有镇静作用，而且还含有适量的蛋白质及足够的钙质，应该是孩子每天必备的食物。

9. 孩子该不该吃零食？

零食是指正餐之外的食物，绝大多数的孩子都喜欢吃些零食。这些食品主要包括各种膨化类食品、焙烤类食品、坚果、糖果、糕点、水果、饮料等。由于这类食品香甜可口，颜色诱人，所以对于儿童来讲，零食的吸引力往往大于一日三餐对他们的吸引力。但对于我们做父母的来说，却有不同的态度，有人把吃零食归于不良习惯，一点儿也不给孩子吃，有的家长却一味迁就孩子的口味，孩子要吃什么就给什么，这些都不是正确的态度，都不利于孩子的健康成长。

其实，科学的给孩子吃零食是有益的。人体内的消化器官尤其是胃肠的工作是有规律性的。一日三餐定时定量对胃肠道是合理的负担。如果不间断地无限制无定量地食用各种零食，胃就要不停地工作，胃液总是处于分泌状态，从而增加了胃的负担，导致到了吃正餐的时候，胃液会分泌不足，食物不能充分被消化，从而造成孩子食欲下降，营养不良。从另外一个角度来说，零食能更好地满足身体对多种维生素和矿物质的需要。调查发现，在三餐之间加吃零食的儿童，比只吃三餐的同龄儿童更易获得营养平衡。孩子从零食中获得的热量达到总热量的20％；获得的维生素占总摄食量的15％；获得矿物质占总摄食量的20％；铁占15％。这表明，零食已成为孩子获得生长发育所需养分的重要途径之一。

当然，零食毕竟只是孩子获得营养的一条次要渠道，不能取代主食。合理的吃零食的方法是应在次数上和量上加以限制，在品种上进行选择。这样就可以把零食变成加餐。大家可以参照以下方法：

（1）零食可以选在两餐之间吃，如上午10点前后，下午3~4点及晚上睡前。千万不要在正餐前吃，以免影响孩子吃饭。

（2）每次不要让孩子吃得太多，一定要掌握好摄食量。如2~3块维夫巧克力；1块蛋糕；2~3块饼干；1杯酸奶；1个水果；几块肉干；一些坚果类如花生、核桃、瓜子等。选择时最好选择正餐所缺乏的营养素，以补充正餐的不足。

（3）家长为孩子选零食时一定要考虑到食品的安全性及卫生状况，要在可靠的超市购买，千万不要食用一些假冒伪劣食品而影响孩子的健康。

10. 牙齿与饮食的关系

一口洁白整齐的牙齿不光是美观的需要，而且对于健康也是必不可少的。牙

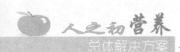

齿，人称"脏腑之门"，它对食物的消化、语言的发生都有直接关系。就像人们常说的那样"牙好，胃口就好"。特别对于儿童来说，倘若牙齿残缺不全，食物在嘴里咀嚼不充分，在胃里的消化就要受到影响，从而影响孩子的生长发育。

儿童比较常见的牙病是龋齿，小孩从两岁多就开始面临龋齿的危险。我们平时讲的龋齿，其实并非牙齿长"蛀虫"，而是牙齿间的食物残渣的腐蚀，引起牙面脱钙，再加上蛋白酸的溶解作用，形成龋洞。孩子龋齿的发生与饮食及卫生状况关系很大。研究表明，大多数人的龋齿是由口腔中的乳酸杆菌和变形链球菌所造成的。这种细菌在酸性环境中活性很强，它们紧紧依附在牙齿冠上，利用人们摄食时残留在口腔中的含蔗糖的食物残渣在牙缝隙的深处缺少氧气的条件下将含糖类食物代谢，产生乙酸、丙酸、丁酸、乳酸等酸性物质，从而腐蚀牙齿。它们首先腐蚀牙齿表面坚硬的保护层－牙釉质，直至内部牙髓，引起牙髓彻底破坏，这不但给孩子造成痛苦，还会导致乳牙提前脱落，直接影响食物消化吸收，阻碍孩子正常的生长发育，个别严重的甚至可引起败血症。慢性根尖炎反复发作，可成为身体感染的根源，通过复杂的机制，引起心脏、肾脏等器官的疾病，因此，世界卫生组织早就将龋齿排在心血管和癌症之后，列为全世界要重点防治的三种疾病之一。

龋齿的预防要从生活习惯和饮食习惯入手，前面已详细的讲过，龋齿的发生是口腔中的细菌和残留食物共同作用的结果。而我们是很难将细菌从口腔中彻底清除干净的，所以，最现实的作法是保持口腔卫生，减少食物在口腔中的残留。而什么样的食物有致龋齿的作用，什么样的食物对牙齿有保护作用呢？在这里我们对大家作一个简单的介绍。

能够使细菌发酵产生有机酸的食物主要是蔗糖，而含有蔗糖的食物简直是太多了，如米饭、馒头等各类主食、各类糕点以及糖果和甜饮料等。米饭、馒头等主食是由淀粉组成的，表面看起来不含有蔗糖，但在口腔中会被唾液淀粉酶分解一部分，产生蔗糖。很多糕点本身就是用白面或米面制作的，同时又要加入蔗糖。糖果及饮料也是一样含有大量的蔗糖。医生们曾作过这样一个实验，将三颗表面光滑完好的牙齿分别放在柠檬爽、可乐、雪碧中，15分钟后，通过电子显微镜就可以清晰的看到，牙齿表面受到了程度不同的腐蚀。45分钟后腐蚀加重。到12个小时后，三颗牙的牙釉质损害都比较严重。以上的实验是模拟儿童频繁喝饮料，饮料在牙面停留的时间以及睡前喝饮料的特点，饮料对牙齿的腐蚀作用是由饮料本身的酸性和其中含有的蔗糖共同作用的结果，这些特点使饮料的致龋齿作用得到增强。除上述食物外，瓜果中也含有糖分，瓜果所含的糖中果糖的比例较高，其致龋作用比精制的糖要小，而且其中含有大量水分，使糖不易粘附在牙齿表面。

由于牙齿本身也是骨组织的一种，所以，对骨骼健康有好处的食物也有利于维护牙齿的健康。众所周知，构成牙齿的主要原料是钙和磷，特别是钙，在食物中的含量低于磷，吸收率也不是很高。所以，如果膳食中钙摄入量不足或吸收不充分，就会影响到牙齿的坚固。我们应为孩子多选一些含钙高的食物如牛奶及奶制品、豆制品、虾皮、海带等，也可以补充一些钙剂和有促进钙吸收作用的维生素 D。氟在牙齿中虽然含量极少，但也是牙齿不可缺少的重要成分，它参与氟磷灰石结晶的形成，具有耐酸作用，并能抑制龋齿细菌的酶活性而保护牙齿，对防治龋齿有重要作用。含氟的食物有莴苣、海带、海虾等，茶叶中含氟量也比较多，饮水也是我们日常氟的一个主要来源，可让孩子适当多吃含氟食物，平时可用茶水漱口，或少量饮用淡茶水。还可选用含氟牙膏刷牙。但是一定要注意，氟摄取并非多多益善，氟过多可使牙釉质变黄变脆，从而损害牙齿健康。此外，维生素 A 可增加牙床粘膜的抗菌能力，维生素 C 也可影响牙的钙化。因此，如果膳食中维生素 A 和维生素 D 供给不足，是促进龋齿形成的一个重要的间接因素。维生素 C 缺乏还易造成牙齿松动。鉴于上述，要保持牙齿的坚固、整齐、洁白、美观、防止龋齿的发生，首先，应限制孩子饮食中的甜食，不要养成无节制的吃零食和糖果糕点的习惯。孩子吃糖后数分钟，宜喝少许白开水或用清水漱口，以免吃糖后口腔酸度迅速增加，发酵产酸，溶解牙齿表面的钙和磷，促进龋齿的形成。同时应避免婴儿含奶头睡觉，孩子入睡后唾液分泌和吞咽动作大大减少，留在口腔里的奶汁便为腐蚀性细菌繁殖提供了充分养料，促使龋齿形成。其次，补充足够的营养，孩子的饮食中应多些富含蛋白质、钙、磷和维生素 A、维生素 D、维生素 C 的食物，如牛奶、动物肝脏、鸡蛋、鱼、肉、虾皮、豆制品、深颜色的蔬菜和水果。第三，适当摄取含氟食物。第四，锻炼孩子牙齿的坚固性。可以有意给孩子吃些较为粗糙、干硬或含纤维较高的蔬菜、水果及烤馒头等。这些食物在口中咀嚼，有明显的摩擦洁净作用，既可以刺激牙齿生长，还能增强牙周组织结构，使窝沟变浅，从而减少和防止龋齿的发生。第五，注意口腔卫生。孩子 1 岁半左右，即可教他们饭后或睡前用温开水刷牙或漱口。2～3 岁的孩子，20 颗乳牙出齐后，应该培养刷牙习惯。晚上刷牙后、睡眠前不吃糖果和其他甜零食。

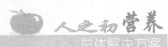
11. 用食物来保护孩子的视力

现在，"有学问"的孩子是越来越多了，而且"有学问"的年龄越来越小。很多孩子在幼儿园就开始戴上了小眼镜，还有更多的孩子视力处于正常与不正常的边缘状态。据调查显示，中国学生近视发病率在全世界的排名，已从1998年的第4位上升为第2位，仅次于日本。而且近视发生的年龄越来越小。俗话说："眼睛是心灵的窗户"，古人也说过："目为五官之首"。眼睛的重要，由此可见一斑。而保护孩子们的视力，是我们做家长的非常重要的责任。

引起儿童近视的因素有很多，如看书时眼睛与书本的距离、光线强度等。对于用眼卫生想必大家也都有所了解，但是饮食与视力的关系就可能被您忽视了。其实，近视与饮食有着非常密切的关系，因为造成近视的直接原因，是视觉疲劳，这显然与学生们学习紧张，负担过重有关，但每个个体对视觉疲劳的承受能力不同，这里有遗传和用眼卫生的问题，而饮食也是其中的一个重要方面。有关资料调查显示，多数近视患者血钙偏低，维生素A缺乏，血清蛋白和血红蛋白也偏低，同时近视还与体内钙、锌、铬等微量元素的营养状况有关。

**蛋白质：**蛋白质是组成肌肉的基本物质，眼睛的睫状肌也是如此。缺乏蛋白质视力极易疲劳。儿童要摄入足够的蛋白质，尤其是动物性蛋白如瘦肉（包括畜肉、禽肉、鱼、虾等）、蛋类、奶类、豆类、动物内脏等。

**甜食：**过量摄入甜食可使眼内一些组织的弹性降低，眼轴容易延长。另外，一次性大量摄入食糖会使血糖升高。血糖高时，眼房水渗透压改变，房水可能进入晶状体，促使晶状体变凸，从而使屈光度增加，造成近视。糖类是一种酸性食物，大量食用会消耗体内的碱性物质及维生素 $B_1$，也可以造成视力发育不良或导致视力下降。过量的摄入糖还会使体内的钙、铬和维生素 $B_1$ 减少，这都不利于视力的维护。

**维生素A：**维生素A是我们了解最多的对视力有好处的维生素。缺乏维生素A的时候，眼睛对黑暗环境的适应能力减退，严重时容易患夜盲症。维生素A还可以预防角膜干燥和退变。尤其是对于经常看电视和用电脑的孩子来说，更应该吃些含维生素A多的食物。维生素A比较好的食物来源有：动物的肝脏、蛋黄、牛奶、胡萝卜、苋菜、菠菜、韭菜、青椒、红心白薯及有些水果如橘子、杏子、柿子、枇杷等。

**维生素C：**维生素C是组成眼球晶状体的成分之一。如果缺乏维生素C就容易使晶状体混浊，严重者就是白内障。正常人的眼内含丰富的维生素C，是血液中的 30 倍，可以起到抗白内障的作用。如果饮食中能保证维生素 C 的含量，就可以增加眼睛内维生素 C 的含量。含维生素 C 多的食物主要是各种新鲜的蔬菜和水果，其中尤以青椒、黄瓜、菜花、小白菜、鲜枣、生梨、橘子等含量最高。

**维生素 B$_1$：**维生素 B$_1$ 是视觉神经的营养来源之一，维生素 B$_1$ 不足，眼睛容易疲劳。富含维生素 B$_1$ 的食物有：瘦肉、动物肝肾、新鲜蔬菜、糙米、豆类等。

**维生素 B$_2$：**维生素 B$_2$ 就是我们常说的核黄素，它能保证角膜、视网膜的正常代谢。一旦缺乏就容易引起角膜炎，会出现畏光、流泪、视力减弱、眼睑痉挛等症。富含维生素 B$_2$ 的食物有：蛋类、瘦肉、牛奶、干酪、酵母、扁豆等。

**维生素 E：**维生素 E 具有抗氧化作用，可抑制晶状体内的过氧化脂质反应，使末梢血管扩张，改善血液循环，对治疗某些眼病有一定辅助作用。但儿童不宜服用维生素 E 制剂，还是要通过膳食来补充。各种植物油中维生素 E 的含量均较高，是饮食中维生素 E 的主要来源。

**钙：**据调查统计，近视患者普遍缺钙，钙与眼球的形成有关。人体缺钙时，保持眼球形状的外壳巩膜的弹性就会减退，眼球容易延长，时间久了就会近视。眼部肌肉的收缩与缺钙也有密切关系，长期缺钙会引起眼部肌肉麻痹，有时还会发生痉挛。含钙丰富的食物有：牛奶及奶制品、豆类及豆制品、虾皮、芝麻酱、海带、油菜、菠菜等。

**硒：**硒是一种具有抗氧化作用的微量元素，硒缺乏也是引起视力减退的重要原因，动物的肾、肝和眼睛含有极丰富的硒。

**铬：**铬也是一种人体所必需的微量元素。体内缺铬时，胰岛素的作用降低，血浆的渗透压上升，眼睛的晶状体和眼房水渗透压即发生改变，使晶体屈光度增加，造成近视。同时，由于胰岛素调节血糖的功能受到影响，身体便不能有效地利用糖，严重缺铬时，就会出现中等程度的空腹高血糖、糖尿、血管变性等现象，这些现象同样对视力有较大损害。富含铬的食物有：小米、玉米、麦片、糙米及鱼虾等。

不合理的饮食结构也会导致视力下降。主要表现在两方面：饮食结构的单一和许多少年儿童有偏食、嗜糖的不良习惯。偏食导致营养素的摄入不均衡，因为不同食物中所含营养素有所不同，偏食会使很多有益的营养素摄入不够。较多的摄食糖类也会使其他营养素摄入不足或消耗身体内对眼睛有益的元素，并使体液变为酸性。这些不良习惯都会阻碍饮食保护视力的作用。

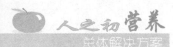

良好的饮食结构应该是多样化的食物、均衡的营养素，而不是偏重于某几种食物。所以孩子应从小养成不挑食、不偏食的饮食习惯。

不科学、不合理的烹调会破坏营养素在食物中的存在和含量，降低眼睛对营养成分的吸收。有时也可能会产生一些对视力有害的物质。从而不利于眼睛的保健。如富含维生素 A、C 的菜肴一定要现烹现吃，时间一长就会使维生素的含量大大减少。维生素 C 和 B 族在酸性环境中比较稳定，在碱性环境中却容易被破坏，所以，做菜煮粥最好不要放含碱的物质。富含钙的食物原料不要与竹笋、茭白等一起熟制，因为这类菜肴中含有大量的草酸，二者一起烹制会形成不溶于水的草酸钙，影响机体对钙的吸收。前不久，美国一眼科权威的研究结果显示，摄入烧煮、熏烤太过的蛋白质类食物，如烤羊肉串、炸鱼串等，将严重影响青少年的视力，促成眼睛近视。

除上述提到的食物外，缓解和消除视疲劳的食物还有：

碱性食物：如苹果、柑橘、海带、蔬菜等。多食碱性食物可以中和体内的酸性环境，保持体内的弱碱性，缓解偏酸性带来的视疲劳。

含咖啡因的食物，能增加呼吸的频率和深度，促进肾上腺的分泌，兴奋神经系统，使人抵抗疲劳。含咖啡因的食物有茶叶、咖啡和巧克力等。

含维生素 B 和维生素 C 的食物可以把人体疲劳时产生的有害代谢物质清理掉，对眼睛也有保护作用。这类食物有粗粮、动物肝、马铃薯及新鲜的蔬菜和水果。

12. 不提倡儿童过多食用的食物

随着人们生活水平的普遍提高，大多数家庭中又都是独生子女，父母对子女更加疼爱，往往对孩子的要求也是"有求必应"，但孩子年龄小，对事物的分辨能力差，家长一定要帮孩子把好"入口"关，这首先就需要家长们对食物有一定的辨别能力，不要让孩子"为嘴伤身"。以下食物是孩子们爱吃又常吃的食物，同时又是不宜多吃的食物。

**糕点：**是一种以食糖、油脂、面粉为主要原料，配以鸡蛋、牛奶、果仁、豆沙、枣泥等辅料，经烘烤、油炸或蒸制等方法，制成的美味食品。由于花色繁多，且具有香、甜、酥、脆等特点，深受孩子们的喜爱。但是，在糕点中糖和油所占的比例远远高于一般的食品，而维生素、矿物质和膳食纤维的含量很低。经常食用各种糕点是不符合营养学要求的，特别是对正处于生长发育期的儿童更是如此。

**果冻：**果冻类食品，虽冠以果字头，却并非来源于水果，而是人工制造物，其主要成分是海藻酸钠。虽然来源于海藻与其他植物，但它在提取过程中，经过酸、碱、漂白等处理，许多维生素、矿物质等成分几乎完全丧失，而海藻酸钠、琼脂等都属于膳食纤维，不易被消化吸收，如果吃得过多，会影响人体对蛋白质、脂肪的摄入，也会降低对铁、锌等无机盐的吸收率。此外，果冻中还要加入人工合成色素、食用香精、甜味剂、酸味剂等，对孩子的生长发育与健康也没有益处。

**彩色食品：**彩色食品颜色鲜艳、美丽，容易吸引儿童注意力并得到儿童的喜爱，但绝大多数的彩色食品都不是它们本身所具有的色彩，而是在食品加工中人为添加进去的食用色素。食用色素有天然和人工合成两大类。天然色素对人体无毒无害，但数量较少，它对光、热、酸、碱等敏感，在加工贮存过程中很容易变色和褪色。所以彩色食品所用的色素大部分是人工合成的。它们是从石油或煤焦油中提炼出来并经化学方法合成的，因而或多或少地还有毒性，儿童摄入少量允许使用的食用染料，虽然不会立即引起临床可见的反应，但会对机体产生一定的影响。首先，这种食用染料能消耗体内的解毒物质，干扰体内正常的代谢反应。主要表现为体内亚细胞结构受到损害，干扰多种活性酶的正常功能，从而使糖、脂肪、蛋白质、维生素和激素等的代谢过程受到影响，症状为腹胀、腹痛、消化不良等。其次，合成色素还能积蓄在体内，导致慢性中毒。当合成色素附着胃肠壁时，可引起病变；附着泌尿器官时，容易诱发结石。另外，儿童体内各器官组织比较脆弱，对化学物质较为敏感，如过多食用合成色素，会影响神经系统，容易引起好动或多动症。

**爆米花：**有人要问，米中含铅量并不高，为什么一"爆"含铅量就高了呢？其原因在于爆米花的工具上。因为在爆米花机的铁罐内和封口处有一层铅或铅锡合金，当铁罐加热时，一部分铅以铅烟或铅蒸气的形式出现，当迅速减压爆米时，铅便容易被疏松的米花所吸附而使米花受到污染。铅对人体是极为有害的，它被人体吸收后，主要危及神经、造血系统和消化系统，儿童对铅的代谢能力弱，滞留在体内的铅会使儿童生长发育迟缓、抗病力下降。临床表现为烦躁不安、食欲减退，有的伴有腹泻或便秘。铅中毒还会使儿童的智商降低。因此，儿童切勿贪食爆米花。

**橘子：**橘子含有多种维生素、矿物质、糖分、粗纤维，是受人们喜爱的水果。橘子中含有丰富的胡萝卜素，大量摄入时，如每天 1 斤左右连续吃一段时

间，可出现高胡萝卜素血症，其表现为手、足掌皮肤黄染，渐染全身，可伴有恶心、呕吐、食欲不振、全身乏力等症状，有时易与肝炎混淆。胡萝卜素在肝脏中转变成维生素 A，而大量的胡萝卜素在小儿肝脏不能及时转化，就随血液遍及周身各处沉积，对身体产生不良反应。有些孩子吃橘子过多还会出现中医所说的"上火"表现，如舌炎、牙周炎、咽喉炎等。因此，我们认为儿童吃橘子一天不应多于中等大小的 4 个。若吃多时，应停食 1～2 周再吃。

**巧克力：**巧克力味道香甜，很受儿童喜爱。有的家长以为巧克力营养丰富，就让孩子多吃。实际上，儿童并不宜多吃巧克力，尤其是食之不当，反而会影响儿童健康。因为巧克力的热量虽高，但它所含营养成分的比例，不符合儿童生长发育的需要，如儿童所需的蛋白质、无机盐和维生素等含量均较低，而含脂肪较多，在胃中停留的时间较长，不易被儿童消化吸收。如果儿童饭前吃了巧克力，到该吃饭的时候，就会没有食欲，即使再好的饭菜也吃不下。可是过了吃饭时间后他又会感到饿，这样就打乱了正常的生活规律和良好的进餐习惯。食物中的纤维素能刺激胃肠的正常蠕动，而巧克力不含纤维素。儿童食用巧克力过多，会使中枢神经处于兴奋状态，容易产生焦虑不安，心跳加快、食欲下降等不良反应。

**菠菜：**菠菜是一种营养丰富的绿叶蔬菜，但同时在菠菜中含有大量草酸，草酸在体内遇上钙和锌便会生成不溶于水的草酸钙和草酸锌，它们不会被吸收，只能随粪便排出体外。因此，摄入太多的菠菜有可能会引起儿童钙和锌的缺乏，不利于儿童的正常成长。

**鸡蛋**鸡蛋一直被认为是多食有益的食品，按我们的传统习惯来说，孕妇、产妇和儿童吃鸡蛋是多多益善，这是一种错误的认识。因为蛋黄内含有较多的胆固醇，儿童时期摄入过多的胆固醇有可能会沉积在动脉壁上，导致成年发生心血管系统疾病。所以儿童每天吃鸡蛋最好为 1～2 个，最多不宜超过 3 个。

**咸鱼、咸肉：**其中含有大量的二甲基亚硝酸盐，摄入体内后一部分会转变为具有致癌性的二甲基亚硝胺。有关研究显示，10 岁前开始吃咸鱼，成年后患癌症的危险性比一般人高 30 倍。

**泡泡糖：**泡泡糖中的增塑剂含有微毒性，其代谢物苯酚也对人体有害，此外，儿童吃泡泡糖的方法往往很不卫生，容易造成胃肠道疾病。

**罐头：**罐头食品在制作中都加入了一定量的添加剂，对成年人影响不大，但对儿童却有一定的影响。而且，由于保存期的需要，罐头食品都经过了高温杀菌，食品中的营养素特别是维生素会有很大的损失。所以儿童不要以罐头食品作为日常食品。

**方便面**：由于制作工艺的原因，方便面绝大多数是经过油炸的，为了防止脂肪氧化，延长保质期，炸方便面的油都是饱和脂肪，而过多的摄入饱和脂肪对身体健康是不利的。另外，方便面中都加入了一定量的抗氧化剂。而且方便面中没有新鲜蔬菜。所以说，方便面是一种高饱和脂肪、高热量的营养素单一的食品。我们不提倡儿童过于频繁的食用。

**熏烤食品**：羊肉等熏烤食品，在熏烤过程中食物中的蛋白质会发生变化，产生致癌物质。儿童常吃这类焦化食品，可在体内积蓄，使成年后患癌症的几率增加。

**冷食**：盛夏时节，天气炎热，让孩子多吃点冷食是可以的，但注意不要食用过量。因为儿童的胃肠道正处于发育阶段，胃粘膜比较娇嫩，过多的冷食进入胃内，会使胃粘膜血管收缩，胃液分泌减少，从而降低胃的消化能力，同时，也降低了杀菌能力。此外，冷的刺激，还会使胃肠发生痉挛，引起腹痛、腹泻，食欲减退，造成营养不良。所以，儿童食用冰棍、雪糕等冷食不宜过多，喝冷饮也应适度。

**碘强化食品**：正常成人一日碘摄入量应为 75～100 微克，日碘摄入小于 40 微克有可能患甲状腺肿等疾病。1 岁以内婴儿的日摄碘量为 40～50 微克；1～6 岁 70 微克。碘是人体内必需的元素，但却是微量元素，它具有双向性。缺乏和过多都会引起中毒。而且两者的中毒的症状近似。近期，我们已发现因补碘过量导致的高碘性甲状腺肿和智力、生长发育障碍的病人，这是因为服用过多含碘药物所致。为此，提醒家长，在食用普通含碘盐后，可鼓励小儿适量食用含碘丰富的食品，如海带、紫菜等海产品。如确实仍有缺乏，需在医生指导下进行补充，千万不要再盲目的补充碘强化食品和含碘药物。

**质量不高的小食品**：在学校外面总是有一些小贩叫卖小食品，这些小食品的特点是价格不高、外观好看、味道香甜，所以很受孩子们的喜爱，很多孩子愿意用自己的零花钱来购买小食品吃。但是，一般来说，这些小食品没有任何品质保障。目前，有不少小食品加工厂和"黑加工点"都在生产儿童小食品，这些小食品中含有各种各样的添加剂，这些添加剂中含有易引起人体过敏性反应的氮类等 20 多种化学物质。他们为了减低成本、牟取暴利，常常用人工合成添加剂代替天然添加剂，甚至超量添加，以使小食品达到香、酥、脆等特殊效果。而超量使用人工合成添加剂可导致过敏、畸形、癌变或细胞突变。特别是对儿童尤其是

婴幼儿来说，他们的免疫系统发育尚不成熟，肝脏的解毒能力较弱，极容易对小食品中的添加剂产生过敏反应，从而引起过敏性紫癜。紫癜症是一种免疫系统疾病，患此病者儿童较多。它能引起人体消化道出血、关节疼痛，严重的将会侵袭大脑、肾脏，造成终生不愈。据调查，很多紫癜患儿都有爱吃小食品的"爱好"，有的孩子竟以各种小食品代替一日三餐。临床观察发现：在"停吃"小食品后，结合药物治疗，患儿痊愈或症状减轻的达 90％ 以上。所以，家长一定要教育孩子不要在没有质量和卫生保证的小摊上买小食品吃。

# 婴幼儿在疾病或特殊状态下的营养与膳食

## §1  早产儿的喂养

俗话说，瓜熟蒂落。正常的宝宝应是妈妈怀孕 37 个星期后才生下的。他们在妈妈的肚子里发育基本成熟，各个器官都能够适应独立生存了。如果在妈妈肚子里待的时间不满 37 周（少于 259 天）、体重低于 2500 克、身长小于 46 厘米的婴儿，则为早产儿。

### 🌸 早产儿生理特点

一般早产儿的体重都很轻（500～2500 克），皮肤薄而发亮，哭声较低，呼吸不匀，四肢活动较少，体温较低。有些婴儿的口舌肌肉太弱，不能吮乳。抚养这些婴儿，除细心喂哺外，尤其必须维持体温和避免感染。早产的宝宝常因中枢神经尚未发育好而导致吸吮、吞咽反射不健全。胃容量很小，胃壁薄弱，胃酸及消化酶的分泌量少，各种酶的功能也没有发育完善，所以乳类中的蛋白质和脂肪的消化吸收比足月新生儿困难，对脂溶性维生素及盐类的吸收也不好。由于肝脏代谢能力不像足月新生儿那样好，胆红素排泄缓慢，导致生理性黄疸延迟，容易呈现高胆红素血症。肝糖原转成血糖的功能低易导致低血糖。血浆蛋白制造能力低下，容易形成水肿并降低机体的免疫力。

早产儿肝脏贮铁、骨骼贮钙、消化功能以及免疫功能都是不足的。胎龄越小，全身生理功能越弱，越易患贫血、佝偻病和各种感染。早产儿体内维生素 E 的储备不足，所以早产儿易发生硬化症、硬肿症和贫血。

出生时体重在 1500 克以下的婴儿和不能吮乳者，须留在医院暖箱中保持体温，而且喂养方法也不是家庭中常规方法所能办到的。所以，在这里我们所讲到的早产儿的喂养，是指体重在 1500 克以上，能够自己吃奶的宝宝。

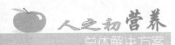
## 饮食原则

**1. 热量**

早产儿和足月儿的热能分配不同，在生长方面的热能约占总摄入量的40%，因为原来在胎内迅速增长的时期改为出生后完成，为了使早产儿接近于子宫内的生长速度，就需供给较高的热能。最初的2～3天内，每日每千克体重给50～60千卡（209～251千焦），3～7日时可给予70～75千卡（293～314千焦）。以后热量逐日增多，达到每日每千克体重供给120千卡（502千焦）时，体重即能增加。如婴儿胃口良好，体温、大便正常，无皮色青紫，无腹胀等现象，可每日每千克体重增加至140～150千卡（586～628千焦）。

**2. 糖类（碳水化合物）**

早产儿的肝糖原贮存不足，缺乏胰岛素分泌反应，血糖浓度较足月新生儿低，仅20～60mg，但很少发生临床低血糖症状。对于早产儿来说，单糖和双糖均易被消化吸收，糖是主要供给热能的营养品。各种双糖酶中乳糖酶的产生是最慢的，随着摄入增加它能很快在数天内产生。

**3. 蛋白质**

每日每千克体重需要量3～4克。由于早产儿有些氨基酸代谢酶发育尚未完善，应避免蛋白质摄入过多，以免增加溶质而致水潴留和血浆氨基酸值不正常增高。

**4. 脂肪**

早产儿对脂肪的消化吸收能力弱，体内贮藏脂肪较少，在一个较长时间内主要依赖自己体内脂肪的燃烧。与母乳喂养者相比，牛乳喂养者从粪便中丢失的脂肪更多。

**5. 矿物质和维生素**

许多矿物质和维生素都是在妊娠最后两、三个月时贮存在胎儿体内的，而妊娠7～8个月时出生的婴儿则贮备较少或没有贮备。加上早产儿出生后生长很迅速，对上述营养素的需求量比正常婴儿多。所以，早产儿和低体重儿较易发生矿物质和维生素缺乏，应及时予以补充。

### 饮食选择应首选母乳

喂养早产儿，以母乳为首选。母乳最适合婴儿的胃口和消化能力。若 1～2 天内，没有母乳，可向母子健康的产妇请求帮助，因用量很少，对于其他产妇的婴儿哺喂不会有影响。

如找不到母乳也可寻找母乳替代品，早产儿奶粉应为首选。如用牛乳喂养应谨慎，要减少牛乳中的脂肪含量，增加糖的量，使之成为低脂、高糖、高蛋白质的乳品为宜。也可以选用蒸发乳。蒸发乳的脂肪与蛋白质经过制备时的物理作用，比鲜牛乳更易于消化。一份蒸发乳加一份水或米汤，成分比鲜牛奶浓，再加蔗糖 5%～10%，对胃容量小而需要热量较多的早产儿尤为合适。但同时要注意宝宝有无呕吐、腹泻、便秘和腹胀等消化不良症状。

### 喂哺方法为少量多次

早产的宝宝出生 8 小时后，即可喂哺 5% 或 10% 的葡萄糖水，每 2 小时一次，每次约奶瓶 0.5～1 小格。24 小时后即可喂哺乳类。母乳喂养较为简易。若用牛乳喂养，起初 2～3 日内，每千克体重每日约给 60 毫升，以后逐渐增加，直到与婴儿所需的乳量相吻合。

每次喂乳量约 10～17 毫升，逐渐加量，每次增加不超过 2.5 毫升。所需水量可于两次哺乳之间加喂。

早产的宝宝口舌肌肉弱、消化能力差、胃容量小，而每日所需热量却又高于足月的宝宝，因此只能遵循少量多次的原则。1500 克以上的宝宝每日可分 8 次喂哺，即每 3 小时一次。如不能耐受，也可分成 12 次喂哺，即每 2 小时一次。1000 克以下的早产宝宝最好每小时喂一次。

### 喂养时要对宝宝细心呵护

最初几天，如婴儿不能吮乳，可用滴药管或滴乳管顺婴儿嘴角缓缓滴入。几天后，即可直接母乳或用奶瓶喂哺。

早产宝宝贲门括约肌发育较差，幽门括约肌力量较强，容易发生溢乳和吐

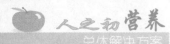
奶，因此喂哺后应将宝宝竖直抱起，自上而下轻拍背部，以减少吐奶和溢乳的发生。

宝宝出生后的 3~4 天内，体重都会有所减轻，这是由于喂哺不足和大小便排泄所致。对于不足月的宝宝来说，体重极为重要，要设法防止减轻。哺喂适当的早产宝宝，每日体重应增长 15 克，1 岁时体重就可与正常的宝宝相当了。

### 注意补充维生素和矿物质

早产的宝宝出生后头几天可能会出现因维生素 K 缺乏而导致的出血倾向，因此，出生后就应补充维生素 K，可肌内注射维生素 $K_1$ 0.5~1.0 毫克。为促进芳香族氨基酸的代谢，早产婴儿出生后每日应服用复合维生素 B 和维生素 C 各半片。早产的宝宝由于脂肪酶不足，对脂溶性维生素吸收较差，因此自出生后第 10 天起应服浓缩维生素 A 与 D，每日 2 次，每次 1 滴。早产的婴儿常在出生后 2~3 月时铁储存即耗竭，并由于在婴儿期生长速度比足月儿快，对钙的需求量也比正常婴儿多，因此早产儿和低体重儿较易发生铁缺乏和钙缺乏，从而导致缺铁性贫血和佝偻病。应当早期给予铁制剂（可用硫酸亚铁或 10% 枸橼酸铁铵）和钙制剂（可用葡萄糖酸钙）。但补充铁制剂不要太早，因为早产儿缺乏维生素 E，若过早供给铁制剂，有破坏红细胞的可能，出生后 10 天起每日补充维生素 E 15 毫克，出生 2 星期后，血清中叶酸浓度常低于足月婴儿，应每日补充叶酸 50 微克。1~2 岁以后，其生长发育状况基本上与足月婴儿相似，对各种营养素的需要量也与正常婴幼儿没什么区别了。

## §2　常见遗传疾病与营养

遗传疾病是先天性的疾病，目前有些遗传疾病可以用产前诊断的方法来确诊，从而提前采取措施。但对于已经出生的婴儿，目前尚没有完全有效、"一劳永逸"的治疗方法。遗传疾病的种类很多，我们这里给大家介绍的是常见的，而且能够通过饮食调整加以控制的遗传疾病。

### 苯丙酮尿症

**1. 饮食控制的目的**

苯丙酮尿症的英文缩写是"PKU"。它是由于病人的肝脏中缺乏一种叫做苯丙氨酸羟化酶的酶而引起的。大家都知道，我们所吃的天然食物中含有 20 种氨基酸，其中有一种叫做苯丙氨酸，它几乎存在于所有含蛋白质的食物中，是食物中一种正常的成分。苯丙氨酸的代谢依赖于苯丙氨酸羟化酶，它可以将苯丙氨酸转变为酪氨酸。当苯丙氨酸羟化酶缺乏时，会使血液中苯丙氨酸及其他苯环类化合物大量堆积，损害大脑神经系统。久而久之，使患病的孩子发生智力低下、癫痫、脑瘫等，给家庭和社会带来很大的痛苦和负担。但是，如果我们能够及早的发现，并及时进行饮食控制，可以使孩子与正常人一样学习、工作和生活。在这里，我们要再次向大家强调这一点：一旦发现孩子患病，饮食控制开始的时间越早越好。

**2. 饮食控制的原则**

饮食控制的原则有两条：第一，限制苯丙氨酸摄入量。第二，保证孩子的热量及各种营养素供应。

**3. 饮食控制的方法**

苯丙氨酸是一种孩子生长发育所必需的氨基酸，即使是苯丙酮尿症的孩子也应从食物中摄取合适的量，以保证正常的生长发育。但对于患病婴儿来说，过多的苯丙氨酸摄入则是有害无益的。各年龄组孩子苯丙氨酸的需要量为：0～2个月，40～70毫克/千克；3个月～1岁，25～55毫克/千克；1～3岁，20～40毫克/千克；4～10岁，10～40毫克/千克。而母乳及天然食物中的苯丙氨酸含量远远超过了这个需要量。如：母乳苯丙氨酸含量为 410 毫克/升；牛奶为 1590 毫克/升。豆类及动物性食物中的苯丙氨酸约占其蛋白质含量的 5%左右，植物及蔬菜水果中的苯丙氨酸占其蛋白质含量的 3%～4%。也就是说，食物中蛋白质含量越多，苯丙氨酸的含量也越高。因此，完全依赖天然食物不可能达到既保证营养，又限制苯丙氨酸的饮食控制原则。所以，必须以经过特殊配制的低苯丙氨酸配方奶为基础，再加上有选择的天然食物，就可以达到饮食治疗的目的。

在婴儿时期可以先给予低苯丙氨酸配方奶，再辅以天然奶类。如果是母乳，

每天的摄入量不超过 250 毫升，如果是牛奶，则每天不超过 100 毫升。其他不含蛋白质的营养素可与正常孩子一样补充。孩子 1 岁以后可以吃各种食物时，不要再给予天然乳类，但仍要坚持给予足够量的低苯丙氨酸配方奶，加上水果、蔬菜及低蛋白食物。

饮食控制最好终生坚持，但当孩子长到 12 岁后可适当放宽控制标准。

孩子可以吃的食物包括：青菜、土豆、水果、淀粉、藕粉、粉丝、粉条、糖等。

也可以吃一些米饭、米粥等主食，但应严格限制摄入量，一般每天限量在 1 两左右，其余用淀粉类食物补足。

## 糖原累积病

糖原累积病是由于遗传性的酶缺陷所造成的疾病，因为所缺乏的酶不同，而有不同的类型。最常见的类型是 I 型糖原累积病，这是由于肝脏内缺乏葡萄糖6-磷酸酶而造成的。葡萄糖 6-磷酸酶是分解糖原所必需的酶之一。当这种酶缺乏时，贮存于肝脏中的糖原不能被分解成葡萄糖，使糖原大量存积在肝脏内。而糖原的作用是在人体饥饿时分解产生葡萄糖，以维持血糖的稳定。所以，患有 I 型糖原累积病的孩子会发生低血糖，在孩子很小的时候经常的低血糖可对孩子的大脑发育产生不利影响。而当人体不能充分利用葡萄糖燃烧产生能量时，会通过其它营养素的分解来产生葡萄糖，从而产生过多的脂肪、乳酸及尿酸。造成血脂增高、酸中毒及血尿酸增高。

1. 饮食治疗目的

I 型糖原累积病可以通过营养治疗来纠正低血糖，维持体内血糖水平的稳定，避免发生酸中毒。

2. 饮食治疗方法

注意给孩子补充各种维生素及矿物质。蛋白质食物如肉、蛋、奶应供给充足。不要给孩子吃高脂肪的食物。最好不要给孩子吃糖、甜食及过多的水果。

哺乳期的孩子可以少量多次地喂食一些淀粉糊或米粉，以避免血糖突然下降。在夜间更应加以注意。

已添加辅食的孩子可少量多次的喂食用凉白开冲的生玉米淀粉，这样可以使淀粉在一个较长的时间内缓慢吸收，避免发生低血糖。玉米淀粉的喂食次数一般

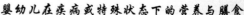

为每日 4 次，每 6 小时一次。喂食的量应从少量逐渐增加，可以从 1.75 克/千克体重开始逐渐增至 2.2 克/千克体重。

当体内乳酸增多时可适当服用碳酸氢钠，也就是我们平时说的小苏打来中和一部分乳酸。

另外，应注意最好不要剧烈活动，以免加重低血糖症状。

## 半乳糖血症

半乳糖血症是一种由于消化酶缺陷而导致的先天性糖代谢障碍。这种病发生的原因是由于体内 1 - 磷酸半乳糖尿苷转移酶缺乏所引起的。由于这种酶的缺乏，使半乳糖代谢的中间产物积聚在身体内产生毒性，如不及时采取措施，会使孩子发展成肝硬化和白内障，并影响身体的生长及智力发育。

各种乳类中所含的乳糖是半乳糖的来源。患病婴儿的病情与乳品的摄入量关系密切。由于母乳中乳糖含量高于牛奶，所以用母乳喂养的患儿症状更加明显。如孩子诊断为半乳糖血症，及立即采取饮食控制。

饮食控制的方法是在食物中严格排除乳糖，孩子不能摄入所有乳类及乳制品。最好终身坚持饮食控制，但当孩子 8 岁以后可放宽限制。

由于患病婴儿不能摄入乳类，所以选用合适的代乳品是非常重要的。所选用的代乳食品应完全满足婴儿生长发育的需要并不含乳糖。

可以采用的代乳食品有豆浆、米粉、鸡蛋、葡萄糖或蔗糖、植物油和各种维生素、矿物质和微量元素制剂。代乳食品配方中各种食物品种可根据孩子的需要随时加以调整。

需要注意的是目前市面上所售的去乳糖配方奶粉中仍含有一定量的乳糖，所以，它只适用于乳糖不耐受的孩子或成人，而不适用于患半乳糖血症的孩子。

## 肝豆状核变性

肝豆状核变性是一种遗传性铜代谢异常的疾病。由于铜代谢异常而导致铜在体内各种组织如肝脏、脑、肾脏和角膜中沉积引起的一系列疾病。如果能够早期诊断及治疗，病情是可以得到控制的。

治疗的方法简单地说就是把住铜进出的两头。一头是应用药物来促进铜的排

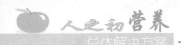
出，另一头是通过饮食控制和药物来减少铜的摄入。药物的应用应在医生的指导及监测下进行。而饮食控制则需要我们努力及坚持，简单地说，肝豆状核变性的饮食治疗就是采用低铜膳食。

铜是一种微量元素，铜缺乏会导致贫血等疾病。由于铜的生理需要量很低，所以正常人较少发生铜的缺乏。像所有的微量元素一样，铜过量会引起中毒，这对于正常人来说也是如此。联合国世界卫生组织（WHO）建议，铜的每日摄入量为 0.05 毫克/千克体重。中国营养学会认为人们每天从膳食中摄入铜的安全范围为成年人每日 2 ~ 3 毫克，既不会引起缺乏，也不会导致中毒。低铜膳食中铜的含量一般认为不应超过每日 2 毫克，儿童患者应在每千克体重 0.1 毫克以下。

食物选择的总的原则就是：

> 1. 避免食用含铜高的食物。
> 2. 不用铜制器皿烹煮食物。
> 3. 保持理想体重，防止肥胖。

食物中含铜量受当地土壤及水的影响较大，一般来说食物中含铜量粗粮高于细粮；肝脏高于一般肌肉；瘦肉高于肥肉；蛋黄高于蛋白。

少用或免用的食物包括：动物肝、虾、蟹、贝壳类、干豆类、干果类、干蘑菇、可可、巧克力等。

肝豆核变性经过及时、系统、规范的治疗及饮食控制，体内沉积的铜会慢慢减少，症状会逐渐好转，以至消失。

# §3　小儿营养性贫血与饮食

## 贫血的一般症状

贫血是儿童时期常见的一种症状，是指末梢血液中单位容积内红细胞数、血红蛋白量均低于正常或其中一项明显低于正常，根据世界卫生组织的标准，6 个月 ~ 6 岁儿童的血红蛋白低于每分升 11 克、6 ~ 14 岁儿童血红蛋白低于每分升 12

克，就可诊断为贫血。贫血的宝宝皮肤粘膜苍白，在口唇、口腔粘膜、内眼睑及甲床等部位比较明显。易于疲倦，不爱活动，不愿爬行和站起来走动，经常坐着，不爱笑，不追逐玩具，看见生人及去新环境只知躲避而不去探索，没有认物和发音表示意向的要求。较大的孩子可诉说头晕、眼前发黑、耳鸣等。此外，贫血还会造成肌肉无力，体格发育缓慢，皮下组织水分增加，有虚胖感。严重贫血时有低热、食欲不振、头昏、怕冷等症状。贫血会影响神经细胞和神经纤维的发育，使儿童产生智力障碍，上课时精力不集中、多动，理解力差，学习能力下降等。

## 您的宝宝有贫血吗

如果您发现您的宝宝吃饭不好，脸色苍白，嘴唇、眼睑和指甲都没有红润的颜色，您就可以带孩子上医院去检查一下。取指头血测定血红蛋白是一个简单易行的检测贫血的方法。贫血的程度可按血红蛋白的高低来分类：

轻度：血红蛋白 110~90g/L（9~11g/dl）

中度：血红蛋白 89~60g/L（8.9~6.0g/dl）

重度：血红蛋白 59~30g/L（5.9~3.0g/dl）

极重度：血红蛋白 <30g/L（<3.0g/dl）

如果孩子有贫血，首先要确诊一下贫血的原因，如果是营养性贫血，就可以通过相应的药物及饮食加以纠正。

## 营养性贫血

引起贫血的因素有很多，如由于骨髓造血功能不良所导致的贫血；再生障碍性贫血；由于红细胞异常或膜的缺陷而导致的贫血；血红蛋白结构异常而导致的贫血；溶血性贫血；失血性贫血等。而与饮食有密切关系的则当属营养性贫血。

营养性贫血，顾名思义，就是由于某些营养素的缺乏导致的贫血。血液中的红细胞和血红蛋白的生成需要许多营养素作原料，当由于种种原因这些原料不足时就会发生营养性贫血。营养性贫血是儿童时期的一种常见病，它不仅影响儿童的正常生长发育，还是感染性疾病的诱因，在儿童贫血病例中营养性贫血占主要位置。营养性贫血，最常见的可分为两类：①缺铁性贫血；②缺乏叶酸及维生素$B_{12}$所致的巨幼细胞性贫血。此外，还有蛋白质－热能营养不良和其他矿物质、

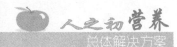

微量元素和维生素缺乏引起的贫血。

### 缺铁性贫血

1. 发病原因

铁是合成血红蛋白的原料，缺铁时会使血红蛋白的合成不足，血液中血红蛋白和红细胞减少，在医学上称为小细胞低色素性贫血。

孩子铁缺乏最常见的因素有以下几方面：

首先是先天铁贮备不足，这是仅仅针对婴儿而言。因为婴儿出生前在妈妈的肚子里面要事先贮存一定量的铁以供出生后最初大约半年的需要。这些铁的贮备主要是在胎儿期最后三个月来完成的。如果是早产儿、多胎或母亲本身就有铁缺乏时，均可以导致婴儿先天性的铁贮备不足。

其次是后天的铁摄入不足，婴儿生长发育愈快，机体需要的铁质也愈多。正常婴儿从母体获得的铁只够 4~6 个月的需要，母乳及动物乳汁中含铁均低。但母乳中铁的吸收率可高达 50%~70%，因此吃母乳的小孩缺铁性贫血的发生要低于吃牛奶者。牛、羊奶中铁的含量比人乳还低一些，而且其吸收率仅在 10%~30%，所以完全用牛奶或羊奶喂养的宝宝从 6 个月到 2 岁之内患缺铁性贫血的达 76%。掌握不好添加辅食的时机也是孩子发生缺铁性贫血的一个重要因素。如果不能按时给婴儿增添各种辅食，势必造成婴儿营养性贫血。但如果过早添加辅食，尤其是早期添加淀粉类食物，谷物中的植酸会与铁结合，影响铁的吸收。所以只要母乳充足，就不要过早添加淀粉类辅食。如果过早加食水果和蔬菜，其中的纤维和草酸就会干扰母乳中铁的生物效价。幼儿挑食、偏食以及食谱安排不当，尤其是当膳食中缺乏足够的蛋白质、维生素 C、叶酸和维生素 $B_{12}$ 时，也是造成儿童缺铁性贫血的原因。简而言之，给婴儿添加辅食时一定要掌握好时机，太早或太晚均可能影响婴儿的生长发育。

第三是铁的需要量增加，如生长发育较快的孩子，其生长超过正常标准数值，这样就需要更多的铁。

另外，铁缺乏除食物中的铁摄入不足外，慢性失血也可造成贫血，这种情况多见于儿童有肠道息肉、胃或十二指肠溃疡、痔、钩虫病等。如果以大量未煮沸的鲜牛奶喂小孩也可造成肠道慢性小量失血，因为孩子血液里可能含有一种抗体，这种抗体与鲜牛奶中的不耐热蛋白发生作用，造成肠道小量失血，时间久了就会发生贫血。此外，长期慢性消化功能紊乱，影响营养素的吸收而增加了铁和蛋白质的损失，也是贫血的重要因素。

2．易发年龄

营养性贫血多在6~12个月初发，6个月~3岁为发病高峰年龄。婴儿在母体中贮存的铁已在6个月内用完，如6~8个月时添加的辅食的种类和数量没有达到婴儿所需要的量，就不能够摄取足够的铁，症状往往在9~12个月时出现。低体重或早产儿由于胎儿期铁贮备较少，贫血往往会在2~3个月时就发生。

3．饮食原则

（1）婴儿从4~5个月起就要及时添加含铁质食品，如蛋黄、肝、肉类、绿叶菜。

（2）以基本膳食为基础，供给充足的热能。

（3）应有足够的动物性食物。动物性食物中含有较多的铁及优质蛋白。蛋白质是合成血细胞的原料，而且，氨基酸和多肽可与非血红素铁结合，形成可溶性、易吸收的复合物，促进非血红素铁的吸收。在选择食物时不仅要看它的铁含量，还要了解食物中铁的吸收率。动物性食物中的血红素铁的吸收率远远高于植物性食物中的铁，其吸收率大约在20%左右。植物性食物中的草酸、植酸、磷酸等会影响铁的吸收，所以，尽管黑木耳、菠菜中的含铁量虽然较高，但属于非血红素铁，不易被吸收。

（4）每日增加含铜较多的食物，铜可促进铁的吸收。

（5）给予丰富的维生素A、B、C。维生素A可增加抵抗力，B族维生素可促进患儿食欲，维生素C可将三价铁还原为二价铁，从而促进非血红素铁的吸收，增加机体对疾病的抵抗力。蔬菜及水果是维生素和无机盐的重要来源。

（6）减少抑制铁吸收的因素。鞣酸、草酸、植酸、磷酸等均有抑制非血红素铁（植物中的铁）吸收的作用。

（7）保持正常量或稍低量的脂肪。

（8）若有腹泻或消化不良时，采用低脂肪少渣半流食或幼儿软食。

（9）患儿如有水肿，采用低盐饮食，但不宜过分限盐以免降低患儿食欲。

（10）贫血症状严重者，可补充铁剂，常用的铁剂有硫酸亚铁、枸橼酸铁、富马酸铁、葡萄糖酸铁或琥珀酸亚铁等。同时服用维生素C以促进吸收。在这里

需要特别强调一下，补充铁剂应在医生指导下，以免过量发生中毒，铁过量比铁缺乏的后果要更加严重。

4. 饮食选择

（1）可多选用瘦肉（包括猪、牛、羊、鸡、鸭、鱼肉）、鸡蛋、牛奶等优质蛋白食物。这些可提供容易吸收的铁和维生素 $B_{12}$。

（2）每周应有动物内脏如肝、肾、心等。动物内脏含有较多的铜、铁和维生素 A、D。

（3）常吃动物的血制品如猪血、鸡血、鸭血等，但要注意卫生。血液中的血红素型铁可直接被肠道吸收，不受食物中草酸、植酸等的影响。

（4）不要忘记选用大豆类制品如豆浆、豆腐、豆腐干等。在动物蛋白摄入不够时更应如此。

（5）新鲜水果蔬菜中含维生素 C，维生素 C 能够增加铁的吸收率，每天都应该有。

（6）浓茶中含有较多鞣酸，菠菜、茭白中草酸较高。贫血的孩子不应过多的摄入这些食物。

表14　儿童常用食物中铁的含量（mg/100g）

| 食物 | 含量 | 食物 | 含量 |
|------|------|------|------|
| 猪肝 | 25.0 | 大豆 | 11.0 |
| 牛肝 | 9.0 | 红小豆 | 5.2 |
| 牛肉 | 0.9 | 蚕豆 | 7.0 |
| 猪肉 | 0.4 | 菠菜 | 2.5 |
| 黄鱼 | 1.8 | 苋菜 | 4.8 |
| 带鱼 | 2.3 | 藕 | 0.5 |
| 鸡蛋 | 2.7 | 西红柿 | 0.4 |
| 母乳 | 0.1 | 橘子 | 0.2 |
| 牛乳 | 0.1 | | |

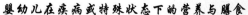

5. 膳食举例

表15　高蛋白、高铁贫血软饭食谱举例

| 餐次 | 食品名称 | 食物成分 | 用量（克） | 蛋白质（克） | 脂肪（克） | 碳水化合物（克） | 热能（千卡） |
|---|---|---|---|---|---|---|---|
| 早餐 | 牛奶加糖 | 牛奶 | 250 | 7.5 | 8 | 8.5 | 135 |
| | | 白面 | 50 | 6 | 1 | 25 | 133 |
| | 麻酱甜花卷 | 芝麻酱 | 10 | 2 | 5 | 2 | 61 |
| | | 糖 | 8 | | | 8 | 20 |
| 午餐 | 烂饭 | 大米 | 75 | | 1 | 77 | 349 |
| | 炒猪肝 | 猪肝 | 60 | 13 | 3 | 1 | 83 |
| | | 菠菜 | 100 | 2 | | 2 | 16 |
| | 碎菠菜 | 油 | 8 | – | 8 | – | 72 |
| 加餐 | 煮蛋 | 鸡蛋 | 50 | 5 | 4 | – | 56 |
| | 苹果 | 苹果 | 150 | | | 7 | 28 |
| 晚餐 | 大米粥 | 大米 | 25 | 2 | – | 20 | 88 |
| | 馒头 | 白面 | 50 | 5 | 1 | 37 | 177 |
| | 西红柿 | 西红柿 | 100 | 1 | – | 2 | 12 |
| | | 鸡蛋 | 50 | 5 | 4 | | 56 |
| | 炒蛋 | 油 | 8 | – | 8 | – | 72 |
| 加餐 | | 豆浆 | 200 | 9 | 4 | 2.5 | 63 |
| | 豆浆加糖 | 糖 | 10 | – | – | 8 | 32 |
| | 合计 | | | 65 | 47 | 200 | 1320 |

6. 饮食禁忌

（1）注意膳食纤维不要过量，过高的纤维影响微量元素（其中包括铁）的吸收。

（2）不提倡纯素的饮食模式，因为植物性食品中铁的吸收率低于动物性食品。

（3）少食用过分精制的谷物，因为谷物中的必需微量元素铁、铜、锌、铬等均在外皮部分。

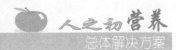
（4）不要给孩子喝浓茶及咖啡，这两种食物会妨碍铁的吸收。

### 巨幼细胞性贫血

**1. 发病原因**

营养性巨幼红细胞性贫血是由于缺乏维生素 $B_{12}$ 和叶酸所致。临床上的主要特点为贫血，红细胞的数目减少、体积变大，骨髓中出现体积较大的未成熟的红细胞，所以叫巨幼红细胞性贫血。膳食内维生素 $B_{12}$ 和叶酸供应量不足或肠道内细菌合成量不够是发病的主要原因。缺乏叶酸和 $B_{12}$ 可引起红细胞在成熟过程中 DNA 的合成发生障碍，因而产生营养性巨幼红细胞性贫血。引发红细胞这种改变的疾病很多，但在儿童时期，95% 以上是由于维生素 $B_{12}$ 和/或叶酸缺乏所引起的。所以在这里我们主要介绍由于缺乏维生素 $B_{12}$ 和/或叶酸所致的巨幼红细胞性贫血。

由于维生素 $B_{12}$ 主要来源于动物性食品，同时母乳中维生素 $B_{12}$ 含量又较低，当哺乳的母亲由于各种原因在膳食中缺乏动物性食品时其乳汁中维生素 $B_{12}$ 的含量就会更低。牛奶及乳制品经加热后叶酸有较多被破坏，羊奶本身叶酸含量就极低。用这样的奶来喂养婴儿很容易发生巨幼红细胞性贫血。

孩子营养不良或长期素食，也会发生巨幼红细胞性贫血。

此外，还有几种先天性的维生素 $B_{12}$ 吸收障碍所导致的贫血。如恶性贫血，由于胃壁上内因子缺乏所致的维生素 $B_{12}$ 吸收障碍而导致的贫血；维生素 $B_{12}$ 选择性吸收障碍贫血，是一种常染色体隐性遗传病，主要在婴儿期发病，因为回肠不能吸收内因子——维生素 $B_{12}$ 复合体，从而导致维生素 $B_{12}$ 缺乏。由于这些原因引起的维生素 $B_{12}$ 缺乏而导致的贫血用饮食治疗没有效果，必须肌内注射生理需要量的维生素 $B_{12}$ 才有好转，但需维持终生注射。

**2. 巨幼红细胞贫血的一般表现**

患巨幼红细胞性贫血的孩子皮肤苍白、毛发稀黄、颜面稍有浮肿，精神不振、面无表情。还有食欲不振、呕吐、腹泻、舌炎。严重的病例可有皮肤出血点或淤斑。

在这样的孩子中，轻度或中度贫血者占多数。

维生素 $B_{12}$ 对于神经髓鞘具有营养作用，所以严重缺乏维生素 $B_{12}$ 的孩子还可以有神经精神症状，发病的孩子表情呆滞、眼神发直，对周围事物反应迟钝、嗜睡等。并可引起智力和动作发育障碍。

3. 饮食原则

对于未添加辅食，单纯用母乳喂养的婴儿来说，其母亲应注意摄入合理的营养，多食用富含叶酸及维生素 $B_{12}$ 的食物，乳母不提倡纯素的食物模式。如因为宗教信仰或疾病只能吃素食者，应特别注意补充维生素 $B_{12}$。长期素食者，每天应补充 6 微克的维生素 $B_{12}$。

人工喂养的孩子，可用含有叶酸及维生素 $B_{12}$ 的配方乳哺喂。

如孩子已添加辅食或已能吃饭，应选用富含叶酸及维生素 $B_{12}$ 的食物。

对于缺乏症状严重的孩子，应使用叶酸及维生素 $B_{12}$ 制剂来治疗。维生素 $B_{12}$ 的用量是 15 微克，肌内注射，每日一次，约 7~10 天见效。叶酸口服，每日 3~4 次，每次 5 毫克。同时服用维生素 C 可提高疗效。

大剂量的维生素 C、维生素 $B_1$ 和铜可降低维生素 $B_{12}$ 的利用率，会使得 $B_{12}$ 进一步缺乏。所以，补充维生素及矿物质时应注意不要过量。

4. 食物选择

多选用动物性食物如，肝脏、瘦肉等，发酵的豆制品中含有较多的维生素 $B_{12}$ 及优质蛋白。

豆腐、肝脏及绿叶蔬菜中含有叶酸较多，可适当多选用。

烹调肉类食物时不要加碱，也不要过分烹煮，烹调温度不宜过高。因碱性和高温均可使维生素 $B_{12}$ 受到破坏。甚至牛奶进行巴氏消毒都可以造成 $B_{12}$ 的丢失。

表 16　儿童常用食物中的叶酸含量（mg/100g）

| 动物性食品 | 含量 | 植物性食品 | 含量 |
|---|---|---|---|
| 牛肝 | 0.33~0.38 | 苹果 | 0.01 |
| 牛肉 | 0.10~0.11 | 大豆 | 0.34 |
| 鸡肉 | 0.12~0.20 | 白菜 | 0.06 |
| 鲜肉 | 0.09 | 马铃薯 | 0.08 |
| 蛋 | 0.09 | 胡萝卜 | 0.10 |
| 乳 | 0.005 | 西红柿 | 0.07 |
| | | 菠菜 | 0.17~0.24 |

表17 儿童常用食物中的维生素 B$_{12}$ 含量（微克/克）

| 动物性食品 | 含量 | 植物性食品 | 含量 |
|---|---|---|---|
| 牛肝 | 310～1200 | 大豆 | 2.0 |
| 羊腿 | 17～66 | 整麦 | 1.0 |
| 牛乳 | 1.6～6.6 | | |
| 羊乳 | 1.4 | | |
| 人乳 | 0.41 | | |

5. 膳食举例

早餐：牛奶或豆浆1杯（200毫升）
　　　烤馒头片1片（50克）
　　　拌黄瓜1小碟（50克）
加餐：番茄汁或橘子汁1杯（200毫升）
午餐：瘦肉炒青菜（肉50克，青菜200克）
　　　鸭血菠菜汤（鸭血25克，菠菜50克）
　　　米饭1小碗（50～100克）
加餐：蒸鸡蛋羹1个（鸡蛋50克）
晚餐：酱鸡肉（50克）
　　　豆腐干炒青菜（豆腐干20克，青菜150克）
　　　馒头1个（50克）
睡前：牛奶1杯（200毫升）

### 其他矿物质及维生素缺乏与贫血

1. 铜缺乏与贫血

铜是一种人体必需的微量元素，它可以组成含铜的酶和一些金属蛋白，铜蓝蛋白就是一种重要的含铜蛋白。铜缺乏时含铜酶的活力降低，铜蓝蛋白的含量下降。铜可以促进铁在小肠的吸收，铜蓝蛋白可以促进血红蛋白的合成，所以缺铜时可造成贫血。

确诊缺铜性贫血可检查血浆铜蓝蛋白、血清铜、红细胞铜及尿铜、发铜等。

治疗应针对病因，从饮食中供给足够的铜，纠正营养不良，治疗易引起铜缺乏的慢性疾病等。早产的婴儿容易发生铜缺乏，可用铜强化牛奶或奶粉来喂养。必要时可用硫酸铜口服或肌内注射，治疗有效者，血象和临床症状很快得到改善。

选择含铜较高的食品可参照下表18。

表18  含铜较高的食品（mg/kg）

| 食物名称 | 含铜均值 | 食物名称 | 含铜均值 | 食物名称 | 含铜均值 |
|---|---|---|---|---|---|
| 芝麻 | 16.8 | 茴香 | 11.5 | 萝卜缨 | 9.8 |
| 大豆 | 13.0 | 荠菜 | 14.6 | 大白菜 | 9.7 |
| 青豆 | 10.4 | 龙须菜 | 11.4 | 葱 | 9.2 |
| 芋头 | 12.9 | 茄子 | 12.8 | 山药 | 7.8 |
| 油菜 | 11.2 | 猪肉 | 20.0 | 绿豆 | 8.3 |
| 菠菜 | 13.5 | 猪肝 | 25.0 | 小麦 | 5.5 |

2. 锌与贫血

人体内有将近400种酶的活性与锌有关。锌缺乏时，红细胞的合成会受到影响，从而导致贫血。此外，锌严重缺乏还会引起孩子生长发育停滞。

含锌较高的食物有：牡蛎、胰脏、肝脏、谷粒、粗粮、干豆、坚果、鸡蛋、瘦肉、鱼等。牛奶中锌的含量比肉类中少得多，白糖和水果中含量很低。食物经过精制，锌的含量大为减少。如小麦经过加工磨成面粉，去掉了胚芽和麦麸，锌含量只剩下了原来的1/5。

3. 其他元素

钴是一种稀有的金属元素，它是维生素 $B_{12}$ 的组成成分。钴缺乏会引起维生素 $B_{12}$ 的缺乏而导致贫血。此外，其他的微量元素如锰、钼、硒、铬、锗和矾缺乏时都可能导致贫血。

维生素 C 和维生素 E 以及有些 B 族维生素缺乏也会引起贫血。

所以，我们建议孩子们应从小养成良好的饮食习惯，不要挑食和偏食，每天用好三餐，每餐都应有足够的主食、动物性蛋白和蔬菜水果。只有这样，才不会发生某类营养素的缺乏，才能够健康成长。

## 贫血儿童的食疗验方

### 1. 鸡汁粥

用料：母鸡1只（约1000克）、粳米60克。

做法：将鸡宰杀洗净，煮鸡汁，以原汁鸡汤分次同粳米煮粥。先用旺火煮沸，改用微火煎煮成粥。

早晚餐食用。

鸡肉味甘、微温、能温中补脾，益气养血，补肾益精。鸡肉含较高的蛋白质，其中的脂肪以不饱和脂肪酸为主。以鸡煎汁同粳米用则有补脾益阴，养血强体作用。主治年幼体弱，气血不足，营养不良。

### 2. 鹿角胶粥

用料：鹿角胶5~15克、粳米60克、生姜3片。

做法：先将粳米煮成粥，待沸时加入鹿角胶、生姜一同煮为粥。

宜冬季服食，3~5天为一疗程。

鹿角胶为鹿角煎熬浓缩而成的胶体，味咸，性微温，有补肾阳、益阴血的止血作用。用于治疗气血两亏，病后体弱的虚寒证者。

### 3. 脊肉粥

用料：猪脊肉100克、粳米100克、食盐、香油、川椒粉各少许。

做法：先将猪脊瘦肉洗净，切成小块，用香油炒一下，然后加入粳米煮粥，待粥成时，加入调味品，再煮沸即可。

可作早餐食用，量不限。

脊肉是指猪脊背上的精肉，古代医家把它作为药用。脊肉味甘、性平。猪瘦肉中含有丰富的蛋白质，高达17％，并含较多的钙、磷、铁等营养成分。因此用猪瘦肉同米煮粥，加入调味品，不但其味鲜美，而且补益人体。可治疗体质亏损，脾虚血弱。

本粥性味平和，一般均可服食，但不宜选用肥肉。

4. 韭菜炒羊肝

用料：韭菜 100 克、羊肝 120 克。

做法：将韭菜、羊肝洗净，韭菜切小段，羊肝去筋膜，切片。起锅加油、调料，旺火急炒，至熟即可。

佐餐食用，间食之。

羊肝性味甘平，善于补血益肝明目。韭菜味甘辛，性温，能补肾助阳，温中开胃，主要含有挥发油、硫化物、苷类、蛋白质及钙、磷、铁等成分。用于治疗血虚面色萎黄，肝虚血少，视力减退。

5. 乌鸡参芪汤

用料：乌鸡肉 150 克、党参、北芪各 30 克。

做法：乌鸡肉洗净，沸水稍浸，除去血腥味，然后切块。将党参、北芪洗后用纱布装好，加调料与鸡肉置炖盅，隔水清炖。

饮汤食肉，晚餐后用。

乌鸡补益气，与党参同用可益气之阴，与北芪同用可补气之阳，因此，本膳可益气补血。治疗气血双亏，脾胃不健，食少便溏，肾弱发育不佳。

## 贫血孩子的推荐食物

### 1. 早餐食物

**蛋白食物**：铁强化奶粉、牛奶加糖、酸奶、豆浆加糖、鸡蛋羹、煮鸡蛋、卤鸡蛋、瘦酱肉片、豆腐干等。

**主食**：小馒头、小笼包、三鲜包、麻酱花卷、小蛋糕、面包、豆包、椰蓉包、两面枣丰糕、大米红枣粥、小米粥、红豆粥等。

### 2. 午、晚餐食物

**菜类**：清蒸鱼、卤猪肝、菜末炒肝末、鲜虾肉泥、什锦猪肉菜末、虾末菜花、猪肝丸子、胡萝卜泥、番茄鱼泥、碎菜牛肉、肉末番茄、肉末卷心菜、炒碎青菜、麻酱拌茄泥、清蒸肝糊、胡萝卜炒肉丝、海带丝炒肉丝、青椒炒肝丝、番茄熘丸子、芹菜炒肉丝、莴笋炒肉丝、扁豆炒肉丝、蒜苔炒肉丝、青椒炒肉丝、海米香菇油菜、香干海米拌芹菜、卤猪肝、拌鱼肉、三色鱼丸。

**主食类**：红小豆粥、菜肉馄饨、牛肉水饺、虾肉小笼包、豆沙包、芝麻

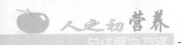

包、什锦糖包（核桃仁、花生仁、芝麻、果脯、葡萄干、蜜枣、瓜条、京糕、桂花、白糖）、小笼包、麻酱花卷、肉末菜粥、鸡肉末粥、肉松饭、疙瘩汤、蛋黄粥、鱼肉松粥、麻酱花卷、小肉卷、菜肉小包子、鱼肉水饺、两米芸豆粥、玉米面黄豆粥、肉末软饭、鸡蛋面条、肉末面条、葱油虾仁面。

**汤类**：鸡血豆腐汤、虾皮紫菜蛋汤、西红柿鸡蛋汤、猪肝菠菜汤等。

**水果类**：苹果酱、鲜红薯泥、红枣泥、苹果、香蕉等。

**3. 食物制法举例**

（1）鱼肉糊：收拾干净的鱼 50 克，鱼汤、精盐、淀粉各少许。将鱼肉切成 2 厘米大小的块，放入开水锅内，加入精盐煮熟。除去鱼骨刺和皮，将鱼肉放入碗内研碎，再放入锅内加鱼汤煮。把淀粉用水调匀后倒入锅内，煮至糊状即可。

（2）碎菜牛肉：牛肉 15 克，胡萝卜 10 克，葱头 5 克，番茄 5 克，黄油 5 克。将牛肉切碎，加水煮后待用；胡萝卜切碎、煮软；葱头、番茄均切碎待用。将黄油放入锅内，然后放入葱头搅拌均匀，再将胡萝卜、番茄、碎牛肉放入黄油锅内，然后用微火煮烂即成。

（3）肉末菜粥：大米（小米）50 克，猪肉末 30 克，青菜 50 克，油 10 克，酱油 5 克、盐 2 克、葱姜末少许。米熬成粥，青菜炒肉末。加入米粥内，同熬煮一下。

（4）麻酱拌茄泥：茄子 250 克，麻酱 15 克，精盐 1.5 克，味精 2 克，葱、姜、蒜末各少许。将茄子洗净，去皮，切成 1 厘米厚的圆片，上锅蒸熟。把葱、姜、蒜末、麻酱、味精放入，拌匀即成。

（5）香椿芽拌豆腐：豆腐 100 克，嫩香椿芽 25 克。香油 3 克，精盐 2 克。放在一起拌匀即可。

## §4  婴儿腹泻的饮食宜忌

婴儿腹泻是婴幼儿最常见的疾病，是以腹泻为主要表现的胃肠道功能紊乱综合征。可由各种不同病因引起。多见于 2 岁以下婴幼儿，尤以 1 岁以内多见。除大便次数增加外，大便中水分、电解质含量也增加，可伴呕吐、水和电解质紊乱。迁延不愈者，可引起营养不良和维生素缺乏。

**病因**

1. 病毒和细菌感染

166

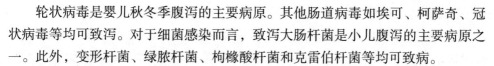

轮状病毒是婴儿秋冬季腹泻的主要病原。其他肠道病毒如埃可、柯萨奇、冠状病毒等均可致泻。对于细菌感染而言，致泻大肠杆菌是小儿腹泻的主要病原之一。此外，变形杆菌、绿脓杆菌、枸橼酸杆菌和克雷伯杆菌等均可致病。

2. 喂养不当

婴儿消化道功能不成熟，胃液酸度低，消化酶分泌量不足和活性低，以致对食物耐受力低下。另一方面婴儿生长发育迅速，对营养要求高，使消化道负担过重。所以一旦喂养不当，很容易引起消化功能紊乱。如辅食添加的时间不当（如过早添加），量掌握得不好（如添加的量过多），均可引起腹泻。所以人工喂养儿腹泻发病率高于母乳喂养儿。

3. 其他

如过敏，包括对牛奶过敏、麦类食物中谷蛋白过敏，气候变化（过冷、过热）、先天性巨结肠、先天性氯化物腹泻、肾上腺生殖器综合征等均可致泻。

## 饮食原则

1. 禁食 人工喂养儿根据病情禁食 8～12 小时，严重时可禁食 12～24 小时。然后先给 5% 米汤稀释的牛奶或脱脂奶，再逐渐恢复饮食。母乳喂哺婴儿，可以缩短每次喂哺时间，并延长喂哺的间隔时间。严重时禁食 5～6 小时以便使婴儿胃肠道得到休息。除非呕吐非常严重，一般不禁水。

2. 暂时停止一切辅食。

3. 避免给予生冷及含脂肪、蔗糖过高的饮食。

4. 乳类的质与量。应从少量到多量，从稀薄到浓稠，逐渐增加。

5. 充足补液，可以给口服补液盐以补充液体和电解质。

6. 在腹泻和补液时，水溶性维生素损失较多，可通过维生素制剂来补充。

7. 如果通过化验大便及其他诊断，证明是由于喂养不当或喂食过量而引起的腹泻，可以补充一些维生素 $B_1$、$B_6$ 及多酶片等，以帮助消化。

## 饮食选择

采用清淡流食，如米汤、藕粉、过滤菜水、果汁、杏仁霜，胡萝卜汤等。1岁以上患儿亦可采用苹果泥汤进行治疗。等好转后，先给 1～2 日蛋汤、蛋羹、

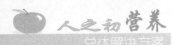

过箩大米粥等，以后可给低脂肪、少渣半流食或少渣软饭。

人工喂养的婴儿如腹泻不严重，可用稀释牛奶，用鲜牛奶一份加水或米汤2～3份，并减少每次喂哺量，而在两次喂哺之间加喂温开水。或用脱脂乳。严重者必须静脉补液。

幼儿或儿童腹泻者可先饮用焦米汤，待病情好转，逐渐用米汤、稀粥、藕粉、清汤挂面之类。

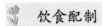 **饮食配制**

1. 食谱

### 表19 清淡流食食谱举例

| 餐次 | 内容 | 食物 | 用量（克） | 蛋白质（克） | 脂肪（克） | 碳水化合物（克） | 热能（千卡） |
|---|---|---|---|---|---|---|---|
| 早餐 | 稠米汤加糖 | 稠米汤 | 150 | 1 | – | 11 | 48 |
| | | 糖 | 8 | – | – | 8 | 32 |
| 加餐 | 果汁加糖 | 果汁 | 150 | – | – | 15 | 60 |
| | | 糖 | 5 | – | – | 5 | 20 |
| 午餐 | 杏仁霜加糖 | 杏仁霜 | 12 | – | – | 12 | 48 |
| | | 糖 | 5 | – | – | 5 | 20 |
| 加餐 | 藕粉加糖 | 藕粉 | 10 | – | – | 10 | 40 |
| | | 糖 | 5 | – | – | 5 | 20 |
| 晚餐 | 过滤菜水加盐 | 过滤菜水 | 150 | – | – | 3 | 12 |
| | | 盐 | 少量 | – | – | – | – |
| 加餐 | 稠米汤加糖 | 稠米汤 | 150 | 1 | – | 11 | 48 |
| | | 糖 | 8 | – | – | 8 | 32 |
| | 合计 | | | 2 | 微量 | 93 | 340 |

表20　低脂少渣半流食食谱举例

| 餐次 | 食品名称 | 食品成分 | 用量（克） | 蛋白质（克） | 脂肪（克） | 碳水化合物（克） | 热能（千卡） |
|---|---|---|---|---|---|---|---|
| 早餐 | 牛肉汤 | 挂面 | 40 | 4 | 1 | 28 | 137 |
| | 煮挂面 | 鸡蛋 | 1个 | 5 | 4 | – | 56 |
| | 蒸蛋羹 | 油 | 2 | – | 2 | – | 18 |
| 加餐 | 脱脂酸牛奶 | 脱脂牛奶 | 150 | 5 | 2 | 8 | 70 |
| | | 糖 | 8 | – | – | 8 | 32 |
| 午餐 | 大米粥 | 大米 | 50 | 4 | – | 38 | 168 |
| | 清蒸鱼 | 黄鱼 | 60 | 11 | | – | 44 |
| | | 油 | 2 | – | 2 | – | 18 |
| 加餐 | 溃藕粉加糖 | 藕粉 | 10 | – | – | 10 | 40 |
| | | 糖 | 5 | – | – | 5 | 20 |
| 晚餐 | 薄片汤加西红柿汁卧鸡蛋 | 面粉 | 60 | 6 | 1 | 44 | 209 |
| | | 鸡蛋 | 1个 | 5 | 4 | – | 56 |
| | | 西红柿汁 | 适量 | | | | |
| | | 油 | 2 | – | 2 | – | 18 |
| 加餐 | 脱脂酸牛奶 | 脱脂牛奶 | 150 | 5 | 2 | 8 | 70 |
| | | 糖 | 8 | – | – | 8 | 32 |
| | 合计 | | | 45 | 30 | 157 | 988 |

### 2. 食物制法

（1）酸牛奶：牛奶经加酸后，酪蛋白凝块缩小，在胃中更易于消化，并可减少胃酸的消耗，具有制菌作用，亦可促进钙质的吸收。可在牛奶中加入各种酸，如乳酸、柠檬酸或橘子汁、柠檬汁、西红柿汁等。如用食用乳酸，可按0.5%加入；如用橘汁，每100毫升奶中加入6毫升；加柠檬汁，每100毫升奶中只需2毫升。适用于幼儿消化不良，腹泻、肠炎等胃肠道患儿。对健康儿也适用。

（2）脱脂乳：将牛奶煮开后，在冰箱中静置8~12小时，然后去掉上边的一层脂肪，这种人工操作只能去掉80%脂肪。此奶适于腹泻、痢疾、肠炎、消化

不良的患儿，但由于含热能低，不宜长期采用。

（3）蒸发奶：取牛奶1000毫升，文火煮（随时搅动）至原奶量的一半，即500毫升为止。在配制时再加入500毫升开水，稀释至原奶量即1000毫升。这种奶经过长时间煮沸，蛋白质已经变性，易于消化，且降低致敏性，脂肪颗粒细小，无机盐略有减少，维生素大部分损失。此奶适用于腹泻婴儿、早产婴儿或体重不足的婴儿以及对牛奶过敏患儿。

（4）10％浓缩米汤：做法与5％米汤相同，只是将大米按10％加入水中，煮后将大米经细筛研入米汤中。这种米汤可用于消化不良的患儿。

（5）焦米汤：将大米拣净，洗净后，炒成焦黄色，按10％米量加入水中煮45分钟至1小时，在煮的过程中，要加水维持原量。并加入0.4％食盐搅匀、过滤。这种米汤热力极低，焦米汤中淀粉变为糊精，易于消化。米炒焦后，一部分变为碳，具有吸附作用。用于严重腹泻、消化不良患儿。

（6）胡萝卜汤：取胡萝卜500克，洗净，搓成极细或捣至极碎，加入少许水煮45分钟，以细筛过滤加入开水至1000毫升，再加3克～5克糖，倒入瓶中加盖消毒5分钟。胡萝卜汤富含钾盐、维生素、碱性、果胶，有使大便成形及吸附细菌与毒素的作用。适用于中毒性消化不良患儿。

（7）甜淡茶水：取红茶少许，冲以开水，加入3克糖，除去茶叶。具有收敛作用，用于中毒性消化不良患儿。

（8）苹果泥汤：取成熟苹果500～750克，洗净，搓成泥，放入甜淡茶水中。苹果的食物纤维细，对肠道刺激性小，可把毒物和纤维一起排除；含有果胶能吸附毒素和水分；含有鞣酸，具有收敛作用，适于一岁以上痢疾患儿采用。

（9）藕粉：藕粉30克，加水120毫升，煮成100毫升，每次30毫升。

（10）莲肉糊：干白莲肉20克研末，加米汤或开水200毫升，煮成150毫升，加少量白糖，每次给孩子喂50毫升。

（11）山药粥：山药粉15克，加开水120毫升，煮成100毫升，每次吃30毫升。

## 饮食禁忌

1. 禁高脂膳食，脂肪不易消化，会增加消化道负担。而且脂肪本身有润肠的作用，会使腹泻加重。

2. 禁辛辣刺激性食物，此类食物可且刺激消化道粘膜，导致腹泻加重。

3. 禁食高纤维食物，高纤维食物会刺激消化道蠕动加快，同时增加粪便体积，使大便次数增多。

4. 纯糖类在肠内容易发酵，会刺激肠管，不提倡多用。应用米汤或粉糊代替。

## 食疗验方

### 1. 胡萝卜泥

用料：胡萝卜适量。

做法：将胡萝卜洗净，去除根须，蒸熟或煮熟，捣烂成泥。

喂服，每日 50~100 克，分次。

胡萝卜味甘性平，有健脾、助消化之功，含有胡萝卜素、B 族维生素、脂肪、糖类，并含有大量果胶，有收敛和吸附作用，可抑制肠道蠕动，用于治疗婴幼儿腹泻。

### 2. 桂浆粥

用料：肉桂 2~3 克，粳米 30~60 克，红糖适量。

做法：将肉桂煎取浓汁后去渣。再用粳米煮粥，待粥熟后，调入桂汁及红糖，同煮成粥。或用肉桂末 1~2 克，调入粥内同煮。

早晚温服，一般 3~5 天为一疗程。

肉桂性温热，有补元阳，暖脾胃，止冷痛，通血脉的功效。用于治疗脾肾阳虚，婴儿久泻、大便稀薄、消化不良等症状。

### 3. 山楂粥

用料：干山楂 30~40 克或鲜山楂 60 克，粳米 60 克，砂糖 10 克。

做法：先将山楂放入砂锅煎取浓汁，去渣，然后加粳米，砂糖煮粥。

上下午服用，7~10 天为一疗程。

山楂味酸而甘，微温而不热，能开胃消食，化滞消积，活血化淤，收敛止泻。用于治疗食积停滞，肉积不消，腹痛便泻之症。

### 4. 莲子饭焦粥

用料：莲子 50 克（去芯），饭焦（锅巴）适量，白糖适量。

做法：将莲子、饭焦加适量水同煮至稀粥样，加适量白糖调味。

空腹食用，10～15天为一疗程。

功能：莲子甘涩、可补脾止泻，《本草纲目》载："除寒湿，止脾泻久痢"。莲子主要含淀粉、蛋白质、脂肪及钙、磷、铁等。饭焦也叫锅巴，有"运脾消食，止泄泻"的功用。

主治脾虚泄泻、久痢，面色萎黄、手足不温、便下不消化食物。

### 5. 莲藕粥

用料：老藕250克，粳米100克，白糖60克。

做法：将藕刮净切薄片，同粳米入锅同煮成粥。调入白糖即成。

供早晚食用。

功能：藕性凉味甘微涩，含有鞣质及天门冬酰胺等，有较好的收敛止血作用，并能清热生津、凉血止血。

用于治疗脾虚久泄，便中带血。

### 6. 栗子粥

用料；栗子15个，粳米60克。

做法：将栗子去皮、风干、磨成粉。粳米入铝锅煮沸，放入栗子粉，改文火煮成粥。

早晚空腹食用。

功能；栗子味甘、咸、性温，补肾强腰，益脾胃、止泻，含蛋白质、脂肪、糖类、维生素 $B_1$、脂肪酶等成分。本膳可补中气、实脾止泻。

用来治疗脾胃虚弱，便溏腹泻、久泻不止。

### 7. 白果蛋

用料：白果仁2～4粒，鸡蛋1个。

做法：将白果研成细末，鸡蛋一端敲一小孔，将白果末装入蛋内，搅拌，竖放在火上烤熟。

每天吃1～2只白果蛋，连服3～5天。

功能：白果即银杏仁，味甘、微苦、涩，性温，有小毒。能温肺益气、定喘、益脾止泻。含有蛋白质、氨基酸、脂肪、胡萝卜素、维生素 $B_2$、钙、磷、铁和微量氢氰酸等成分。与鸡蛋同用，有健脾止泻、补充营养的功效。

用于婴儿脾虚泄泻、完谷不化。注意3岁以下的小孩每天吃一只鸡蛋便可。

# §5 婴幼儿营养缺乏的营养治疗

营养缺乏是由于营养素摄入不足、吸收不良、代谢障碍、需要量增加或消耗过多等因素而导致营养素缺乏所引起的一类疾病。婴幼儿时期，由于生长发育较快，对营养素的需要比成人相对要高，另一方面，器官发育尚不成熟，抗病能力弱，易患腹泻、消化不良等疾病，造成营养素吸收不良或丢失，所以，婴幼儿如果不注意合理营养，极易发生营养缺乏病。

## 蛋白质热能营养不良

1. 发病原因

蛋白质与热能营养不良，可分为消瘦型与水肿型，前者是由于饮食中长期缺乏热量、蛋白质和其他营养素的结果，后者主要是由于饮食中缺乏蛋白质引起的。大多数患者介于两者之间。小儿蛋白质热能营养不良主要发生于3岁以下的婴幼儿。

蛋白质和热量摄入不足的原因主要有以下几类：①营养素摄入不足，一些贫困地区可能由于缺乏足够的优质蛋白而使孩子发生营养不良；②喂养不恰当，如喂了过多的高蛋白、高脂肪及高糖类食物，可使小儿出现消化不良，如反复不愈就使小儿肠胃消化吸收功能减弱。此外，父母没有从小培养孩子良好的饮食习惯，孩子吃东西挑挑拣拣，使其摄入的营养素比例不当；③患有消化系统疾病。消化道的先天畸形，如唇裂、腭裂或先天性肥大性幽门梗阻等。消化不健全，如肠吸收不良综合征等。消化道感染性疾病，如痢疾、腹泻、肠寄生虫等；④有慢性消耗性疾病，如反复发作性肺炎、结核等都可因为营养素摄入或吸收障碍而发生营养不良。

2. 临床表现

主要表现是消瘦、体重增长缓慢或下降，皮下脂肪减少或消失，生长发育停滞。肌肉萎缩，毛发干枯，皮肤苍白，带贫血貌；有的皮肤干燥有皱纹，容易受细菌感染；运动发育迟缓，精神呆滞，对周围事物不感兴趣，抵抗力低下，容易生病，严重者会出现营养不良性水肿。

3. 饮食原则

（1）水肿型患儿应重点逐步纠正蛋白质不足。干瘦型患儿应首先提供充足的热量，纠正脱水、电解质失调、感染、维生素的矿物质缺乏等合并症。同时逐步纠正蛋白质不足。

（2）小婴儿应鼓励母乳喂养，及时合理的供给辅食。

（3）已吃饭的孩子根据其营养不良的程度给予相应的对策。对于轻度营养不良的孩子，由于他们的生理功能与正常孩子比较接近，可以在原有膳食基础上慢慢的添加一些营养素，逐渐改变饮食结构，通常经过1～2周的调整后，逐渐达到孩子所需要的食物量。

开始阶段各种营养素的供给量不要太高，逐渐增加营养素的供给量，当孩子恢复到正常体重后，就可将各种营养素的供给量逐渐降至正常量（表21）。

表21　轻度营养不良幼儿的营养素供给

| 治疗阶段 | 热能<br>千卡/（千克·天） | 蛋白质<br>克/（千克·天） | 脂肪<br>克/（千克·天） | 糖类<br>克/（千克·天） |
| --- | --- | --- | --- | --- |
| 开始阶段 | 120 | 3.0 | 1.8 | 23 |
| 最高点 | 630 | 3.5～4.5 | 2.5～7.0 | 25 |
| 恢复阶段 | 110～120 | 3.5 | 3.5 | 14 |

当孩子为中度营养不良时，孩子的消化能力变得薄弱，因此调整饮食的时间要比轻度营养不良长，增加营养食物的速度也应该比较慢，等到消化功能逐渐恢复，食欲好转后，就可以增加一些蛋白质高的食物。同时，在治疗时应该控制孩子的食盐和水摄入量，以防止出现水肿（表22）。

重度营养不良的孩子，全身各个脏器的功能都明显降低，同时还伴有如贫血、感染和电解质紊乱等并发症。因此，在治疗开始时首先要纠正贫血和电解质紊乱，有感染情况的要及时予以控制。但是，因为这些孩子的消化能力非常弱，对食物的耐受力很差，食欲又很差，吃得稍不合适就会出现腹泻，所以对这些孩子的饮食调整更要耐心细致，并且要稳步进行。在饮食治疗中可能会出现反复，应及时调整。

表22  中度营养不良幼儿的营养素供给

| 治疗阶段 | 热能<br>千卡/(千克·天) | 蛋白质<br>克/(千克·天) | 脂肪<br>克/(千克·天) | 糖类<br>克/(千克·天) |
|---|---|---|---|---|
| 开始阶段 | 60 | 2.0 | 1.0 | 11 |
| 一周后 | 120 | 3.0 | 1.8 | 23 |
| 最高点 | 630 | 3.5~4.5 | 2.5~7.0 | 25 |
| 恢复阶段 | 110~120 | 3.5 | 3.5 | 14 |

一开始所供给的营养素的量应较低，最低量以满足孩子基础代谢的需要为限。以后可分几个阶段逐渐增加，使孩子的胃肠道逐渐适应。营养素的增加速度没有一定之规，应视孩子的具体情况而定。如果孩子的食欲、消化吸收情况良好，没有呕吐和腹泻，同时体重开始增加，就可以按照轻中度营养不良的治疗方法进行（表23）。

在对营养不良患儿进行治疗时，应注意食物添加的顺序，不要急于求成，可先增加易消化的淀粉类食物，孩子如能耐受，再加含蛋白较多、脂肪较少的食物，消化功能恢复后，再补充油脂类食物。

饮食的补充应注意少食多餐，每日饮食可分成5~6顿。

表23  重度营养不良幼儿的营养素供给

| 治疗阶段 | 热能<br>千卡/(千克·天) | 蛋白质<br>克/(千克·天) | 脂肪<br>克/(千克·天) | 糖类<br>克/(千克·天) |
|---|---|---|---|---|
| 第一阶段 | 50 | 1.3 | 0.4 | 6.5 |
| 第二阶段 | 60 | 2.0 | 1.0 | 11 |
| 第三阶段 | 120 | 3.0 | 1.8 | 23 |
| 第四阶段 | 150 | 3.5 | 2.5 | 25 |
| 最高点 | 150 | 4.5 | 7.0 | 25 |
| 恢复阶段 | 110~120 | 3.5 | 3.5 | 14 |

4. 饮食选择

（1）对水肿型和干瘦型两种情况，都必须补充各类维生素及矿物质，逐步地，小心地补充蛋白质。

水肿型者，开始给少量的脱脂奶，观察其耐受性，一周后加用混合膳食。

治疗开始供给每千克体重 1 克蛋白质，小心并逐步提高至每千克体重 2～4 克蛋白质。

膳食应供给充足的碳水化合物及热量，以节约蛋白质及改善体重低的状态。

干瘦型者，开始用静脉注射或口服葡萄糖，同时给予维生素 $B_1$，逐渐在膳食中加入脱脂奶，以后可用较浓的或固体脱脂奶。

（2）病人接受乳制品后，可增加其他高生物价的蛋白质及充足的热量，以便有效地利用氮。

5. 膳食举例

较小的婴儿可按下表增加奶粉及糖、脂肪等营养素。

表24　营养不良婴儿的治疗食谱（每日每千克体重）

| 治疗开始（天） | 奶粉（克） | 糖（克） | 油（毫升） | 水（毫升） |
|:---:|:---:|:---:|:---:|:---:|
| 1 | 3 | 17 | 2 | 100 |
| 3 | 6 | 20 | 2 | 130 |
| 5 | 9 | 20 | 4 | 150 |
| 7 | 12 | 20 | 4 | 160 |
| 12 | 12 | 20 | 4 | 160 |
| 17 | 12 | 20 | 4 | 160 |
| 22 | 12 | 20 | 4 | 160 |

对于可以吃饭的幼儿，可按表25 来添加食物，开始阶段应选用低脂肪的食物，以免造成腹泻，以后再不断添加营养丰富的幼儿食物。

6. 饮食禁忌

在整个治疗期间均不要用油炸、辛辣刺激及硬的食物。

中、重度营养不良的患儿多数不能耐受全脂乳，所以治疗开始阶段不要给全脂乳。

表25　营养不良幼儿的治疗食谱

| | 第一阶段 | 第二阶段 | 第三阶段 | 最高点 | 恢复期 |
|---|---|---|---|---|---|
| 提供蛋白质 | 鱼粉、豆浆、脱脂乳 | 豆浆、半脱脂乳、鱼、蛋 | 全脂乳、鱼蛋、豆浆 | 在前面的基础上再加肝末、肉末 | 同前面 |
| 提供脂肪 | 鱼粉、豆浆、脱脂乳内的少量脂肪 | 在第一步基础上加少量植物油 | 全脂乳内脂肪 | 在前面的基础上加植物油 | 植物油递减 |
| 提供糖类 | 米汤或稀粉糊、少量糖 | 粥、糕饼 | 粥、糕饼 | 在前面基础上加烂饭 | 同前面 |
| 提供维生素及矿物质 | 菜水或果子水 | 菜水或果子水 | 浓菜汁或果汁 | 蔬菜及水果 | 蔬菜及水果 |

表26　儿童常用食品中蛋白质含量（克/100克食物）

| 食物名称 | 含量 | 食物名称 | 含量 |
|---|---|---|---|
| 牛奶 | 3.5 | 粳米 | 6.7 |
| 猪肉 | 16.9 | 标准米 | 8.0 |
| 猪肝 | 20.1 | 白面粉 | 9.9 |
| 牛肉 | 20.1 | 麦麸 | 13.9 |
| 牛肝 | 18.9 | 面条 | 7.4 |
| 黄鱼 | 17.2 | 麦片 | 14.0 |
| 鸡蛋 | 14.8 | 小米 | 9.7 |
| 蛋黄 | 13.6 | 鲜玉米 | 2.1 |
| 大豆 | 36.8 | 甜薯 | 2.3 |
| 南豆腐 | 4.7 | 马铃薯 | 1.9 |
| 花生仁 | 26.2 | 藕粉 | 0.8 |
| 黑豆 | 49.8 | 油菜 | 2.0 |
| 红小豆 | 20.7 | 菠菜 | 2.0 |
| 白扁豆 | 22.7 | 苋菜 | 2.5 |
| 蚕豆 | 23.2 | 番茄 | 0.6 |

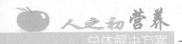

## 维生素和矿物质缺乏症

1. 发病原因

各种维生素和矿物质缺乏症都可以是原发性的，即由不适当膳食所引起的，也可能是继发于其他疾病，如蛋白质热能营养缺乏或吸收不良性疾病等。

2. 临床表现

小儿营养不良时也可能同时发生多种维生素及矿物质的缺乏。不同的维生素和矿物质引起相应的表现，特别是造成全身各系统功能紊乱及免疫的异常。

维生素 A 缺乏引起夜盲症、干眼病、上皮组织的改变，牙釉质蜕变，嗅觉、味觉减退，抵抗力下降，生长发育障碍等。严重者会因角膜穿孔而失明。

维生素 D 缺乏引起婴幼儿佝偻病，成年人骨质软化症。

维生素 $B_1$ 即硫胺素缺乏。出现舌炎，唇炎、口角炎、皮肤脂溢性皮炎，阴囊皮炎、眼部改变等，并出现周围神经症状，如下肢无力、腿部麻木、肌触痛，严重者可发生心力衰竭甚至死亡。

尼克酸缺乏，引起癞皮病，口炎、舌炎。严重者可发生精神症状。

维生素 C 即抗坏血酸的缺乏，引起坏血病，表现为身体各部位的出血倾向，齿龈出血最为常见。

钙的缺乏可影响小儿骨骼的生长发育，严重缺钙可导致小儿发生佝偻病。

铁缺乏可发生缺铁性贫血。

锌缺乏可使小儿生长发育迟缓。

3. 饮食原则

（1）补偿缺乏的维生素和矿物质以维持其正常的血清浓度。

（2）应有足够的蛋白质及热能摄入。

（3）应给孩子一个平衡的、多样化的膳食。也就是说，应该选用尽可能多的膳食种类，不要让孩子养成偏食的坏习惯。

（4）多选用奶和奶制品、瘦肉、动物内脏、大豆及豆制品、绿叶蔬菜及水果。

（5）较小的孩子可喂给果汁及菜水。大一点的孩子可以常吃一些粗粮和杂粮。

4. 饮食选择

（1）对于少数严重缺乏某一种维生素或矿物质以至于出现临床症状的孩子，要首先用相应的药物注射或口服治疗，以缓解急性的缺乏症状。但应在医生的指导下进行，特别是对于脂溶性维生素及微量元素，更要控制好剂量，以免发生中毒。

（2）对于缺乏不太严重的孩子，应选择饮食治疗，多选用富含该种维生素或矿物质的食物。膳食治疗营养素缺乏既经济又实惠并且安全，一般不会出现由于摄入过量而发生中毒的情况。

1岁以内的婴儿如为母乳喂养，乳母应多吃富含维生素和矿物质的食物，必要时可补充多种维生素和微量元素合剂。人工喂养者应尽量选用强化了维生素及矿物质的配方奶粉。并应注意及时添加辅食。

富含维生素 A 和维生素 D 的食物：鱼肝油、动物肝肾、蛋黄、奶油、胡萝卜、红心甜薯、青辣椒、绿叶蔬菜等。

富含维生素 $B_1$（硫胺素）的食物：瘦猪肉、鱼、动物内脏、蛋类、酵母、没磨去麸糠的全谷类及其制品、大豆、绿叶蔬菜等。

富含维生素 $B_2$（核黄素）的食物：奶类、蛋类、动物内脏、大豆、新鲜绿叶蔬菜。

富含尼克酸的食物：肉类、动物肝脏、酵母、麸糠、花生、大豆等。

富含维生素 C 的食物：新鲜的水果、蔬菜。

含钙高的食物应首选奶及奶制品，不但含钙高，而且吸收也好。其他含钙较高的食物有虾皮、炸小酥鱼、油菜等。

含铁高的食物有动物血、内脏、瘦肉、黑豆等。

含锌高的食物有肝、瘦肉、禽、干果、牡蛎及干豆类。

（3）B 族维生素往往同时存在于同一食物中，其中某种缺乏时，其他的 B 族维生素可能也会缺乏。

（4）水溶性维生素（B 族维生素、维生素 C）在贮存、加工及烹调中容易丢失或破坏，所以在食物的存放、加工、烹调中应加以注意。

5．膳食举例

（1）一日食谱举例（1岁以内）：

早餐：母乳或奶粉，铁强化米粉。

加餐：苹果泥。

午餐：母乳或奶粉，蛋黄，土豆泥。

加餐：果汁或菜汁。

晚餐：母乳或奶粉，肝泥，烂粥。

睡前：母乳或奶粉。

（2）一日食谱举例（1~3岁）：

早餐：牛奶（AD强化牛奶240毫升），豆沙包1个（50克），拌黄瓜丝1小盘（100克）。

加餐：烤面包片1片（全麦面包50克）。

午餐：菠菜挂面卧鸡蛋（菠菜50克，挂面50克，鸡蛋1个），肝泥1份（25克）。

加餐：水果1个。

晚餐：小米粥1碗（小米30克），馒头片1片30克，炒碎青菜豆腐1小盘（青菜100克，豆腐25克），清蒸鱼1小条（150克）。

6. 饮食禁忌

不要总吃精制的大米、白面，过分精制的粮食中所含的维生素和矿物质较少。

不要吃太多的糖果，糖果类食品中所含的营养素较单一，但热量较高，会影响孩子摄入其他食物，导致维生素和矿物质缺乏。

7. 食疗验方

（1）山楂苍术粥：

用料：焦山楂10克，漂苍术10克、鸡内金6克、陈皮3克、粳米60克。

做法：将上述药物洗净，加水煎取汁液，去渣。入粳米煮粥。

每日早晚食粥，适量为度。5天一疗程，改换口味2~3天，继续食粥。

功能：山楂性味酸甘微温，服后能增加胃中酶类的分泌，故可起消食健胃作用，主要含山楂酸、酒石酸、枸橼酸、大量维生素C、糖类等。苍术性味辛苦温，有燥湿健脾功效，主要含有维生素A及挥发油等成分。鸡内金生味甘平，含有胃激素及蛋白质，可促进胃腺分泌，增加胃液酸度和消化力，其中消化力的增加出现迟但持久。陈皮为理气之常用药，有醒胃作用。全粥具有消食开胃，和中理气的功用。

此粥可用来开胃，使幼儿营养不良状况得以改善。

（2）淮米健脾粉：

用料：山药、苡米、芡实各250克，中稻米600克。

做法：将上料炒至微黄，研成粉备用。

早晚取粉一汤匙，以沸水冲泡成糊状，可调味即食。

功能：淮山甘平，为补脾胃、益肺肾的常用药，含有皂苷、精氨酸、淀粉酶、蛋白质、脂肪、淀粉及维生素 C 等。苡米甘淡微寒，为健脾利湿止泻的要药，含脂肪油、氨基酸、维生素 $B_1$、$B_2$、C 及磷、钙铁等。

本方健脾除湿，和中止泻，并可增加营养，助长发育，对治疗水肿性营养不良有所帮助。

（3）西红柿汁：

用料：西红柿数个。

做法：西红柿洗净后用沸水泡 5 分钟，剥去皮。用干净纱布绞挤，滤出汁液，不宜放糖。

每次服 50 ~ 100 毫升，日服 2 ~ 3 次。

功能：西红柿甘酸、微寒，有生津止渴、健胃消食的功效。不论生、熟功效大致相同，若热病后，则宜生食。主要含有葡萄糖、果糖、蛋白质、脂肪、苹果酸、柠檬酸、胡萝卜素、钙、磷、锌、铁、硼、锰、铜、碘、腺嘌呤、胡芦巴碱、胆碱、番茄碱及维生素 $B_1$、$B_2$、$B_5$、C 等成分。有一定抗炎、利尿作用。

可用于婴儿厌食、体瘦及营养不良的辅助治疗。

（4）葡萄汁：

用料：鲜葡萄若干。

做法：将葡萄洗净晾干，用干净纱布绞挤其汁。

每次服 10 毫升，1 日 3 次（亦可用葡萄干，每日早晨吃 15 ~ 20 粒）

功能：葡萄味甘、微酸、性平，能补肝肾、益气血，鲜者还可生津液。主要成分为葡萄糖、果糖、蔗糖、木糖、酒石酸、苹果酸、蛋白质、多种氨基酸、胡萝卜素、钙、钾、磷、铁及维生素 $B_1$、$B_2$、$B_6$、P 等。

长期食用可辅助治疗营养不良、发育迟缓及厌食。

（5）乳粥：

用料：牛乳或羊乳适量，大米 60 克，白糖适量。

做法：先用米加水煮粥，待煮至半熟量去米汤，加乳汁、白糖同煮成粥。

早晚餐热食，空腹时佳。

功能：乳类均有补血润燥作用，牛乳为常食的营养滋补食品，富含蛋白质、脂肪、糖类及维生素类，蛋白质中含人体必需的氨基酸。同米煮粥，既可增强健补脾胃的作用，又能延缓在胃肠内消化吸收的时间，加强补益作用。

用于婴幼儿营养不良，发育缓慢，肢体羸瘦、气血不足、面色萎黄等。

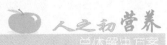

## §6 饮食与儿童肥胖

我们说，孩子的健康成长需要良好的营养，而良好的营养是指均衡全面的营养素和适宜的营养摄入量。营养不良及营养过剩都会妨碍儿童的正常生长。小孩子越胖越健康的看法是不科学的。

小孩过胖，活动受到限制，运动量相对减少，这不仅对骨骼生长不利，而且因负荷过重，可使腿部弯曲而变成弓形腿，严重时由于呼吸困难，肺泡换气不足，促使红细胞增多，有的甚至发绀、心脏增大及出现充血性心力衰竭等。而且小儿时期的肥胖可成为成人肥胖病、高血压、心脏病、糖尿病的基础，故应受到重视并及早预防。

小儿有两个发胖的高峰时期，一个是脂肪组织发育最旺盛的时期——乳儿期，这一时期是指胎儿在母体内从第三十周起到出生后1周岁，是人体中脂肪细胞增殖的"敏感期"，这个时期肥胖的特点是脂肪细胞分裂增快，细胞数目增多且增大，增多的脂肪细胞数目是永久性的，称为增生型肥胖，这大大增加了成年后肥胖的可能性。另一个最易发胖时期是青春前期到青春期，这一时期肥胖是以脂肪细胞肥大为主，有少量脂肪细胞增殖。早期的肥胖都可以持续到成年。例如，26%～41%学龄前肥胖儿童成为成年肥胖者，许多研究发现学龄前肥胖儿童成为成年肥胖者的危险性是同龄不肥胖者的2～2.6倍。学龄儿童中，有42%～63%的肥胖者（取决于不同年龄组）成为成年肥胖者，其成为成年肥胖者的机会是同龄瘦身材同学的3.9～6.5倍。因此，处于这两个时期的孩子必须注意饮食及生活方式，尽量避免发胖，发现有发胖的趋势应及早采取措施进行控制。

小儿肥胖有一定的遗传基础，但更主要原因是吃得过多同时缺乏运动，一般来说，肥胖儿童食欲极佳，食量大大超过一般孩子，且喜欢淀粉类、油脂类、含脂肪高的肉类等食品，而不喜欢蔬菜、水果等清淡食品。其摄入的热能超过需要量，使剩余的热能转化为脂肪积聚在体内。此外，遗传因素及某些疾病如内分泌功能异常、神经系统疾患及代谢紊乱等因素均会导致肥胖病。

营养状况的好坏，体重是非常重要的指标，一般超过正常体重10%者为超重，超过20%以上同时脂肪百分率超过30%者为肥胖。计算孩子的正常体重，可按以下的简便公式：

1～6个月：体重（克）=出生体重（克）+月龄×600

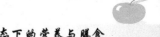

7 ~ 12 个月：体重（克）＝出生体重（克）＋月龄×500

大于 1 岁： 体重（千克）＝年龄（岁）×2 + 8

## 饮食原则

1. 对于小婴儿

不要过分限制热能的摄入，以免发生营养不良或神经系统发育不良，但也应防止体重增加过快。对于人工喂养的婴儿最好给予母乳配方奶粉，以免摄入过多饱和脂肪。不要过早或过多地给孩子添加淀粉类食物，孩子一般从 3.5 ~ 4 个月起开始添加谷类食物，但有些孩子从小食欲旺盛，做父母的担心孩子吃不饱，在 3 个月前就在奶中加入米粉或麦粉等，，这样会影响孩子蛋白质食物的摄入量，但同时摄入较多的热量，容易使孩子长得虚胖，但体质下降。另外，在孩子开始添加辅食的时候，也正是孩子一生饮食习惯养成的时期，此时父母的不良饮食习惯容易传给孩子，如不爱吃青菜、豆腐等清淡食品，爱吃甜食，爱吃油多的味道香浓的食物、爱吃零食等，大部分都是在这一时期养成的。所以做父母必须要给孩子带个好头，从一开始就要培养孩子良好的饮食习惯。

2. 对于已经发生肥胖的儿童

首先要明确病因，如确诊为单纯性肥胖就应该在饮食上给予合理的控制：

（1）总热量不应超标：肥胖症儿童每日热能摄入应限在标准摄入量以下，婴儿期如体重增长过快，要设法减慢增长速度，使之符合正常生长速度。初生 ~ 6 个月每日热量摄入不要超过 120 千卡/千克体重。7 ~ 12 月龄每日不超过 100 千卡/千克体重。7 ~ 12 月龄标准体重应为 8.4 ~ 9 千克。肥胖超体重婴儿每日奶量若超过 900 毫升时要逐渐减量或加水稀释，不可喂浓缩奶，牛奶中脂肪量最好不超过 2%。

（2）蛋白质、脂肪、碳水化合物的供给：供给的营养量要考虑到儿童的基本营养需要及生长发育。限热能膳食在三大营养素分配上以降低脂肪量为主，其次为碳水化合物。由于蛋白质对于孩子神经系统的发育及身体的成长都是必不可少的，所以不应减少蛋白质的量，甚至供给要稍高些，每日一般不低于 1.5 ~ 2 克/千克体重。

（3）保证维生素及矿物质供应：膳食的供给可多采用含热量低而含蛋白质、无机盐及各种维生素丰富的食品如瘦肉类、牛奶、鸡蛋、鱼、蔬菜、水果等。

（4）体重不能减轻过快，减肥应主张"细水长流"。短时间内体重减轻太多会使孩子的身体素质下降。还要注意，当体重达到高于正常体重的 10% 左右时，

即可不必进行太严格的饮食控制。

（5）设法满足食欲，不致发生饥饿感，故应选择热量少而体积大的食物，如芹菜、笋、萝卜等。

（6）饮食要清淡少盐。

（7）吃饭的速度不要太快，晚饭不要吃得太饱。

（8）一定要让孩子进行体育运动。这条看起来与饮食没什么直接关系，但实际上从热量的角度来讲，饮食是热量的入口而运动是热量的出口，我们只要把住了这一进一出两个口，就可以控制肥胖的发生和发展。所以体育运动和体力活动是减肥至关重要的一个方面。

### 饮食选择

1. 主食类的量要控制，大一些的孩子可适当用一些粗粮，如玉米、燕麦等。

2. 肉类可选用含脂肪低的肉类如鱼虾、兔肉、牛肉、羊肉、鸡肉等，少用猪肉，因为即使是瘦猪肉中所含的脂肪也较高，但可用猪里脊肉，里脊肉的脂肪较少。在各种肉类中，兔子肉的脂肪较低，可考虑多选用些。鱼肉的脂肪含量也较低，鱼肉中含水分较多，肌纤维较短，易于消化，刚开始添加肉类的婴儿可首选鱼类。

3. 乳类可以多选用一些脱脂乳，但以奶类为主食的婴儿不提倡给予完全的脱脂乳，以免造成营养不良。

4. 鸡蛋的量不要太多，如果有足够的肉类及奶类，每天最多一个鸡蛋即可。

5. 每天吃些豆腐及豆制品。

6. 含热量少的蔬菜不限量，可多选用一些绿叶菜及深颜色的瓜类蔬菜。

7. 水果每天 1～2 个。

8. 每日至少保证三顿饭，定时定量，细嚼慢咽，不吃零食与夜宵。

9. 鼓励孩子多活动。

10. 不要乱吃减肥药品。儿童如需用减肥药，一定要去正规的医院，在医生的严格指导和监控下进行。

### 膳食举例

下面列举了肥胖儿童的一周食谱，以供参考。

**星期一**

早餐：脱脂奶1杯（250毫升），果料发糕1块（面粉50克）。

加餐：水果1个。

午餐：米饭50克，小白菜炒豆腐（小白菜200克，豆腐50克），白切鸡（鸡肉25克），烹调油1茶匙（5克）。

加餐：苏打饼干25克。

晚餐：西红柿鸡蛋面（鸡蛋50克，西红柿100克，面50克），拌黄瓜1份（黄瓜100克），烹调油1茶匙（5克）。

**星期二**

早餐：脱脂奶1杯（250克），麻酱咸花卷1个（面粉50克）。

加餐：酸奶1杯（160克）。

午餐：花卷1个（面粉50克），玉米面粥（玉米面25克），瘦肉柿椒豆腐干（瘦肉25克，柿子椒50克、豆腐干50克），拍拌黄瓜（黄瓜150克），烹调油1茶匙（5克）。

加餐：水果1个。

晚餐：米饭（大米50克），氽丸子冬瓜（瘦肉50克，冬瓜100克），炒苋菜150克，烹调油1茶匙（5克）。

**星期三**

早餐：小米粥1碗（小米50克），煮鸡蛋1个（50克），苹果1个（100克）。

加餐：酸奶1杯（160克）。

午餐：素包子2个（面粉50克，菜100克），酱牛肉豆腐干拼盘（牛肉75克，豆腐干25克），海米冬瓜汤（海米10克，冬瓜75克），烹调油1茶匙（5克）。

加餐：咸面包片1片配西红柿2片。

晚餐：米饭1碗（大米50克），清蒸鱼（草鱼100克），炒生菜（苋菜150克），烹调油1茶匙（5克）。

**星期四**

早餐：豆浆1杯（160克），咸面包片1片（25克），煮蛋1个（50克）。

加餐：水果1个。

午餐：米饭50克，烩什锦丁（瘦肉50克，鲜豌豆15克，冬笋15克，黄瓜20克），香菇油菜（香菇25克，油菜200克），烹调油1茶匙（5克）。

加餐：低脂酸奶1杯。

晚餐：玉米面丰糕1块（玉米面50克），烩鸡片海参（鸡脯肉40克，水发海参50克，黄瓜50克），拌金针菇（金针菇100克），烹调油1茶匙（5克）。

### 星期五

早餐：脱脂奶250克，咸花卷（面50克），咸菜少许。

加餐：西红柿1个（100克）。

午餐：米饭75克，氽丸子小白菜汤（小白菜150克，瘦肉50克）。酱牛肉拌黄瓜（酱牛肉25克，黄瓜100克），烹调油1茶匙（5克）。

加餐：煮鸡蛋1个。

晚餐：小水饺（瘦肉25克，白菜200克，面90克），豆腐干拌芹菜（豆干50克，芹菜100克），烹调油1茶匙（5克）。

### 星期六

早餐：腊八粥1碗，煮鸡蛋1个，拌黄瓜丁1小盘（黄瓜100克）。

加餐：酱牛肉几片（牛肉30克）。

午餐：二米饭50克（小米、大米各半），清炒虾仁黄瓜片（虾仁50克，黄瓜150克），西红柿鸡蛋汤（鸡蛋25克，西红柿100克），烹调油1茶匙（5克）。

加餐：全麦面包1两。

晚餐：金银卷1两，小米粥1碗（小米25克），瘦酱肉1份（肉50克），木耳大白菜1份（白菜200克，水发木耳50克），烹调油1茶匙（5克）。

### 星期日

早餐：煮鸡蛋1个，菜肉馄饨1碗（面50克，青菜50克，猪瘦肉20克）。

加餐：低脂酸奶1杯。

午餐：两面发糕1块（白面25克，玉米面25克），清炖羊排白萝卜（羊排骨120克，白萝卜100克），拌黄瓜丝胡萝卜丝（黄瓜60克，胡萝卜60克），烹调油1茶匙（5克）。

加餐：水果1个（200克）。

晚餐：米饭50克，烧黄花鱼（黄花鱼100克），拌菠菜1盘（菠菜250克），烹调油1茶匙（5克）。

## 饮食禁忌

少用或不用高脂肪类、高碳水化合物类食品如糖、巧克力、甜点心、含糖饮料及瓜子、花生等干果类食品。

不吃零食、油腻、油炸食物，不要大量食用谷类及烹调油等。

# §7　儿童铅中毒与饮食

最近几年，在经济发展的同时，也给城市带来了更多的污染。另外，生活水平和知识水平的提高也使家长们更加关注孩子的健康问题。现在很多家长不光关心自己孩子的营养状况，也在担心环境中一些有害因素对孩子的影响，铅中毒就是其中受到较多关注的一个问题。

从物质的角度来看，铅像我们平时所熟悉的铁和钙一样，是一种金属元素，同样广泛地分布在自然界中，其工业价值绝不亚于铁和钙。但它们对人体健康的影响却是截然不同的，钙和铁是人体必需的营养元素，而铅则是一种有毒的重金属，我们的身体不需要它，但它却经常出其不意的"不请自来"。也许有人会说，我长这么大也没见过铅是什么样子，所以不会有铅中毒发生的。其实，由于铅的用途非常广泛，我们日常生活中很多东西中都含有铅，如有些汽油中添加有四乙基铅作为抗爆剂、塑料制品中有含铅的稳定剂、有些陶瓷和搪瓷食具上漂亮的釉彩、加工松花蛋用的黄丹粉、爆米花机上的铅封、某些金属罐头、玻璃瓶、铝锅、油漆、农药、印刷用的油墨、儿童玩具、甚至我们用来补钙的钙剂都可能或多或少的含有铅。也正是因为铅的无处不在，所以人们发生铅中毒的机会比中彩票的机会不知要高多少倍。

铅可以通过多种途径进入我们的身体，除了我们常说的"病从口入"外，有些含铅的化合物还可以通过呼吸和皮肤渗透进入我们的身体。铅进入人体后，先从血液和体液中进入我们的器官内，并可能对器官造成损害。最终，铅进入骨

骼，并在其中"安营扎寨"。铅在人们体内"乐不思蜀"，排出很慢。这样，如果我们每天摄入的铅都高于身体能够排出的量的话，则积少成多，我们就会发生铅中毒。

铅中毒对于人们的身体具有多方面的损害，而儿童是铅中毒最大的受害者。有关调查显示，我国三分之一的儿童有程度不同的铅中毒，在工业污染区则比例更高。即使在一般地区，儿童的血铅平均水平也在安全线上下浮动。严重的铅中毒会引起死亡，但这属于比较极端的情况，而不从事铅作业的儿童在一般日常生活环境中不会引起如此严重的铅中毒，所以在这里我们只讨论一般情况下的铅中毒，也就是专业书上所说的在低水平铅暴露下所导致的铅中毒。

与成年人相比，孩子们更容易发生铅中毒。其一是孩子的胃肠道对铅的吸收比成年人高5倍，其二是孩子身材较矮，其口鼻正处在靠近地面的污染最严重地带。空气中的铅，在0.8～1米的高度浓度最高，这恰恰是儿童嘴和鼻的位置。第三，儿童的肾脏不能像成人那样及时有效的排泄铅。有了以上三点，儿童就成了被铅魔迫害的主要人群。

与成年人相比，孩子们发生铅中毒后所引起的后果更加严重。因为孩子正处在生长发育期，一旦发生铅中毒，主要会有两大危害：第一，影响儿童智力的发育。铅是具有神经毒性的重金属，儿童的血脑屏障尚未发育健全。也就是说，在儿童体内，铅很容易从血液中转移到中枢神经系统。而儿童的神经系统正处于快速的发育完善过程，正是智力发育的时期。这时神经系统对外界毒性物质的抵抗能力最为脆弱，入侵的铅就会伤害儿童稚嫩的大脑，造成智商下降。国内外的研究都已经发现，在环境铅污染越严重的地方，儿童智力低下的发生率越高。儿童的血铅水平每上升10个单位，其智商要下降6～8分。铅中毒的孩子会表现为贫血、失眠、小动作增多、不专心听课、记忆力下降、学习成绩落后等。第二，铅中毒影响儿童身体的发育。研究表明，高血铅的孩子身材矮小的可能性增大。一般来说，儿童的血铅每上升10个单位，身高比同龄孩子要低1～3厘米。

通过前面的讲述，现在大家可以得出结论了。第一，铅是妨碍我们的孩子成为爱因斯坦或乔丹的绊脚石之一。第二，导致我们和我们的孩子发生中毒的铅无外乎通过这样几种方式进入我们的体内：藏在我们的食物和饮料中，在我们吃喝时趁机混进我们体内；躲在空气中，随着我们的呼吸进入体内；躲在我们日常用的物品上，通过我们与物品的接触进入我们体内。知道了铅的这些"招数"，我们就可以想办法来对付它了。下面，教大家几招：

1. 养成勤洗手的好习惯，孩子在玩耍时手上所沾上的灰尘、玩具上的油漆、学习时接触到的画笔、彩色图画书都可能含有铅。所以要经常洗手，尤其是在饭前一定要洗手。

2. 散步要找空气清新的地方，不带孩子到汽车流量大的马路边儿或工厂附近散步、玩耍。

3. 家中要勤打扫，不要让食品和用具上落满灰尘。

4. 给孩子勤剪指甲，指甲缝是容易藏匿铅尘的部位。

5. 帮孩子纠正啃手或啃物品的习惯。

6. 家庭装修应使用无铅或低铅的环保材料。

7. 不要使用劣质的陶瓷餐具，对于里面有花的餐具更应加以注意。如果餐具含铅，当我们用来盛酸性的食物时非常容易把其中的铅溶解出来从而进入食物中。

8. 孩子应定时进餐，空腹时铅吸收会成倍增加。

除了良好的生活习惯外，合理的饮食也是对付铅中毒的一个"法宝"。经常食用一些有助于排铅的食物能够帮助我们将体内的铅尽快地赶出去。

（1）含钙、铁、锌丰富的食物：钙铁锌对铅的吸收起拮抗作用，从而减少铅吸收。含钙丰富的食物有牛奶、炸酥鱼、虾皮、油菜等。含铁丰富的食物有瘦肉、肝脏、血豆腐等。含锌丰富的食物有瘦肉、动物内脏及牡蛎等。

（2）高蛋白食物：蛋白质可与铅结合成可溶性络合物促进铅从尿中排出。肉类、蛋类、奶及奶制品、鱼类、禽类及大豆制品均为质量较高的蛋白质食物。

（3）高纤维食物：纤维可阻碍金属离子的吸收，但应注意过高纤维同时也会阻碍无机盐及一些有益的微量元素吸收，如钙、铁、锌等，应同时注意补充。膳食纤维含量较高的食物有芹菜、韭菜、海带等植物性食品。

（4）除上述食物外，胡萝卜、苹果、绿豆汤、茶水、金针菇及含维生素 C 丰富的蔬菜水果等都是有助于排铅的食品。

（5）不要吃太多的油脂：油脂可加速有机铅的吸收。

（6）不要吃含铅高的食品如松花蛋及压力炉制作的爆米花。

有了良好的生活习惯及合理的饮食，相信我们大家一定能够把铅魔挡在我们的体外。

# 小学生 de 营养

## 小学生需要哪些营养

小学生营养指在小学学习的 6～12 岁儿童的营养。这时期的生长发育速度逐渐减慢，但各脏腑器官仍然在迅速发育，是身体智力发育的旺盛时期，所需的热能、蛋白质和各种营养素按相对量计均高于成人。因此，只有合理的饮食营养，才能促进使小学生的德、智、体全面发展，使得小学生动作灵敏、身心健康。

1. 热能

这是食物中蛋白质、脂肪、碳水化合物在身体进行三大物质代谢时释放出来的能量，是用来维持生理功能的最重要的因素。小学生的生长发育迅速，脑力和体力活动增强，基础代谢高，需要的热能就较高。当热能供给不足时，体重会下降，同时其他的营养素在体内也不能很好的被利用，这样就影响小学生的生长，使他们身体瘦弱、容易生病。一般来说，小学生对热能的要求比较高，6～8 岁小学生每日每千克体重约需热能 80 千卡，9～12 岁为 65 千卡，和正常成年人差不多，所以必须供给充足的热能以补充小学生体力活动的消耗。相反，当热能过剩时，又会引起肥胖和超重，此时就应减少一些高热量的食物，如肥肉、米饭、面食、油炸食品、糖类等。

2. 蛋白质

小学生的生长发育需要较多的蛋白质，按每日每千克体重 2.5 克供给，所提供的能量占每日总能量的 15%～20%，尤其是优质蛋白质，如肉、乳、蛋、豆类等，应占蛋白质摄入量的 1/3～1/2。在农村经济条件差的地方，应加强大豆蛋白的供给。

3. 维生素

维生素对保证儿童正常发育、提高机体反应及促进获得性免疫的形成是很重要的。缺乏任何一种维生素，都可使儿童产生某种疾病，严重缺乏时，还可能患各种维生素缺乏症，因此必须补充充足的维生素。我国大多数小学生的维生素 A 是来源于植物性食物，尤其是广大农村或生活条件较差地区的小学生，普遍缺乏维生素 A。第三次全国营养调查，一般居民的核黄素、维生素 A 的摄入量偏低，有的地方还缺乏。由于小学生容易偏食，往往会出现维生素 C 的缺乏，要引起注意，不要偏食，多吃水果、蔬菜。中国生理学学会制定的标准是：5～7 岁的儿童，维生素 A 的每日供给量为 2200 国际单位；胡萝卜素的每日供给量为 4 毫克；维生素 D 的每日供给量为 10 微克；维生素 C 的每日供给量：7～9 岁 45 毫克，10～12 岁 50 毫克；维生素 $B_1$ 和维生素 $B_2$ 的每日供给量相同：7 岁 1 毫克，8～9 岁 1.1 毫克，10 岁 1.2 毫克，11～12 岁 1.3 毫克；尼克酸的每日供给量：7 岁 10 毫克，8～9 岁 11 毫克，10 岁 12 毫克，11～12 岁 13 毫克。

4. 无机盐

小学生的骨骼正在生长发育之中，需要大量的钙和磷，如果钙、磷供应不足，可能产生轻度佝偻病和骨质疏松症。而铁供应不足会发生贫血，碘供应不足会出现"大脖子"病。我国儿童膳食中一般含磷丰富，而钙、铁及其他金属元素的摄入主要来自吸收利用率较低的植物性食物。因此，我国小学生容易发生缺钙症或缺铁性贫血，发病率为 20%～60%。钙的摄入量只达到 RNI（营养学会推荐量）的 50%，锌、铁、碘、硒等的摄入量偏低，不少地区甚至还很缺乏。所以应保证小学生每天摄入钙 600 毫克、磷 700 毫克、铁 15 毫克、碘 100～110 毫克。

## 如何安排小学生的饮食

根据生理特点，在安排膳食上，除考虑营养素需要量之外，还要注意与营养有关的问题，例如小学生的消化器官尚未完全发育成熟，特别是咀嚼消化能力远不如成人，肠道对粗糙的食物比较敏感，易发生消化不良。因此，在烹调食物时要注意质地细软、容易消化，要随时变换食物的种类、数量、口味，以增进孩子的食欲。

1. 热能的合理分配

在我国学龄儿童的实际情况中，一日三餐的热能分配很不合理，如早餐简单马虎，量少质差。其实，早餐是一天中最重要的一顿饭。据调查，凡能坚持每天吃好、吃饱早饭的小学生，其体型和功能发育都比较好，身体健壮，上课精力充沛，学习效率也高；反之，早饭不吃饱，有 14% 的小学生在第二节课时产生饥饿感，经过紧张的脑力或体力劳动，有可能出现四肢无力、思维迟钝、面色苍白、心慌、多汗等"低血糖"症状。早餐应该重视质量而不仅仅是数量。早晨起来，虽然胃里已排空，但由于活动量不大，一般缺乏饥饿感；加之上学早，时间紧张，进餐时间较短，因此，早餐无须大量的饭菜，只要少而精的主、副食

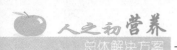
品。另外，一顿全由淀粉食品构成的早餐，所能提供的葡萄糖尚不够小学生2小时的消耗，所以早餐除了要提供产热快的淀粉类，还要提供饱腹感强、不容易饿的蛋白质和脂肪，如五香牛肉、茶鸡蛋、红油豆腐干、肉包子等。有条件的还可增加含维生素的水果。早餐食欲差，要尽可能安排一些色、香、味、形具有吸引力的早点，早点的花样尽量做到每天不重样。

小学生的午餐营养量应占全天营养的40%。午餐的内容应有肉食与豆制品搭配的副食，以提高蛋白质的营养价值。每星期吃1~2次鱼类，1~2次猪肝，每天保持有动物性食品（肉、蛋类）。有绿色和深绿色的蔬菜，也有橙黄色的蔬菜，少许白色或浅色蔬菜。增加虾皮、海带、紫菜、菌类以及肉骨头（炖时加少量醋，以促使钙溶解）。主食应粗细搭配，豆谷类搭配，使八种人体必需氨基酸种类齐全、互相补充。力求食物品种多样，一周内饭菜花样不重复。

由于小学生多在晚上9~10点休息。因此晚餐的热量比例不应少于30%，与早餐热量相等。晚餐内容包括主食、肉炒菜、粥或汤类，以达到干稀搭配、荤素搭配，但要防止过于油腻，既要营养丰富，又要容易消化。

另外，在适当的时间及情况下，应为小学生添加课间餐或夜餐，二者的要求相同，以营养丰富、容易消化、食用方便的食品和饮料为宜，例如果酱面包、蛋糕、维生素饼干等，汤类及饮料如油茶、藕粉、麦乳精、牛奶、豆浆、鸡蛋汤、莲子羹、银耳羹等。目的在于在最短的时间内为小学生提供能量，以应付特殊情况（如早餐未吃好、睡的过晚或是睡前能量消耗过多）造成的暂时性能量短缺。

2. 合理的膳食构成

在热能供给充分合理的前提下，除注意保证蛋白质的摄入量外，并应提高蛋白质的利用率，使动物性食品与植物性食品搭配适宜，充分发挥蛋白质的互补作用。所以，每餐均应有荤有素，或者粮、豆、菜混食，例如，豆类与谷类同吃，豆煮稀饭，蔬菜加豆制品及粗、细粮混食。

3. 注意保证富含无机盐、维生素食品的供给

据膳食调查，我国小学生的膳食中，钙、铁及维生素A、$B_2$、C的摄入不足。所以，凡有条件食用鲜牛、羊奶的地区，应设法给予保证（奶类富含丰富的蛋白质、钙、维生素A及$B_2$），并尽量经常供给绿色叶菜或水果瓜菜，以保证各种维生素和无机盐的供给。但必须注意烹调方法，既要使蔬菜味美、色佳、易消化，能引起食欲，更需要注意清洁消毒，并保存食品中原来的营养成分。

4. 膳食多样化

在安排膳食时，努力做到饭菜多样化，考虑季节的特点，注意粗细搭配、干稀适度，具有适宜的容积和饱腹感。只有多样化的食品才能满足必要能量摄入。有的家长一谈到营养，就认为是给孩子多吃肉、鱼、蛋、巧克力，甚至银耳以及其他补品，这种做法是很片面的。一个没有蔬菜的膳食，就一定不是平衡膳食，他不可能满足小学生对营养的需要。

5. 养成良好的饮食习惯

定时定量的摄食和不乱吃零食（特别应注意少吃糖果、甜食，饭前更应禁食），不暴饮、暴食，不挑食、偏食，且进餐环境应清洁、安静、舒适、使进餐者的心情愉快，促进食欲。

## 课间加餐有多重要

小学生的课间餐，一般是指在上午第二节课后供应的点心，目的是补充能量和维生素，使小学生不受饥饿的干扰，可以专心学习，这对早餐吃得少或者根本不吃的小学生尤为重要。有些孩子由于早上起得晚，造成没有食欲吃早饭，或是有些家庭没有条件为孩子准备营养、能量充足的早餐。这些孩子往往到了第二节课间（10：00左右）就会有饥饿感产生，如果没有及时补充能量，就会影响孩子接下来的学习状况，小孩子出现注意力下降、感到疲惫等表现，对后上的两节所学知识掌握不好。可见加餐不在多，除了可以供给面包、糕点、包子等干食外，最好能供应一杯牛奶或是豆浆，既可以补充水分，又可以供给能量和优质蛋白。课间餐的供应可由学校妥善组织。要注意对孩子的卫生教育，饭前便后要洗手，注意用餐食具的卫生，以免传染肝炎、痢疾等疾病。如果学校没有条件，家长也可自己为孩子准备一些有包装的饼干、面包等，但要叮嘱小孩子食用前要洗手等卫生习惯，这点可能对低年级的小孩子难度较大。还要叮嘱孩子在进食时不要玩闹，以免发生危险。

## 食用菌类对小学生的好处

据研究，小学生经常吃些食用菌类具有很多好处。食用菌包括蘑菇、木耳、金针菇、草菇等，它们的干品的蛋白质含量接近于肉类和蛋品，鲜品也明显高于蔬菜和瓜果，含有十七种氨基酸，包括人体必需的八种氨基酸。这些蛋白质的生理活性非常高，十分适宜小学生的肠胃吸收利用。食用菌中还含有丰富的维生素A、维生素D、维生素$B_1$、维生素$B_2$、维生素$B_{12}$及铁、镁、钙、磷等多种微量

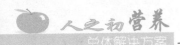

元素，这些物质都是小学生生长发育所必不可少的，对于维护小学生的健康和预防疾病具有特殊的作用。研究证实，小学生经常吃食用菌，还具有提高智力、增加食欲和保持良好体形的作用。为小学生选择食用菌的时候，以选择鲜品为佳，干品不易消化，影响吸收和利用。

### 过"补"的坏处有哪些

小学生处于生长发育时期，合理的补充营养供其机体和智力发育所需是很有必要的，但如果补得不当则会适得其反。

1. 补参害处多

"少不食参"，健康的小学生不宜服用人参和含参类的食品，如果服用会削弱免疫力和抗病能力，容易感染疾病，会出现兴奋、激动、易怒、烦躁、失眠等神经系统亢进症状。人参会促进人体性腺激素分泌，如果长期补参会导致小学生性早熟。服参过多对心脏也有害，可导致心缩减弱，血压、血糖降低，严重的时候会危及生命。小学生因身体虚弱等原因需要服用参时，需在医生指导下确定合适的剂量，酌情使用。

2. 补钙过多会导致低血压

科学研究表明，小学生补钙过量会造成低血压，并使他们日后患心脏病的危险系数升高。怀疑有佝偻病或是缺钙的小学生，应在医生指导下合理补钙，避免摄入过多或是补充不足。

3. 补锌过量易致中毒

小学缺锌常表现为食欲不振、营养不良。补锌过量容易造成锌中毒，表现为食欲减退、上腹疼痛、精神萎靡，甚至造成急性肾功能衰竭。小学生补锌时一定要在医生检查指导下，确定科学的服用剂量，以确保安全可靠。

4. 补鱼肝油类过多易致高钙血症

鱼肝油富含维生素 D、维生素 A。维生素 D 摄入过多时，机体对钙的吸收增加，会导致高钙血症，表现为不想吃东西、表情淡漠、皮肤干燥、呕吐、多饮多尿、体重减轻等。

5. 多吃橘子易生"橘子病"

小学生每天吃橘子最多不超过 3 个。过多吃橘子会导致皮肤中胡萝卜素增加而引起全身皮肤发黄，出现呕吐、恶心、食欲下降等症状。

6. 多吃糖类易致"儿童嗜糖精神烦躁症"

小学生每天吃糖的量在 15～20 克最为合适。过多的食用糖类会导致"儿童嗜糖精神烦躁症"，表现为情绪不稳定、爱哭闹、易发脾气、易冲动、睡眠差、常在梦中惊醒、注意力不集中、学习成绩下降、面色苍白、抵抗力降低，易患感冒、肺炎等病。此外过多的吃甜食还会引起腹泻、腹胀、厌食、呕吐、消化不良、水肿、肥胖症、糖尿病、心血管疾病、龋齿等。

7. 多吃鸡蛋易导致腹泻、维生素 K 缺乏症

小学生每日吃 1～2 个鸡蛋就可以了，过多的吃鸡蛋会增加小学生的肠胃负担，引起消化不良性腹泻，还会引起维生素 K 的缺乏症，表现为烦躁不安、面色苍白、面部皮疹、嗜睡、毛发脱落等。

8. 可乐型饮料和酸梅粉会引起多动症和溃疡病

可乐里含有咖啡因，可乐型饮料对小学生记忆有干扰作用，并会导致小学生中枢神经系统长时间兴奋，发生多动症。小学生长期食用酸梅粉等颗粒型饮料，会使其胃酸含量增高、胃粘膜被腐蚀，发生胃及十二指肠溃疡。

## 小学生不宜常吃果冻

果冻类食品是人工制造物，其中的主要成分是海藻酸钠。在提取过程中，经过酸、碱、漂白等处理，许多维生素、矿物质等成分几乎完全丧失了，而海藻酸钠、琼脂等都属于膳食纤维，不易被消化吸收，如果吃得过多，影响人体对蛋白质、脂肪的消化吸收，也会降低对铁、锌等矿物质的吸收率。果冻中还加入了人工合成的色素、食用香精、甜味剂、酸味剂等，对小学生的生长发育与健康也没有益处。所以小学生要少吃果冻。

## 小学生的牙齿保健

儿童从 6 岁开始，乳牙逐渐脱落，并由恒牙所代替。换牙期间，要注意以下几点，才能长出一副好牙。

1. 养成早晚刷牙、饭后刷牙漱口的良好习惯，并掌握正确的刷牙方法，以保持口腔清洁。

2. 多食柔软的、富含钙、磷、蛋白质和多种维生素的食物，少吃干硬类食物、糖果类甜食以及多色素、刺激性的食物，以保护牙床。

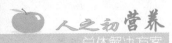

3. 不要用舌头舔活动的乳牙，以免以后长出的恒牙形成外龇等畸形。

4. 在换牙期间，如遇到疾病需口服抗生素药物时，应避免选用四环素、土霉素等对牙齿有腐蚀性的药物。如果有乳牙迟脱落而影响恒牙的萌出时，应尽早到医院拔除。

## 多吃糖易导致小学生近视

要说近视与吃糖有关系，一般人可能还不相信。但是研究结果表明，爱吃糖和甜食的小学生，还真是容易得近视，这其中的原因主要有三个方面：

1. 体内吸收过多的糖分，会消耗大量的钙质（据测定，进食 6 克糖要消耗掉 1.4 升牛奶中的钙含量）。钙质的缺乏就会降低血液（血浆）的渗透压，导致眼球内房水渗透压低于晶状体，使房水透过晶状体囊而进入晶状体内，引起晶状体突出；加之眼球壁的睫状体会因缺钙而失去韧性，易发生眼球变形。

2. 摄入糖量过高会使血液的弱碱性变成中性或弱酸性（糖属于酸性类食品），会过量的消耗体内的维生素 $B_1$。维生素 $B_1$ 不足又会造成视觉神经发炎，促使眼球屈光度增加而诱发近视。

3. 影响微量元素铬的生理代谢。铬元素生理代谢作用下降，直接影响胰岛素分泌及其功能，降低血糖利用率，进而改变晶状体和眼房水渗透压，加重近视。

小学生眼睛内的结构体可塑性较大，一旦变异，就难于校正，做父母的应注意平时不要过多地给孩子吃糖果和甜食。

## 小学生发烧时不宜吃鸡蛋

蛋白质是小学生发育期必不可少的营养品，但孩子发烧时，没有经验的爸爸妈妈为了让孩子补充营养，总爱给孩子吃鸡蛋。其实，这是一种不利于健康的做法。因为鸡蛋是纯蛋白质，当它进入机体分解后，会产生一定量的额外热量。这在医学上称为食物的特殊动力效应。据医学家研究，这种特殊动力效应在各种物质中，就数蛋白质的效应最大，它额外增加的热量可高达30%。发烧的小学生吃了鸡蛋后，会使机体内的热量增加，散热减少，这就如同火上浇油，并不利于小学生退烧和恢复健康。

## 小学生不应常吃零食

有些小学生爱吃零食，家长投其所好，特地买糖果、蜜饯、糕点给孩子"补充营养"，尤其是些膨化食品，对孩子的健康都是有百害而无一利的。

1. 消化道活动是有一定规律的，不停地给孩子吃些零食会扰乱他们的肠胃的规律性，影响正常膳食中的营养的吸收。

2. 零食的甜、酸、咸味，对人的味觉是一种强烈的刺激，常吃零食会使小学生的味觉敏感度下降。有人曾对一些喜欢挑食、偏食、吃零食的小学生做过测试，发现他们对各种味觉都很迟钝，一般的菜肴不足以引起他们的食欲。戒除这些坏习惯，一是除饭后可以吃点糖果、水果以及两餐之间少量吃点点心外，尽量不给吃零食；二是尽量把菜肴做得美味可口，以引起孩子的食欲。

## 菜谱推荐

我们根据四季的气温、蔬菜种类繁简条件各为家长朋友举一周食谱的例子（各类食物的量由孩子的年龄而定，表中为平均推荐量）：

### 春季膳食

春季，是由寒转暖的时节，人体阳气发泄，气血趋向于表，聚集一冬的内热要散发出来。因此，在饮食上宜由冬季的膏粱厚味转变为清温平淡。另外，冬季蔬菜品种较少，人体摄取的维生素往往不足。因此，在春季膳食调配上，应让小学生多吃一些新鲜蔬菜，尤其是各种绿色蔬菜，如春笋、菠菜、芹菜、荠菜等。动物性食品要选择鸡肉、鸡蛋、鸭蛋、瘦猪肉等一般性调补品，不仅可改善小学生体质，还可以使精力充沛。应少吃肥肉等高脂肪食物，提倡多吃清淡饮食。在味道选择上，应少吃辛辣或带有刺激性的食品，如干辣椒、辣椒酱等。

|  | 早 餐 | 午 餐 | 晚 餐 |
| --- | --- | --- | --- |
| 星期一 | 椒盐花卷 150 克<br>五香茶叶蛋 50 克<br>牛奶 250 毫升 | 红焖鸡块 100 克<br>肉末黄瓜饼 100 克<br>海带丝汤（海带 100 克）<br>米饭 150 克 | 锅塌豆腐 100 克<br>醋熘圆白菜<br>（圆白菜 100 克）<br>籴鲫鱼汤（鲫鱼 100 克）<br>螺丝馒头（150 克） |

续 表

|  | 早 餐 | 午 餐 | 晚 餐 |
|---|---|---|---|
| 星期二 | 虾仁三鲜包 100 克<br>红豆米粥 200 克 | 炸熘黄鱼（100 克）<br>肉末炒水萝卜<br>（水萝卜 100 克）<br>冬菜土豆汤<br>椒盐花卷 150 克 | 红烧丸子（100 克）<br>海米扒油菜<br>（油菜 150 克）<br>冬瓜蛋花汤<br>（冬瓜 250 克）<br>米饭 150 克 |
| 星期三 | 水蒸蛋羹 100 克<br>花生奶露 250 毫升 | 青蒜炒猪肝（青蒜 100 克、<br>猪肝 80 克）<br>肉片烧水萝卜<br>（水萝卜 100 克）<br>菠菜汤（菠菜 100 克）<br>米饭 150 克 | 肉末菠菜烧豆腐（豆腐 80<br>克、菠菜 40 克）<br>红油白菜卷（白菜 50 克、肉<br>馅 50 克）<br>藕片汤（藕 100 克）<br>馒头 150 克 |
| 星期四 | 鸡蛋吐司面包 50 克<br>咖啡牛奶 250 克 | 咸蛋蒸肉（猪肉 50 克、咸<br>蛋 25 克）<br>海米烧白菜<br>（白菜 150 克）<br>鸡蛋黄瓜粉丝汤<br>米饭 150 克 | 猪肉鸡蛋韭菜水饺<br>150 克<br>生煸菠菜<br>（菠菜 150 克） |
| 星期五 | 馒头 150 克<br>五香牛肉 100 克<br>牛奶 250 克 | 炒鳝鱼丝<br>（鳝鱼 100 克）<br>拌荸荠（荸荠 100 克）<br>荠菜蛋花汤<br>米饭 150 克 | 油焖腐竹 50 克<br>茄汁莴笋 100 克<br>羊肉萝卜汤（羊肉 50 克、萝<br>卜 80 克）<br>馒头 150 克 |
| 星期六 | 猪肉馄饨 50 克<br>芝麻烧饼 50 克 | 扣烧牛肉 50 克<br>蛋炒菠菜（蛋 25 克、菠菜<br>100 克）<br>白菜叶汤<br>（白菜 100 克）<br>米饭 150 克 | 炒猪肝 50 克<br>炒芹菜 100 克<br>雪菜笋丝汤<br>（雪菜笋丝各 25 克）<br>米饭 150 克 |

续 表

|  | 早 餐 | 午 餐 | 晚 餐 |
|---|---|---|---|
| 星期日 | 芝麻莲蓉包 100 克<br>牛奶 250 克 | 鹌鹑蛋烧菠菜（鹌鹑蛋 50 克、菠菜 100 克）<br>爆脆海带<br>（海带 100 克）<br>海米西红柿鸡蛋汤<br>（西红柿 40 克、鸡蛋 25 克）<br>米饭 150 克 | 酸菜鱼（鲤鱼 100 克）<br>栗子扒白菜（栗子 30 克、白菜 100 克）<br>菠菜奶白蛋汤（白菜 100 克、鸡蛋 25 克）<br>米饭 150 克 |

### 夏季膳食

夏季，气温渐高，天气炎热。人们的消化能力减弱，胃酸分泌减少，因此食欲也相应降低。因此，家长在小学生的膳食调配上，要考虑机体的这种情况。除了注意饮食的营养搭配外，还应注意食物的色、香、味，尽力引起小学生的食欲，使他们的身体能够得到全面、足够的营养。那么，夏季的膳食应该如何安排呢？一般说，少吃些肉类，多吃些凉菜、咸鸭蛋、咸鸡蛋、豆制品、芝麻酱及青菜、水果等。另外，夏季应多给小学生吃些消暑的食品，如西瓜、绿豆汤等。

|  | 早 餐 | 午 餐 | 晚 餐 |
|---|---|---|---|
| 星期一 | 糯米凉糕 100 克<br>蛋花牛奶<br>（牛奶 250 克、蛋 50 克） | 樱桃白雪鸡腿 50 克<br>炒鲜莴笋 100 克<br>海米萝卜丝汤<br>（萝卜 100 克）<br>米饭 150 克 | 锅塌豆腐 100 克<br>炒西红柿（西红柿 50 克）<br>鸡蛋香菜汤<br>椒盐花卷（150 克） |
| 星期二 | 面丝汤（面 100 克）<br>酱豆腐干 | 红烧带鱼 100 克<br>炝黄瓜 100 克<br>粉丝汤（粉丝 100 克）<br>米饭 150 克 | 羊肉西葫芦水饺 150 克<br>糖醋藕片 100 克 |

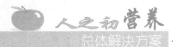

续　表

| | 早　餐 | 午　餐 | 晚　餐 |
|---|---|---|---|
| 星期三 | 肉丁馒头 100 克<br>山药、糯米、桂圆<br>肉、薏米、红枣、<br>百合粥 100 克 | 青椒炒猪肝（青椒 100 克、<br>猪肝 80 克）<br>炒莴笋丝 100 克<br>海米萝卜汤<br>（萝卜 200 克）<br>米饭 150 克 | 茄汁豆腐丸子 100 克<br>海米醋熘白菜 150 克<br>鹌鹑蛋鸡丝汤<br>（鹌鹑蛋 50 克）<br>米饭 150 克 |
| 星期四 | 发面烧饼 100 克<br>卤猪肝 100 克<br>大麦米粥 50 克 | 西红柿青椒炒蛋<br>（西红柿 50 克、青椒 50 克、<br>鸡蛋 50 克）<br>茴香蚕豆 20 克<br>苦瓜鲫鱼汤（苦瓜 50 克、<br>鲫鱼 50 克）<br>馒头 150 克 | 红烧排骨 100 克<br>糖醋拌白菜心 100 克<br>海米紫菜蛋花汤<br>米饭 150 克 |
| 星期五 | 豆沙糯米包 100 克<br>莲子奶露 250 克 | 酱汁瓦块鱼<br>（鲤鱼 100 克）<br>红烧冬瓜 150 克<br>鸡丝紫菜汤<br>米饭 150 克 | 雪菜卤豆腐 100 克<br>香芹牛肉丝（牛肉 50 克、芹<br>菜 150 克）<br>毛豆豆腐汤（毛豆 15 克、豆<br>腐 100 克） |
| 星期六 | 白糖包 100 克<br>辣酱花生米 25 克<br>牛奶 250 克 | 煨牛肉 100 克<br>炒青椒丝 100 克<br>雪菜冬瓜汤<br>（冬瓜 100 克）<br>米饭 150 克 | 菜花炒猪肝（猪肝 50 克、菜<br>花 100 克）<br>红油豇豆 50 克<br>海米冬瓜汤<br>（冬瓜 100 克）<br>米饭 150 克 |
| 星期日 | 金银花卷 50 克<br>香菜拌豆腐丝<br>100 克<br>咸豆浆 250 克 | 虾仁蛋羹（虾仁 25 克、鸡<br>蛋 50 克）<br>素炒黄瓜片 100 克<br>丝瓜汤（丝瓜 50 克、毛豆<br>15 克）<br>米饭 150 克 | 醋椒鱼（鲤鱼 100 克）<br>茼蒿豆腐汤<br>（茼蒿 100 克、豆腐 50 克）<br>葱花饼 150 克 |

🔊 秋季膳食

秋季，气温逐渐转凉。随着暑期消退，气温凉爽而干燥，人们从暑热的困乏中解脱出来，食欲逐渐增强。同时，这个季节食品种类最丰富，各种花菜类、茎菜类、果菜类及各种水果颇多；从动物类食物来讲，也是"抢秋膘"的时候，因此这个季节的膳食调配上相对容易些，只要注意小学生的营养平衡就可以了。但是有一点应当引起注意，即在初秋之际，容易发生肠炎或痢疾。家长朋友在给小学生安排膳食时，一则要讲究卫生，二则不要让小学生吃得太杂或吃太多的生冷食品，以免发生腹泻。在调味品上也可多用些辣椒、胡椒、咖喱粉等，以祛春夏以来的暑热。

|  | 早 餐 | 午 餐 | 晚 餐 |
|---|---|---|---|
| 星期一 | 煎鸡蛋饼 100 克<br>煎豆腐干 30 克<br>牛奶 250 克 | 芥末鸡丝 50 克<br>煮咸茄 50 克<br>白菜肉丝汤<br>（猪肉 50 克、白菜 100 克）<br>米饭 150 克 | 肉丁香干炒豆酱 100 克<br>炒苋菜 100 克<br>白菜肉丸汤（白菜 100 克、肉丸 50 克）<br>牛奶粳米饭 150 克 |
| 星期二 | 琥珀莲子饭（糯米 50 克）<br>白糖豆浆 250 克 | 香脆鱼肉饼（鳜鱼 50 克）<br>清炒木耳菜 100 克<br>西湖莼菜汤（莼菜 20 克、熟笋 20 克、水发冬菇 20 克、西红柿 20 克、蘑菇 20 克）<br>米饭 150 克 | 三鲜水饺 150 克<br>虾子烩茭白 100 克 |
| 星期三 | 猪肉韭菜包子 100 克<br>薏仁米粥 100 克 | 酸甜猪肝 100 克<br>扒双菜（白菜 100 克、油菜 100 克）<br>榨菜鸡蛋汤（鸡蛋 50 克、黄瓜 50 克）<br>米饭 150 克 | 肉片烧腐竹 100 克<br>肉末冬瓜 150 克<br>香菇豌豆汤（豌豆 50 克、香菇 10 克）<br>米饭 150 克 |

**续　表**

|  | 早　餐 | 午　餐 | 晚　餐 |
|---|---|---|---|
| 星期四 | 豆蓉馒头 150 克<br>鲜橙五色羹（牛肉<br>50 克、芹菜 50 克、<br>土豆 50 克、芦笋 50<br>克、橙子 150 克） | 太阳肉（鸡蛋 50 克、肉末<br>150 克）<br>蒜苗香干丝（蒜苗 100 克、<br>香干 25 克）<br>冬菇苋菜汤（苋菜 50 克）<br>米饭 150 克 | 珍珠丸子 50 克<br>葱油茭白 100 克<br>酸辣肚丝汤<br>米饭 150 克 |
| 星期五 | 果子面包 100 克<br>姜汁豇豆 150 克<br>红小豆粥 150 克 | 爆炒鳝鱼片 100 克<br>山药炒肉片 100 克<br>海米紫菜汤<br>米饭 150 克 | 炖什锦豆腐 100 克<br>酱汁扁豆 100 克<br>羊肉丸子冬瓜汤<br>米饭 150 克 |
| 星期六 | 豆沙包 100 克<br>咸鸭蛋 30 克<br>牛奶 150 克 | 咖喱牛肉 100 克<br>肉丝炒韭黄绿豆芽（猪瘦<br>肉、韭黄、豆芽各 20 克）<br>小白菜丸子汤<br>椒盐花卷 150 克 | 猪肝炒黄瓜（猪肝 100 克、黄<br>瓜 50 克）<br>烧茄子 100 克<br>肉丝白菜汤<br>米饭 150 克 |
| 星期日 | 汉堡包（面包 50<br>克、牛肉饼 100 克）<br>八宝西米露 100 克 | 咸荷包蛋 50 克<br>炒土豆丝 100 克<br>牛肉萝卜汤<br>米饭 150 克 | 清水鱼卷（鲳鱼 100 克）<br>肉片烧茄子 100 克<br>三鲜冬瓜汤<br>米饭 150 克 |

### 🔊 冬季膳食

　　冬季，气温由凉转冷，寒冷的天气使人们的代谢率升高，皮肤血管收缩、散热也较少。为了抵御风寒，在膳食的调配上，可以给孩子多增加一些膏粱厚味，如炖鱼、炖鸡、涮羊肉等。在调味上可用些辛辣食品，如辣椒、胡椒、咖喱粉、葱、姜、蒜等。应特别注意冬季有色蔬菜品种不多，往往容易造成某些维生素不足。应足量让小学生多吃一些绿色蔬菜，无新鲜蔬菜时，可吃些雪里蕻、绿豆芽、豌豆苗等。为弥补菜的不足，应多给小学生吃些水果，如柑橘、苹果、香蕉、鸭梨、猕猴桃等。

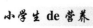

| | 早　餐 | 午　餐 | 晚　餐 |
|---|---|---|---|
| 星期一 | 猪肉白菜包子 100 克<br>白米粥 100 克 | 咸水菊花鸭胗 50 克<br>干煸香芹 100 克<br>肉丝鸡蛋汤<br>馒头 150 克 | 麻辣豆腐 100 克<br>肉末炒豌豆 50 克<br>螃蟹菜心汤（螃蟹、菜心各 100 克）<br>米饭 150 克 |
| 星期二 | 鸡蛋煎饼 100 克<br>黑米红枣粥 100 克 | 炸鲳鱼 100 克<br>炝辣白菜 100 克<br>排骨藕汤<br>米饭 150 克 | 猪肉白菜水饺 150 克<br>姜拌藕 50 克 |
| 星期三 | 生煎馒头 100 克<br>玉米渣粥 100 克 | 三丝肝羹（猪肝 100 克）<br>清炒双丝（圆白菜、青椒各 50 克）<br>豆腐丝汤<br>米饭 150 克 | 香干炒芹菜（香干 50 克、芹菜 100 克）<br>樱桃萝卜 100 克<br>醋椒头尾汤（鱼头鱼尾各 50 克）<br>米饭 150 克 |
| 星期四 | 炸面包盒 100 克<br>冲藕粉 25 克 | 鱼香蛋羹 100 克<br>雪里蕻炒肉末 50 克<br>榨菜笋片汤<br>馒头 150 克 | 香酥排骨 100 克<br>肉丝雪里蕻百叶丝<br>奶油芹菜汤<br>米饭 150 克 |
| 星期五 | 芹菜肉包 100 克<br>花生红枣粥 100 克 | 清蒸鱼头 100 克<br>烤鸭丝掐菜 100 克<br>清萝卜汤<br>椒盐花卷 150 克 | 雪里蕻炖豆腐 100 克<br>金橘芹菜 100 克<br>海米冬瓜鸡蛋汤<br>米饭 150 克 |
| 星期六 | 蛋花粥<br>豆芽拌粉丝 50 克 | 孜然羊肉 100 克<br>香干炒菠菜 100 克<br>鱼头汤<br>馒头 150 克 | 猪肝炒白菜（猪肝、白菜各 100 克）<br>蘑菇炒韭黄 50 克<br>香菇笋片汤<br>米饭 150 克 |
| 星期日 | 肉卷馒头 100 克<br>小米粥 100 克 | 鸳鸯鹌鹑蛋 50 克<br>茼蒿炒肉丝 100 克<br>酸菜白肉粉丝汤<br>米饭 150 克 | 水煮鱼片 100 克<br>苦瓜炒牛肉 100 克<br>小白菜汤<br>家常饼 150 克 |

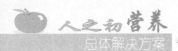
### 吃的选择

远在二千多前我国第一部医书《内经·素问》就提出"五谷为养、五果为助、五畜为益、五菜为充，气味合而服之，以补精益气"，以及"饮食有节"、"无使为之"等饮食原则，并明确了谷、畜、果、菜等多种天然食物在膳食中的主辅关系。通过各类食物之间的适量配合，相互协同，充分发挥它们在保健强身、防治疾病中的有益作用。上述提法对调节我国膳食结构也有一定的现实意义。

五谷为养，所谓"五谷"不是具体地局限于五种谷粮，而是泛指五谷杂粮，其中也包括豆类。五谷能养五脏之真气故为养。谷粮富含碳水化合物，只是蛋白质的质和量不够好，脂肪含量也低。豆类不但蛋白质含量丰富，而且品质优良。特别是大豆，含有较多的脂肪。碳水化合物和脂肪是提供热能的主要来源，但是，生长、修补、更新组织、调节生理功能更不能缺少蛋白质。以"五谷"为主食来提供人们最需要的养分，优先解决"温饱"问题。通过粮豆的相互补益，相应地提高膳食中蛋白质的营养价值。古人将豆类列入"谷类"是非常有道理的。

古人对谷类的营养价值早已肯定，古书记载有关于"辟谷术"的传说：据说人吃了经过特殊制备的黑豆，使可"辟谷"（即长时间不吃饭）。今天看来，确实不可思议。抛开"辟谷"之说的荒诞成分，起码可以肯定这样一个事实：黑豆的营养价值是很高的。它所含的蛋白质为等量稻米的 7 倍、猪肉的 5 倍、鸡肉的 2 倍、鸡蛋的 3.4 倍和牛奶的 15 倍；所发热量为上述动物食品的 2～5 倍。无机盐含量也很丰富，的确是宜膳、宜药的佳品。黄豆号称"豆中王"，营养更为全面。每百克黄豆所含蛋白质相当于 400 克肥瘦猪肉、6～7 个（约 300 克）鸡蛋或 5 大杯（1250 毫升）牛奶中蛋白质的含量。而且黄豆蛋白中赖氨酸较多，正可补充谷粮中的不足。此外，黄豆含有较多的磷脂，可以营养神经，增强记忆力；所含不饱和脂肪酸和豆固醇可以抑制胆固醇在体内的吸收，降低血脂。黄豆中的维生素 B 族和 E，对无机盐和微量元素（锌、铁、硒等）以及膳食纤维对维护健康和防治疾病都十分重要，不但可以取代乳品，且可做成多种多样的豆制品，是素菜素做（素鸡、素肘子、素火腿、素熏鱼等）中的主角。通过烹调加工，不但增加了食物的味道，也提高了黄豆的消化率。发酵豆制品（如腐乳、臭豆腐等）是维生素 $B_{12}$ 的可贵植物型来源，是我国素食者免于遭受恶性贫血的威胁。

其他豆类的蛋白质含量虽比不上黄豆和黑豆，但仍超出谷粮 2 倍以上。绿豆、赤小豆、白扁豆等除供给养分外，各有其不同性味和食疗作用。

讲"五谷为养"更不可忽视粗杂粮。它们的营养价值并不比细粮差，甚至在某些方面还超过细粮，谷粮碾磨越精，营养素损失越多。虽然粗粮口感不如细粮，但如果粗粮细做，粮豆混用，干稀搭配，灵活多样，精加工巧安排，不但好看好吃，而且营养会更为全面。

### 🌿 合理的膳食结构

我国专家们提出我国近期膳食结构一般应包括下列各类食品，对指导生产改善营养都有积极意义。

1. 主食　包括各种粗粮细粮，每月 14.2 千克（每天大约为 475 克）。
2. 薯类　甜薯、马铃薯、山药之类，每月 3000 克（每日 100 克）。
3. 豆类　包括大豆、小豆、绿豆等，每月 1000 克（大约每天可以吃 250 克豆浆或 100 克豆腐或 50 克豆腐干）。
4. 肉类　猪、牛、羊、鸡、鸭、鹅、驴、兔等肉类，每月 1.5 千克（每天 50 克）。
5. 蔬菜　每月 12 千克（每天 400 克）。
6. 其他　一个月 500 克蛋，500 克鱼，2000 克奶，750 克水果和 250 克油。（上述食品可分项集中，分次适用于配餐，如隔日或三日吃一次鱼、蛋、奶等）。

以上食物结构，平均每日约可供给 2400 千卡热能和 70 克左右的蛋白质，可以保证从事轻劳动的成年男子和从事中等劳动的女子对热能和蛋白质的需要。不过从事中等以上体力劳动的男子和从事重体力劳动的女子、脑力活动和体育锻炼开展得很好的大学生、运动员、孕妇、乳母等对蛋白质、钙、铁、维生素的需要量较高，动物性食品、豆类和粮食可相应增加一些。不同环境或不同工种的职业者对营养也有特殊需求。

### 🌿 强身健脑好方法

体力劳动和脑力劳动从生理上看并没有本质的区别。它们都需要在中枢神经

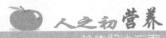

系统的支配下由全身各个器官协调一致地进行工作。但是对全身器官来讲，却各有侧重。体力劳动的特点是以肌肉、骨骼的活动为主，体内物质代谢旺盛，需氧量多，能量消耗大。一般体重 60 千克的男子，从事中等体力劳动，其每天要消耗 300～3500 千卡热能；如从事重体力劳动，其每天所需热能在 3600～4000 千卡，这比一般脑力劳动这要超出 1000～1500 千卡。

随着工业化高度发展，机械化和自动化取代了绝大部分的体力劳动。繁重复杂的脑力劳动，对身体各个器官、系统提出更精细、更全面的要求。不过无论是从事体力劳动或脑力劳动（或两者兼而有之）的青壮年人，因为学习紧张、工作劳累、家务繁重等诸如此类的原因，忽视了身体的锻炼，那么就有可能使自身功能过早的衰退，甚至隐匿着损害身体健康的因素，稍微放松警惕就会造成保健失误，诱发疾病。因此，如何保持精力旺盛，强身与健脑就成为大家所关心的话题。

人的大脑的结构十分复杂，任务又十分繁重，它之所以能保持旺盛的代谢，控制和支配着极为精细的调节功能，全靠氧气和营养物质的供应。人体为此铺设了长达 240 千米的运输渠道——血管，昼夜不停地向脑细胞输送氧气和各类营养物质。别看脑的重量仅为人体体重的 2% 但它却是耗氧量最多的器官。脑对能源的选择较为苛刻，它有良好的血脑屏障，糖类被分解为葡萄糖，才作为脑力活动的能源。

其他一些营养物质如脂类、蛋白质、维生素（C、E 和 B 族）以及钙、磷和微量元素都可间接的影响脑的结构和功能，共同发挥着健脑益智的作用。传统的健脑食品如核桃、芝麻、小米、玉米、荞麦、燕麦、大豆、桂圆、大枣、葵花子、南瓜籽、松子、花生、麦胚油、米糠油、精制棉籽油、豆油、山楂、桑葚、葡萄、猕猴桃、沙棘、刺梨、螃蟹、海带、紫菜、蘑菇、莴笋、酵母、鱼、泥鳅、鳝鱼、虾皮及动物肝、蛋、脑、髓、瘦肉等，不下几十种都含有不同的健脑营养素。不过有些食物过于名贵，货源又少，无法长期食用，用于配餐无多大现实意义，所以着眼于能促进大脑功能的日常食物，并保持膳食平衡，更为重要。

脂类是健脑的首要物质。对于身体来说处第一位的是蛋白质，可对于脑来说，脂类是第一重要的营养成分。脑细胞 60% 左右是由脂类所构成的。质优、量足的脂类可促进脑细胞发育和神经髓鞘的形成并保证他们的良好功能，卵磷脂被誉为维持聪明的电池，不饱和脂肪酸、糖脂、胆固醇等在脑的结构和功能方面都起着重要作用。大脑中神经信息传递的主要化学物质是乙酰胆碱。这种物质可使衰退的记忆力迅速恢复。食物中亚油酸是合成卵磷脂的主要成分，卵磷脂能使大脑产生大量乙酰胆碱，因此多食用富含亚油酸和卵磷脂的食物（如大豆、蛋黄、蘑菇、核桃、芝麻、松子仁、葵花子、南瓜籽及植物油等）有助于增强记忆力。其他如麻雀、鹌鹑、野兔以及在自然条件下饲养的牛、猪、羊、鸭、鱼、贝等亦含有优质健脑脂肪。不过全日脂肪的发热量不宜超过总热量的25%。

蛋白质是智力活动的物质基础。蛋白质是脑细胞的重要成分之一，占脑干量的35%左右，主持着大脑的兴奋和抑制过程，脑中氨基酸的平衡关系到脑和神经的功能。人们学习、记忆、语言、思考等智力活动都涉及蛋白质的合成。一些氨基酸在构成神经传递物质方面也起着重要作用。成年人脑神经元虽不再分裂增生，但核酸和蛋白质仍很旺盛，大脑细胞的合成也需要蛋白质。从有益于体健脑灵来讲，理想的蛋白质摄入量最好是动、植物蛋白质各半，鱼和肉的比例为1∶1为宜。

糖类是脑和神经细胞的主要能源。脑的功能复杂，活动频繁，所需能量都需要葡萄糖供应。脑本身并不储备能源，脑力活动紧张时耗氧量和糖量相应增加。不过所需糖类最好取自粗杂粮，尤其是小米、玉米、高粱、小麦、燕麦、荞麦、大麦等，也可采用红枣、桂圆等干果以及红薯补充糖分，不主张采用精致糖、粗制红糖，蜂蜜虽优于白糖，但也不宜多食。

维生素可提高智力活动。维生素是保持脑力细胞活力不可缺少的物质。特别是维生素 C 对提高脑功能有重要作用。它能保持脑细胞结构，使脑在活动过程中能及时补充需要的氧气和营养物质。缺乏维生素 C 会使向脑细胞输送营养物质的通道（神经细管）堵塞或松弛变细，导致脑细胞活动能力下降和功能障碍。维生素 B 族（$B_1$、$B_2$、$B_6$、$B_{12}$、尼克酸、叶酸、泛酸等）形成各种辅酶，帮助三大营养素代谢，保证大脑的能量供应和神经传导物质的形成。维生素 B 族的缺乏可引起精神障碍、烦躁、抑郁、思想不集中、记忆力减退、脑功能下降，出现各种精神症状以及引起精神系统病变。其他如维生素 A 能促进脑的发育，维生素 E 能维持脑细胞活力，在预防脑力疲劳等方面也是必不可少的。为改善和提高大脑功能，应保证各种维生素的充分供应。

钙是保持脑力工作持久的重要物质。钙能抑制脑神经过度兴奋，缺钙时即使很小的刺激，也会引起过敏反应。钙的另一个重要作用是维持体内的酸碱平衡，保持偏碱状态。饮食不当导致酸性体质，使人易感疲劳，抗病能力降低。体内钙质充足，可保持头脑冷静，提高判断能力，精神疲劳易于消除，脑力活动较持

久。钙与磷、镁、钠、钾等常量元素保持平衡，对维持正常生理功能也是十分重要的。

微量元素的作用不可忽视。脑的功能活动涉及许多酶系统，需要各种微量元素作为辅助因子参与酶系统的活动。碘、铁、铜、锌、镉、钴、锰、铝等都在相应的酶系统中分别扮演着不同角色。它们在脑中含量的变化，自然会影响脑的功能。

不过除了地理环境和水土方面的原因或有某些特殊情况（生理或病理、用药等原因），只要膳食平衡、不偏食、不挑食、不厌"杂"求"精"、非人为的减少微量元素的供应一般尚不缺乏。

合理搭配全面平衡。具有健脑作用的芝麻、核桃、大豆、小米、玉米、水路菜蔬（海带、紫菜、绿叶菜等）、动物内脏（尤其是肝、肾）、鱼虾蛤贝以及干鲜果品都是一些普通食品，对我们来说并不陌生。过分精致、价格昂贵的食品的营养未必有多高，也不一定能强身健脑，不仅如此，甚至会起到相反的作用，如精白面不如整谷糙粮，野果中的维生素含量超出名贵水果。只要能善于选择食物，合理加工烹调，有规律的进餐，消除有碍食物消化吸收及有损脑力的不利因素，就完全没必要乞灵于特殊的营养补品和补脑药物。

当然，各种营养物质要有科学的配比，巧妙搭配，全面平衡，才能增强体质和提高人们的智力和增进思维活动。营养不良（营养缺乏、营养过剩或不平衡）会对脑力活动产生恶劣影响。

摄入合理的营养仅仅是强身健脑的一个方面，要保持大脑健康和锻炼脑力，重要的是提高整个身体的健康水平。一个人要施展才华，需要有良好的身体和充沛的精力。这与有节饮食、适度锻炼、规律生活、精神心理、社会环境等诸多因素都有关系。

## "健"与"减"

爱美是人类的天性，年轻人对美的追求尤为迫切。如果把身体比作一座建筑，那就需要各式各样的建筑材料——砖瓦、木材、钢筋、水泥……缺一不可，而且要搭配适当。如果备料不全，势必会影响建筑物的质量。平时说"你所吃进去的食物决定你的体质"，也就是说构成人体的各种材料，来源于食物中的营养物质（蛋白质、脂肪、糖类、矿物质和水），若缺乏维生素、膳食纤维也会使运转失灵、根基不固。人体比建筑物复杂得多，对各种营养物质的需求也更为严格。合理营养是维护身体健康的物质基础，也是体格发育良好的必要条件。

### 盲目减肥诱发疾病

**1. 闭经**

这种闭经完全是由于节食引起体重急剧下降而造成的。因为青春女性需要积累一定的脂肪才能使月经初潮如期而至，并保持每月一次的规律性。如果盲目减肥，体脂减少，则可使初潮迟迟不来，已来初潮者则可发生月经紊乱或闭经。

**2. 胆结石**

减肥者的低热量和低脂肪膳食有使病人发胆结石的危险。原因是当脂肪和胆固醇摄入骤减而发生饥饿时，胆囊不能向小肠输送足够的胆汁。胆汁淤滞和胆盐呈过饱和状态促使结石形成。

**3. 脑细胞损害**

生理学家们认为，节食的结果使机体营养缺乏，这种营养缺乏使脑细胞的受损更为严重，直接结果是影响记忆力和智力。

**4. 骨质疏松**

脂肪组织是体内除卵巢以外制造雌激素的重要场所，脂肪细胞能将肾上腺皮质所提供的原料经加工转变成雌激素。更年期尤其是绝经后妇女，由于卵巢功能停止，雌激素生成大量减少，再盲目减肥，可使雌激水平更低，这样便容易引起骨质疏松症和骨折的发生。

**5. 头发脱落**

近来，因减肥而致脱发者不断增多，其中 20%～30% 为 20～30 岁的青年女性。因头发的主要成分是蛋白质以及锌、铁、铜等微量元素，吃素减肥的人，蛋白质和微量元素的摄入不足，可致头发严重营养不良而脱落。

肥胖症患者在调配饮食时应注意以下问题：

1. 每天总热量不宜少于 1200 千卡。应根据个人的具体情况，按肥胖症营养配餐方案计算每日总热能和蛋白质、脂肪、糖类、矿物质、维生素的摄取量。

2. 应广泛摄取各种食物，变化愈多愈好，养成不偏食习惯。不要采取禁食某一种食品的减肥方法，例如不吃蔬菜、水果、粮食，只吃肉类的办法。

3. 绝对不要因贪嘴而破坏饮食减肥计划。

4. 忌喝果汁，尽量采用新鲜水果、蔬菜，因其富含纤维素，既可增加饱腹

感，又可防止便秘。

5. 口味不可太咸，以免体内水分滞留过多。

6. 烹调方法以蒸、煮、烤、炖等少油法为宜。炒菜用的油，必须按计划中规定的量，因此不宜吃油炸食物及喝肉汤。

7. 增加饮食中纤维素含量，例如多选用糙米、胚芽米、麸皮面包及纤维素多的蔬菜、水果。

8. 用餐采用分食方法较好，以便正确控制分量。

可任意选择的食品：清茶、淡咖啡（不加糖、奶精）、柠檬、泡菜、酸黄瓜、辣椒、胡椒、五香粉、醋。

禁忌食品：严格限制糖果、酒类、饮料、甜点、罐头制品、蜜饯食品等零食。

### 减肥食谱举例

早餐：豆浆 250 毫升，花卷 50 克，煮鸡蛋 1 个。

午餐：牛肉炒豆腐干（牛肉 50 克、豆腐干 75 克），炒小白菜（小白菜 150 克），米饭 80 克。

晚餐：肉片香干炒芹菜（瘦肉 50 克、芹菜 100 克、豆腐干 50 克），米饭 80 克。

全日用烹调油 18 克。

以上食谱全日蛋白质 74.5 克，脂肪 30 克，碳水化合物 197.9 克，总热量 1463.2 千卡（6122 千焦）。

最后，应强调减肥者一定要配合适量体育运动，减重期应照常工作及劳动，不要休息。

### 健身后用餐指导

健美训练后的一餐对健美运动员来说是至关重要的。摄入恰当的碳水化合物能把训练造成的分解代谢状态（燃烧肌肉供给能量）转变为合成代谢状态（增大肌肉体积）。成败与否取决于你如何摄入碳水化合物。

健美训练后摄入碳水化合物能促进胰岛素（一种合成代谢激素）的分泌。胰岛素在肌肉恢复过程中起三个重要作用：

1. 能把来自碳水化合物食物的糖"驱动"到肌肉中，为下次训练储备能量。
2. 能把来自蛋白质食物的氨基酸"驱动"到肌肉组织中，促进肌肉生长。

3. 能抑制肾上腺皮质激素（人体在大强度训练时分泌的一种激素）的促分解代谢作用。

碳水化合物的摄入量一般女性每天每磅体重 2～2.5 克，男性 2.5～3.5 克。为了最大限度地利用训练后合成代谢的机会，最好把每天碳水化合物总量的 25% 安排在训练后立即食用。

健美训练后按 3:1 的比例摄入复合碳水化合物和简单碳水化合物，有利于胰岛素快速和持久的释放，并可避免低血糖。不要光摄入简单碳水化合物，因为它们消化的最快，并使胰岛素的分泌很快达到高峰并回落。其副作用是刺激可怕的分解代谢，因为身体为了防止胰岛素水平的快速下降，将分泌另一种激素，这种激素可导致分解代谢，破坏肌肉组织。

大负荷训练会耗尽肌肉的氨基酸和糖原储备（后者是训练时的主要能量来源）。随着训练的进行，身体不断消耗肌肉的糖原储备。如果糖原储备过低，就会迫使身体改变能量来源——用更多的蛋白质作为燃料。一部分蛋白质来自食物，而大多数来自肌肉组织。

# 饮食与常见的疾病预防

## 神经性厌食

神经性厌食症多见于青春期女孩和年轻妇女。以长期原因不明的厌食、显著的体重减轻和闭经为其特征。发病年龄在 10 岁以上，女性青少年为多见，若不及时治疗，可导致严重的营养不良与极度衰竭，影响青少年的身心健康与发育。

追求美是人的天性，尤其是女孩更无一例外，然而有些少女由于怕胖而严格控制进食，本来就不是很胖的身体往往因为过分限制饭量而迅速消瘦下来，这时很容易发展为拒食、厌食、挑食或偏食。

本来进入青春期的少女应开始储存体脂，乳房隆起，臀部日益变圆，骨盆变宽，这些天赋的形体特点恰恰是女性美最富魅力的显露。然而有些性格内向、多虑、拘谨、刻板、敏感、依赖性强、任性的少女却对身体形态的改变感到紧张，出现莫须有的心理负担。于是拼命节食，不吃肉和蛋，饿了就喝水，简直有点儿自我虐待了。为了防止别人的劝阻，她们总是有意保持一种精神健康、生机勃勃、有说有笑的面貌；但总不可能不露出营养不良的马脚，比如闭经、贫血，甚至在课堂或体育课上晕倒。从限制饮食到厌食或拒食，就可称为青春期厌食症，最后形成条件反射，一见食物就恶心。这样，少女将迅速地因营养不良而过度消瘦、弱不禁风，乳房萎瘪，脱发，面色青灰，甚至精神恍惚。到了这时想自己恢复也不可能了，必须由医生予以治疗才能纠正过来，否则有生命危险。只有经过正规的治疗才能恢复以往风采正茂、体态丰盈、线条姣美的形象，心境也才能再度开朗、欢愉和自信。

病因尚不明确。有关的因素，可分为以下几个方面：

### 1. 社会心理因素

青春期，女孩伴随第二性征发育而来的是日益丰腴的体形。对此，容易产生恐惧不安及羞怯感，有使自己的体形保持或恢复到发育前"苗条"的愿望。青春期是神经性厌食症发病率最高的时期。

社会观念左右着胖瘦美丑的标准。在文明和发达的社会中，有一种以瘦为美的认识误区。这就是为什么 20 多年来社会文明及生活水平不断提高，而以消瘦为特征的神经性厌食症患病率却呈明显的逐步上升趋势，尤其在某些职业中，如芭蕾舞演员、时装模特，该症的患病率是普通人群（同龄）的 3～4 倍。

另外，神经性厌食症多来自于社会地位偏高或经济较富裕的家庭；城市人群的患病率高于农村人群；在城市中，私立学校的女生患病率高于普通学校。

2. 个体的易感素质

这类患者常常争强好胜，做事尽善尽美，追求表扬和赞美，自我中心，神经质；而另一方面又常表现出不成熟、不稳定、多疑敏感，对家庭过分依赖，内向，害羞等。

有研究发现，本病的发生可能与某些遗传因素有一定的关系。

3. 下丘脑的功能异常

神经性厌食症患者存在明显的下丘脑功能异常的表现，如月经紊乱或闭经、血液中甲状腺素水平低、食欲及进食量异常、情绪低落或烦躁等。

神经性厌食症的临床表现：发病一般多隐袭，逐渐厌食而体重减轻，丧失原体重的 1/4～1/2 或更多，同时出现闭经。呈不同程度的消瘦，严重者皮包骨，但体力仍充沛。闭经而阴毛不脱是本症的特点，可用以与全垂体功能减退症（Simmond 病）相区别，但到后来可有乏力、易倦和忧郁感。患者开始不一定有厌食，而只是制造种种理由拒食。有些患者虽觉食欲好，但吃了几口就觉得胃部饱胀不适而中止进食，或者见到食物就不想吃。如强迫进食，常诱发恶心呕吐；一些患者甚至千方百计诱导呕吐。除厌食外，患者还可有其他神经官能症的症状，如癔病、上腹饱胀不适、不能解释的疲劳、对性不感兴趣和失眠等。

### 神经性厌食症的治疗

1. 补充营养，纠正营养不良

严重的营养不良患者可有生命危险。神经性厌食症病人在严重营养不良状态下，死亡率可高达 10%。因而必须紧急抢救治疗。如果患者拒绝治疗，应采用劝说及强迫方式使其住院，以挽救病人的生命。

这时的治疗为纠正水电解质的紊乱，补充血钾、钠、氯，并进行监测。血浆蛋白低下时，静脉补充水解蛋白、鲜血浆等。贫血应补充铁，服叶酸，补足维生素等。

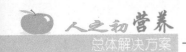
由于患者长期不进食，胃肠功能极度衰弱，因此进食应从软食、少量多餐开始逐渐增加，不能急于求成；适当给予助消化药如胃酶合剂、多酶片、乳酶生等，或针灸治疗，也可用小量胰岛素促进食欲及恢复消化功能。病人的体重增加1～1.5千克/周为宜。

2. 心理治疗

心理治疗要找有经验的专科心理医生。心理治疗包括疏导病人的心理压力，使其对环境、对自己有客观认识，帮助其找到适应社会的角度及拥有处理和应付各种生活事件的能力。另外，对健康体魄的概念、标准体重的意义、自己的身体状况有客观的估价。了解营养学方面的知识。对于家庭关系紧张的患者，必要时可请家人做家庭心理治疗。

行为矫正是心理治疗的另一类型，主要是促进病人体重恢复，可采用限制病人的活动范围及活动量，随着体重的增加，逐步奖励性地给予活动自由，这种方式一般要在医院中当病人体重极低时采用。

3. 精神科药物治疗

临床中经常使用的为抗抑郁药。病因学中认为该病可能与抑郁症有关，因此采用氯丙咪酸、阿米替林、多虑平等。安定类药物也是常用来调整病人焦虑情绪的药物。这两类药物对改善病人的抑郁焦虑情绪有肯定的作用。最早用于治疗厌食症的药物是冬眠灵（氯丙嗪）、奋乃静等药，使用小剂量，以治疗病人极度怕胖、不能客观评价自己的体形（体相障碍）等，在治疗中也收到一定效果。神经性厌食症的预后研究提示，在发病5年后，70%～75%的病人恢复；而病程长于5年者预后不佳；病程4～8年的病人死亡率达5%～8%，这包括由于营养不良衰竭、感染造成死亡，也包括自杀。

◀») 神经性厌食症的预防

慢性的精神刺激及过度紧张的学习负担是青少年发生本病的主要因素，以身材苗条为美而有意节食者仅占少数（13%），因此解除慢性刺激和负担过重的学习是预防或减少发病的主要措施。①情绪预防：本病青春期女性发病较多，表明这一时期性格不稳定，易受外界刺激影响，家中不睦者、家中亲友重病或死亡者、在学校学习成绩意外受挫折者等，均易发生本病，因此保持精神乐观、心胸开阔是至关重要的；②劳逸结合：合理安排学习和生活，适当安排娱乐活动与休息，可以防止因过分劳累引起下丘脑功能的紊乱；③进行正确人体美的教育，少数病例对进食与肥胖体重具有顽固的偏见与病态心理，以致出现强烈的恐惧而节制饮食，保持所谓体形的"美"，因此对正确的健康的"美"的教育，也是不可少的。

### 📢 神经性厌食症的预后

目前国内多采用精神心理、饮食、中药、镇静剂、理疗、磁疗等治疗方法，尽管治疗是缓慢而较困难的，但既往认为本病的预后是良好的，长期追踪发现大多数患者厌食症状可以逐渐消失，体重恢复，致使精神病变表现者是少见的。但最近亦见到一组国外 42 例住院严重病例的疗效报告，其中 32 例病情改善，5 例无变化，3 例死亡（7%），亦见有报道死亡率为 2%～20% 者，死亡原因主要因代谢严重失调、躯体衰竭以致感染不能控制而致命，因而也加强认识本病远非良性疾病，值得警惕与重视。

## 🌼 肝炎

### 📢 病毒性肝炎的饮食治疗

1. 保证充足的热量供给，一般每日以 8400～10500 千焦（2000～2500 千卡）比较适宜。过去提倡的肝炎高热量疗法是不可取的，因为高热量虽能改善临床症状，但最终可致脂肪肝，反而会使病情恶化，故弊大于利。

2. 碳水化合物一般可占总热能的 60%～70%。过去采用的高糖饮食也要纠正，因为高糖饮食，尤其是过多的葡萄糖、果糖、蔗糖会影响病人食欲，加重胃肠胀气，使体内脂肪贮存增加，易致肥胖和脂肪肝。碳水化合物供给主要应通过主食。

3. 为促进肝细胞的修复与再生，应增加蛋白质供给，一般应占总热能的15%，特别应保证一定数量优质蛋白，如动物性蛋白质、豆制品等。

4. 脂肪摄入一般可不加限制，因肝炎病人多有厌油及食欲不振等症状，通常情况下，不会出现脂肪摄入过多的问题。

5. 保证维生素供给。维生素 $B_1$、维生素 $B_2$、尼克酸等 B 族维生素以及维生素 C 对于改善症状有重要作用。除了选择富含这些维生素的食物外，也可口服多种维生素制剂。

6. 供给充足的液体。适当多饮果汁、米汤、蜂蜜水、西瓜汁等，可加速毒

物排泄及保证肝脏正常代谢功能。

7. 注意烹调方法，增进食物色、香、味、形，以促进食欲。忌油煎、炸等及强烈刺激性食品，限制肉汤、鸡汤等含氮浸出物高的食品，以减轻肝脏负担。

8. 采用少量多餐。

🔊 病毒性肝炎食物选择

1. 鱼类、瘦肉、鸡蛋、奶类、豆制品等优质蛋白质食物应优先保证。主食应保证

2. 增加新鲜蔬菜、水果的摄入

3. 严格禁止饮酒

4. 慎用辛辣等刺激性食物

病毒性肝炎一日食谱举例：

> 早餐：大米粥（大米 50 克），花卷（面粉 50 克），煮茶蛋（鸡蛋 50 克），拌黄瓜（黄瓜 100 克）。
>
> 加餐：苹果 100 克。
>
> 午餐：大米饭（大米 150 克），炒肝尖笋片（猪肝 100 克、莴笋 100 克），黄瓜汤（黄瓜 50 克、瘦猪肉 10 克、香菜 30 克）。
>
> 加餐：香蕉 100 克。
>
> 晚餐：小米粥（小米 50 克），千层饼（面粉 100 克），肉丝炒芹菜（瘦猪肉 50 克、芹菜 50 克），五香豆腐卷（干豆腐 50 克、卷心菜 50 克）。
>
> 全日烹调用油 20 克，热能 9450 千焦（2250 千卡）左右。

🔊 病毒性肝炎食疗方

1. 加味茵陈粥

茵陈 30～60 克，香附 6 克，白糖适量，粳米 100 克。香附研末，先煎茵陈取汁去渣，并与淘净粳米煮粥，沸后加香附末，最后调入白糖即成。每日 2 次，温热服。

2. 口蘑肉末炖豆泡

口蘑 100 克，肉末 100 克，豆腐 500 克，葱 10 克，姜 5 克，料酒 2 克，肉汤 100 毫升，胡椒粉 2 克，精盐 5 克，酱油 5 克，鲜豌豆 20 克，植物油 500 克（耗 50 克）。将豆腐切成小方块，入热油锅中炸成金黄色捞出；炒锅烧热，入油放入肉末煸炒，入葱、姜末，倒入料酒、酱油、肉汤、放胡椒粉、盐、炸豆腐泡、口蘑、鲜豌豆，烧 10 分钟即可。

### 肝病不同饮食不同

1. 急性肝炎患者的饮食

应该以清淡为主，并保持足够的热量，患者每天蛋白质的摄入量争取达到 1~1.5 克/千克体重，适当补充维生素 B 族和维生素 C；如果患者进食量过少，可以静脉补充葡萄糖及维生素 C，不提倡吃高糖和低脂肪的食物。对身目俱黄、恶心及厌油症状明显的患者，宜进清淡流质和软食，可用薏苡仁、赤小豆、绿豆煮粥或熬汤食用，具有清热、利湿、健脾的作用，还有助于退黄。对头身困重、胸脘痞满属于湿重于热的患者，饮食以清淡蔬菜为宜，多吃水果，少食甜食糖类，以免助湿困脾。

2. 慢性肝炎患者的饮食

宜进食高蛋白质、高维生素类食物，碳水化合物摄取要适量，不可过多，以免发生脂肪肝。

3. 重型肝炎患者的饮食

尽可能减少饮食中的蛋白质，以控制肠内氨的来源。进食不足者，可静脉滴注 10%~25% 葡萄糖溶液，补充足量维生素 B、C 及 K。肝炎恢复期要避免过食，绝对禁酒，不饮含酒精的饮料、营养品及药物。同时，应绝对卧床休息，密切观察病情。

4. 肝硬化患者的饮食

除了注意以上事项外，已经出现食管或胃底静脉曲张的患者，应避免进食生硬、粗纤维、煎炸及辛辣等刺激不易消化的食品，吃饭不宜过急过快。保持大便通畅，不宜过于用力，以防发生曲张静脉破裂出血；晚期肝硬化病人还应注意控制高蛋白饮食，以防出现肝性脑病。

5. 腹胀、食欲不振的肝炎患者，可服多酶片、酵母片、薄荷水等，以改善食欲，减轻腹胀。肝炎患者除绝对禁酒外，还要禁用对肝脏有损害作用的药物，

如巴比妥、冬眠灵、阿司匹林等

另外，肝炎患者应保持清洁安静的环境，室内最好有充足的阳光照射，使空气处于良好的流通状态，室内保持适宜的温度和湿度，使病人能够安心休养；患有感冒的肝炎患者应避风，急黄者病室应凉爽；老年肝病病人的室温宜稍高。

### 肝炎患者应怎样补充蛋白质食品

常人为维持轻微劳动每天所需蛋白质约 70 克左右，肝病患者为利于肝细胞的修复再生，每天需要 90～100 克蛋白质。肝炎患者补充蛋白质时须注意以下几点：

1. 动植物蛋白质要各半搭配

动植物蛋白质每天各半搭配、均衡提供，弥补各自的不足，使摄入的蛋白质被分解吸收，然后在肝脏制造成机体最重要的肌肉和血液成分的蛋白质。

2. 多余的蛋白质是增肥发胖的基础

每天吃肉蛋鸡鱼太多，实际吸收增多，而真正利用的仍只有每日需要量，那么多余的蛋白质反而增加肝脏负担，要把它转化为脂肪贮存，导致人为发胖甚至脂肪肝。需要注意的是瘦肉中蛋白质含量只有 16%～25%，如瘦牛肉中的蛋白质为 20%，假设吃 100 克牛肉，则仅能摄取 20 克蛋白质。

3. 饮食均衡很重要

有的肝病患者怕发胖，不愿吃含糖食品。每人每天必须摄入 400 克左右的糖才能保证热量供给，否则好不容易制造出蛋白质，都被移作热量去消耗。在饮食的均衡上还要注意补充含维生素、微量元素丰富的蔬菜、水果、五谷杂粮，尤其绿色蔬菜。海藻菇类应混合搭配才利于肝病的康复。生物学家发现，当你把蛋白质食品和蔬菜一起吃下去时，胃的消化液要比单吃一种食物多得多，所以决不能忽视瓜菜水果和谷类对蛋白质的辅助作用。

4. 重症肝炎或肝硬化有肝昏迷趋势的患者应少食甚至禁食蛋白质

肝昏迷恢复后的患者供给蛋白质亦应从低量开始。临床上，个别患者因多吃 1 个鸡蛋而诱发肝昏迷。遇到这类情况，饮食上应完全听从医生安排。

肝病患者除了要进行适当的饮食治疗外，还要不断调整自己的精神状态，保持乐观豁达平和的心境，此外恰当的药物治疗必不可少。

## 贫血

　　贫血是指血液中红细胞的数量或红细胞中血红蛋白的含量不足。贫血是一种常见病，在我国贫血患者的比例较高，应引起重视。

　　世界卫生组织报告指出，第三世界有半数妇女由于营养不良而患贫血，称为营养性贫血。妇女特别是孕妇发生率要比男性高 10 倍。除中国外，发展中的国家四亿六千四百万育龄妇女中（15~19 岁），约有两亿三千万妇女发病，其中印度可能成为世界上贫血患者最多的国家，其中孕妇占 60%~80%。营养不良的主要病因首先是缺铁，其次是缺少维生素 $B_{12}$。贫血发病地域如此之广，妇女患病数字如此之大，十分惊人，值得重视。防治营养不良性贫血，已成为世界性关注的问题。

### 预防贫血

　　首先应强调对引起贫血的病因的防治。因慢性失血引起的贫血，应纠正引起出血的原因；积极防治寄生虫病尤其是钩虫病；对月经过多或经产妇以及妊娠期妇女应当使用铁强化食品或补充铁剂；对婴儿和早产儿应及时添加强化食品，合理喂养；在接触有害物质的生产工人中，应加强劳动保护；在日常生活中不滥用药物，严格掌握适应证。

## 骨质疏松

　　人体正常的生理功能，依赖于机体从外界摄取全面、均衡的营养素来维持。而骨质疏松症发生的原因之一是从饮食中摄取钙、磷、蛋白质、维生素不足或这些营养素吸收不良。为满足机体的营养要求，在饮食中把营养较为单一的食品或相互有影响的食品按一定的比例搭配成营养全面的膳食，对骨质疏松症的防治有一定作用。

　　影响钙、磷等骨矿物质吸收的因素有膳食中钙的水平、钙磷的比值、维生素D、乳糖、植酸盐类、草酸、脂肪等。若摄入过多的钙或钙、磷比例不当，会使其吸收降低；适当补充膳食中的维生素 D 可使钙的吸收增强；足够的乳糖可贮留更多的膳食钙；植酸盐类和草酸均可与钙形成不易被吸收的盐类，故在面食中可

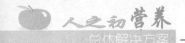
加入一些黑麦，破坏草酸等与钙的结合，以减少钙的破坏；脂肪摄入过多，导致游离脂肪酸过多，与钙结合成不溶性的钙皂，从粪便中排出。

饮食中蛋白质的种类和数量可影响骨胶原、蛋白多糖复合物等的合成。另外脂肪的摄入亦可影响骨基质中脂质的含量。

骨质疏松症就是骨基质和骨矿物质等比例的减少，即骨胶原、蛋白多糖复合物、脂质和钙、磷的减少。故从饮食上合理配餐有助于骨质疏松症的预防和治疗。

# 特殊时期的饮食安排

## 如何安排考生的饮食

考试期间学生负担重，用脑过度，人的高级神经活动处于紧张状态，常常会造成孩子食欲不佳、消化能力减弱，甚至发生疾病。在这种情况下，一些营养素如蛋白质、维生素 A 和维生素 C 的消耗增加，因此，要注意这些营养素的补充，如鱼、瘦肉、肝、鸡蛋、牛奶、豆制品等食物中就含有丰富的蛋白质和维生素 A，新鲜的蔬菜和水果中含有丰富维生素 C 和矿物质。在膳食安排上要遵循"均衡膳食"的原则，做到食物多样，早餐营养丰富，午餐尽量丰富，晚餐不要过于油腻，最好能保证每天一杯奶，每天一个水果。白开水是解渴消暑的最好饮料，家中自制的绿豆汤等也适合考生饮用。

中国人吃饭很讲究口味，一种原料使用不同的调味品，采用不同的烹调方法，可以制作出多种美味佳肴。学生复习期间，家长更是绞尽脑汁的变换主副食的花样。需要注意的是对于膳食的搭配，不仅要注意花样和口感，还要注意科学搭配，原料不能过于单调。各种蔬菜中果类蔬菜的营养价值远不及绿叶蔬菜和红黄的蔬菜。长时间吃原料单调的膳食，考生获取的营养片面，就会造成某些必须营养素的缺乏，影响身体健康。

膳食的花样多会给人一种常新的感觉，可增加考生的食欲，但绝不能忽略原料的多样化。一位日本学者建议，为了健康每人每天应该吃 30 种以上的食物，指的就是膳食组成要多样化。在考生膳食安排中，只要运用平衡膳食的原理，科学的选用原料，以上建议是不难做到的。

中国营养学会在"中国居民膳食指南"中明确指出膳食是要食物多样、谷类为主。谷类食物是中国传统膳食的主体。随着经济发展、生活改善，人们倾向于食用更多的动物性食物。根据 1992 年全国营养调查的结果，在一些比较富裕的家庭中的动物食物的消费量已经超过了谷类的消费量。这种"西方化"或"富裕型"膳食提供的能量和脂肪过高，而膳食纤维过低，对一些慢性病的预防

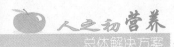

不利。谷类为主是为了提醒人们保持我国膳食的良好传统，防止发达国家膳食的弊病。在给考生安排膳食时许多家庭出现重副食轻主食的倾向，误把改善考生膳食片面的理解成为多吃肉，较少有意识的增加主食品种，以致有的考生在相当长的时间只吃肉、不吃饭。碳水化合物在人体内有重要的生理功能，膳食中的碳水化合物含量过低，食物中的蛋白质和脂肪在人体内的代谢就会受到影响，重要的生理功能不能正常发挥，反而影响考生体质。所以在考生的餐桌上，要设法增加主食的品种，而且保证每餐粮食的供应量。包饺子、蒸包子、煎锅贴是很好的主副食合用的食品。当然做馅时，还要想到要有肉、有菜，荤素搭配，有滋有味。某些家庭的膳食安排还存在着另一种倾向，即膳食中主食比例高而副食太少。这种家庭的考生往往饭量特别大，由于完全蛋白质的摄入量低、油水少，体质未必强，一些家长认为，营养配餐、平衡膳食只是对一些经济条件好的家庭而言的，这又是一大饮食误区。其实食物的营养水平和价格不成正比，不是便宜的食物就没营养，价格贵的食物营养价值就一定高。就拿肉类食物来说，大虾、活蟹、鳜鱼的确较贵，但价钱较便宜的带鱼、鲤鱼、胖头鱼与上述食品的营养水平没有太大差别；同是奶粉，国产奶粉要比进口奶粉便宜得多；同种蔬菜，不同季节价格并不一样。

食物中所含的成分不同，在人体内最终氧化后又有酸性与碱性之别。多数蔬菜、水果、大豆制品、牛奶等食物钙、钾、钠、镁等金属元素含量高，在人体内经代谢，最终成碱性，叫碱性食物。肉、蛋、鱼、粮食中氯、硫、磷等非金属元素含量高，在人体内经代谢，最终成酸性，叫酸性食物。在正常情况下，由于人体血液的自身缓冲作用，可使血液酸度保持在正常范围，即中性偏碱，使生理上达到酸碱平衡。但若膳食中酸性食物与碱性食物搭配不当，酸性食物过多时，就会使血液呈酸性，此时不仅会增加矿物质钙、镁的消耗，而且血液颜色深暗、粘稠度大，出现胃酸过多、消化不良、便秘、血压升高等症状，极易诱发胃溃疡、胰腺炎、高血压等疾病，可谓"酸碱不平衡，体内百病生。"不仅如此，酸性膳食还会使人体力和脑力倍感疲劳和倦怠，思维能力下降，学习效率明显降低，这对考生十分不利。所以在安排考生膳食时，一定要注意酸性食物与碱性食物的合理搭配，力求酸碱平衡。

荤素搭配指的是膳食中动物性食物与植物性食物之间的合理调配。荤素搭配是膳食营养平衡的重要手段，具一定的科学价值。荤素搭配有益于营养素的全面供给。肉类食物含有丰富的蛋白质，与蔬菜相配合可以弥补蔬菜蛋白质含量颇低的缺陷；花生、松仁、核桃等坚果，与肉类原料相配合烹制出宫爆鸡丁、松仁玉米、核桃鸭方。坚果可提供动物性食物所缺乏的必需脂肪酸和植物固醇；肝、蛋、奶等荤料可以补充素料中不含有的维生素 A 与维生素 D、维生素 $B_2$ 与维生素 $B_{12}$ 而蔬菜中所含维生素 C、胡萝卜素和膳食纤维又是动物性食物所不具备的。所以荤与素的合理搭配，是营养互补，相得益彰，膳食中的营养素更加全面。

优化营养素之间的比例关系。锅塌豆腐是以豆腐和鸡蛋为原料制成的荤素菜，豆腐中的蛋氨酸丰富，所以将豆腐与鸡蛋按一定比例搭配，利用蛋白质互补作用，优化了必需氨基酸之间的比例关系，提高了菜肴蛋白质的营养价值。同样道理，家常豆腐（豆腐、猪肉、木耳为原料）、麻婆豆腐（豆腐、牛肉为原料）、皮蛋拌豆腐（豆腐、松花蛋为原料）等菜肴其蛋白质营养价值高于素熘豆腐、小葱拌豆腐。再如，膳食脂肪有动物脂肪和植物脂肪之分。动物脂肪含饱和脂肪酸多，植物脂肪含不饱和脂肪酸丰富。膳食中不饱和脂肪酸与饱和脂肪酸之比应是 2：1，荤素搭配可以使脂肪酸的比例趋于平衡。像百叶节烧肉（五花肉与百叶节一起红烧）、红烧肉与熘豆腐配着吃，均有优化改善脂肪酸比例的作用。

提高营养素的吸收利用率。动物性食物与植物性食物搭配，有利于一些营养素发挥协同作用，进而促进营养素的吸收率，例如熘肝尖：以猪肝为主原料，柿子椒为辅料，柿子椒中的维生素 C 可以促进猪肝中铁的吸收；奶油菜花：奶油中丰富的维生素 D 可以促进菜花中钙在人体内的吸收利用；胡萝卜烧羊肉：羊肉中的脂肪有利于胡萝卜素的吸收和利用。再如响油蒜泥做配料，把烧热的植物油倒在蒜泥上，顿时蒜香四溢，并且；大蒜还有提高维生素 $B_2$ 吸收率的作用。

有利于膳食酸碱平衡。除牛奶外，动物性食物（荤）均为酸性食物，而植物性食物（素）（除粮食和个别坚果外）多为碱性食物，所以荤素搭配还有利于酸碱平衡。荤素搭配的方法是很灵活的，但绝不是乱配，原料间颜色、质地、成分、口感要搭配得当。就拿口感来说，一般以软配软，嫩配嫩，脆配脆。如焦熘肉片宜与荸荠（马蹄、南荠）、山药、梨相配；红烧肉可配土豆或栗子、芋艿；滑熘肉片配鲜蘑、木耳、莴笋片；炒肉片可配豌豆、黄瓜丁、柿椒丁或胡萝卜丁等；清炖羊肉配白萝卜、胡萝卜等。反之，原料之间质地不同、软硬不一致，做出的菜主配料生熟、老嫩程度不同，就会影响口感和食欲。

色香味形促食欲。一些学生在家里吃饭总是挑三拣四的，可是到餐馆饭店去吃饭，几乎是样样吃，口口香。这跟餐馆饭店的烹调技艺高有很大关系。餐桌上饭菜的外观和风味与人的感觉器官有直接联系。食品的颜色和形状，人通过眼睛

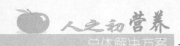
观察会产生视觉效应；食品的香气通过鼻子闻产生嗅觉效应；食品的味道通过品尝产生的是味觉效应。当餐桌上出现色泽宜人、形状悦目、香气扑鼻、味道鲜美的膳食时，由于上述各种效应，通过神经系统产生兴奋，使考生心情愉悦、食欲大开。此时大脑通过神经系统的传递，使消化器官（口腔、胃、小肠、胰脏、胆囊）分泌出大量具有活性的消化液，从而有利于消化吸收，使膳食中的营养物质更有效的发挥营养功能。

此外，考生的就餐环境要清洁卫生、通风、安静。家长不要在用餐时询问考生学习情况，更不应该因阶段测验成绩不佳而责备、批评考生，让考生踏踏实实、心情平和的吃饭，应创造一个轻松愉悦的就餐环境。

## 各类营养素对考生的功用

### ◀ 蛋白质——生命的物质基础

蛋白质是大脑的重要组成成分，主持着大脑的兴奋与意志过程。蛋白质还与铁等营养素合成血红蛋白、通过血液循环向人体的各种组织输送氧、并带走二氧化碳，充足的血红蛋白和氧气使大脑灵活敏锐、记忆力增强，所以蛋白质是考生必备的营养素。

考生每日蛋白摄入应量足质高，否则会使考生体重减轻，抵抗力降低，易感疲劳，智力下降。但是蛋白质也不能摄取过多，因为过多的食物蛋白是难以全部消化吸收的，不仅浪费还会造成考生的胃、肠、肝、肾及胰腺的负担，引起负面的影响。再有，过量的肉类和蛋类食品会使考生的血液呈酸性，直接影响脑功能的正常发挥，造成脑疲劳和情绪波动，有害无利。

### ◀ 脂肪——给大脑"加油"

脂肪存在于各种组织器官中。人体大脑的主要组分就是脂肪。脂肪中的多不饱和脂肪酸可以明显的提高记忆力和判断力。脂肪中的卵磷脂在人体内参与乙酰胆碱的合成，乙酰胆碱是脑神经细胞间传递信息的重要物质，可以增强考生的记忆力，保证脑功能的正常发挥。另外，每克脂肪在人体内氧化可产生9千卡的能量，相当于蛋白质、碳水化合物产能的2.25倍。考生每日需要的总能量有25%~30%是由脂肪提供的。

### 碳水化合物——能量的主力军

摄入充足的糖类，可以提供充足的能量，而且可以减少蛋白质、脂肪的消耗，帮助蛋白质和脂肪在体内充分的消化、分解，使身体更合理的利用蛋白质、脂肪。虽然碳水化合物只占人体体重的1%左右，但却有重要的意义。糖是血液的重要成分，即血糖。正常情况下，糖类在人体内的合成与分解保持着动态平衡。因此，血糖（确切地说是血葡萄糖）浓度也相对恒定。血糖保持相对恒定对考生具有重要的生理意义。因为大脑、中枢神经组织必须依靠血糖供给能量，血糖浓度过低时，心脏、肌肉、大脑的工作能力下降，学习效率不高，出现耐力不足、头晕、心悸及饥饿的感觉。当大脑严重缺乏能量时，会出现低血糖、惊厥和昏迷。

摄入体内的糖类，转化为肝糖原贮存于肝脏中，从而增强肝细胞的再生，促进肝脏的代谢，增强肝脏的解毒能力，这对保护心脏和人体健康十分重要。因而考生适量吃糖，即可以补充能量又有利于保肝。

### 能量——生命的能源

考生每日需要的能量是维持基础代谢、学习生活、运动以及食物特别动力三方面所需能量的总和。能量是由蛋白质、脂肪和碳水化合物在体内氧化提供的。三种可以提供能量的营养素在摄入量上有一定比例关系，即由蛋白质提供的能量占总能量的10%~15%，由脂肪提供的能量占总能量的25%~30%，由碳水化合物提供的能量占总能量的55%~65%。

一般情况下，能量的来源与消耗应该处于平衡状态。长期能量摄取不足，小于消耗，则考生缺少生命活力，大脑没有充足的能源供应，脑功能疲乏，不可能充分发挥记忆、判断、分析功能。反之，当能量摄取过剩，大于消耗，会使人体发生体脂堆积，造成肥胖。

### 维生素——维持生命的要素

维生素是维持人体生命过程所必需的营养素。目前发现有20多种维生素必须通过食物提供，各种维生素不仅可以防治多种疾病，而且还具有保健功能，对复习、考试期间的学生格外重要。

维生素 $B_1$ 与记忆力、食欲和情绪有关。维生素 $B_1$ 的充足提供对考生十分重要，其具有抗疲劳、增强记忆力、稳定情绪、促进睡眠、增加食欲、有助消化等多种作用。维生素 $B_1$ 是人体内多种酶的辅基成分，维持消化系统、循环系统和

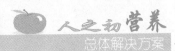

神经系统的正常功能，参与碳水化合物在体内代谢。

维生素 $B_2$ 与口腔溃疡。复习、考试期间要是长了口疮可是件痛苦的事。不仅酸的、辣的、咸的食物一概不能吃，而且还疼痛难忍，难以安心读书。那么口疮是怎么造成的呢？是由于较长时间缺少维生素 $B_2$ 所致。当维生素 $B_2$ 供给不足时，黄酶的合成受到影响，人体内的物质代谢紊乱，最明显的症状就是长口疮（即口腔溃疡）。另外还会出现唇炎（如嘴唇肿胀、发红、裂口）、口角炎、舌炎、眼睛充血、畏光怕暗、视物模糊、白内障、阴囊炎、伤口不易愈合等现象。

维生素 C 使头脑充满活力。维生素 C 存在于新鲜的蔬菜（新鲜绿叶蔬菜含量最高）和水果中，吃饭时多吃有色蔬菜，饭后 0.5~1 个小时吃些新鲜时令水果，对增强考生体质、防病抗病大有裨益。此外维生素 C 还有利于考生大脑功能的正常发挥，使头脑充满活力，提高记忆力和分析总结能力。

维生素 A、胡萝卜素与考生视力。在我国古代就有羊肝能明目的食疗方剂。其道理在于羊肝中含有丰富的维生素 A，维生素 A 是具有维持视觉、预防夜盲症功能的脂溶性维生素。考试复习期间，考生用脑用眼的时间很长，很容易造成视疲劳，所以应该多吃些含维生素 A 的食物，如肝、蛋、全脂奶。另外，由于胡萝卜素在人体内可以转化成维生素 A，所以富含胡萝卜素的绿色、红色、黄色食物也要注意补充，如菠菜、芥兰、西兰花、胡萝卜等。

维生素 D 使钙留下来。钙是一种人体必需的矿物质，对保持脑力劳动持久、提高判断能力、减轻脑疲劳有益。钙还是学生生长发育不可缺少的营养物质。维生素 D 可以促进钙的吸收和骨组织的形成，调节钙代谢。所以钙在人体内的吸收率与维生素 D 密切相关。当维生素 D 缺乏时，同样可出现软骨病等一些缺钙症状，也间接地影响了考生复习的情绪和效率。

除以上几种维生素外，还有很多种维生素如脂溶性维生素 E、水溶性维生素 $B_6$、维生素 PP、维生素 $B_{12}$、叶酸、泛酸、生物素等也是考生维持身体健康必不可少的。

### 🔊 矿物质——维护大脑功能、改善内环境

人体需要的矿物质有 20 多种，分为常量元素和微量元素两大类。常量元素包括钙、磷、镁、钠、钾、氯、硫；微量元素包括铁、锌、铜、硒、氟等。

矿物质对增强考生体质，改善内环境，维护大脑功能有重要作用。人体没有合成矿物质元素的功能，必须由食物提供。

奶和奶制品是钙的优秀食源，其中钙含量丰富，喝 250 克牛奶，可摄取约 300 毫克的钙。而且因牛奶中含有丰富的蛋白质、维生素 D 等营养素，使其中的钙质具有较高的吸收率。为了更有效地发挥牛奶的营养效能，喝牛奶时应注意：

1. 不要空腹喝牛奶，可以在饭后饮用或与其他食物（如主食）混合食用或做成含奶的菜点。牛奶不一定早晨喝，下午或晚间饮用也可以。

2. 奶与糖不应同时加热煮制。糖最好是加在热好的牛奶后而且也不应放过多的糖。

3. 奶的加热时间不宜过长，达到杀菌温度即可。

4. 学生应选用全脂奶。

5. 牛奶应保存在冰箱冷藏室冷藏，不宜冷冻，还不应存放在日晒处。

6. 在喝奶后出现腹胀、腹泻等症状的学生，可改喝酸奶，一杯量（160 克）酸奶，含钙约 200 毫克。喝酸奶时也不应该空腹；另外酸奶只适合冷饮，不应加热；酸奶不能和抗生素及磺胺类药物同时吃，通常以间隔 2～3 小时为宜。因为这些药物会使酸奶中的乳酸菌失去活性。

7. 变质的牛奶和味道发酸腐坏的牛奶不应再吃。

铁与脑供氧。铁是人体必需的微量元素，它是构成血红蛋白的重要原料，而血红蛋白在体内担负着氧的运输和各器官产生的"废气"（二氧化碳）的排出，铁还是构成肌红蛋白和细胞色素酶的原料，对呼吸、能量代谢、在肌肉中转送和储存氧气起着关键的作用。所以铁的提供对学生的智力水平密切相关。缺铁会影响心理活动和智力发展，并导致行为的改变，还明显影响身体的耐力，发生缺铁性贫血，缺铁表现为面色苍白、心悸头晕、食欲减退、注意力不集中、记忆力减退、易疲劳和免疫功能下降等体征，严重影响复习和考试效果。

碘与智力发育。碘是人体必需的微量元素，人体约含 25 毫克碘，其中有 10 毫克在甲状腺中，是甲状腺素的重要成分。它的主要功能是利用机体吸收的碘合成并分泌甲状腺激素。甲状腺激素具有在细胞内调节新陈代谢的速率、刺激蛋白质的合成、促进生长发育和智力发育等功用。高三学生正处于青春期，长期缺碘会影响脑功能，造成智力发育障碍和体格发育障碍。

### 🔊 科学饮水

复习考试的冲刺时间恰逢夏季，由于气温高，天气闷热，排汗量增加，水的提供就显得更为重要。那么考生喝什么水最有利于解渴呢？

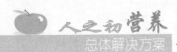

许多医学专家认为最能解渴和补充体液的饮料是白开水。水煮沸后自然冷却到25℃的凉开水，被许多国家誉为"复活神水"。因为研究证实这种水具有特殊的生理活性，很容易透过细胞，促进新陈代谢，使血液中的血红蛋白活跃，有利于氧的输送和改善免疫功能。另外，常喝凉开水，肌肉的乳酸代谢比较充分，从而可以抗疲劳。这种水清洁卫生，温度适宜，且不含糖、二氧化碳（气）和化学添加剂（如香精），对胃粘膜不会产生不良刺激，也不会影响食欲。

为了获得足量的水，考生每天宜饮用大约1200毫升的水，相当于普通家用茶杯的6杯，这6杯水应分次饮用，最好养成定时喝水的习惯，不要等到感觉口渴时才喝。一般认为清晨起床洗漱后饮用适量凉开水对身体有益。因为清晨肠胃空空，此时饮水易被为胃肠道吸收利用，使血液稀释、血管扩张、血液循环加快并清洁肠胃道。另外，饭前、饭后不应立即大量饮水，因水会冲淡消化液，影响消化效果。吃饭时不要用汤水泡饭，俗话说"汤泡饭，嚼不烂"。指的是食物在口腔中不能充分消化，便增加了肠胃的负担，造成肠胃的功能受损，影响消化与吸收。

此外，家长们还可以为考生自制一些具有清热祛暑、增进食欲等功效的饮料，如绿豆汤、酸梅饮、山楂片饮、鲜藕凉茶或鲜榨果汁。

### 膳食纤维——肠道"清洁工"

膳食纤维可以促进考生大肠蠕动，增加粪便的重量，稀释大肠内容物，缩短通过时间，使排便顺畅，肠道常清。所以，膳食纤维有肠道"清洁工"之称。大便畅通有利于体内物质正常代谢的进行，并有效防止便秘和便秘所产生的腹胀、口臭、食欲减退、头痛烦躁等症状。充足的膳食纤维还可以防止痔疮发生。

## 科学膳食搭配的几点建议

### 平衡膳食　科学营养

平衡膳食是由很多种食物的良好搭配烹制而成；膳食中所含的营养素，不仅种类齐全，数量充足，而且相互之间具有适宜的比例，利于营养素的吸收和生理功能的充分发挥。平衡膳食是人体对各种营养素的实际需求与膳食供给之间具有良好平衡关系的膳食。

### 粮食类

五谷杂粮是中国人的主食。粮食中含有丰富的碳水化合物，是人获得能量的主要食物来源。对于考生来说粮食也是大脑能源的主力军。粮食中蛋白质含量在8%~10%，由于每日的摄取量多，因而由粮食提供的蛋白质在膳食蛋白质总提供量中占有很重要的比例，粮食蛋白质的质量不高，所以应注意互补，经常粮豆混食对考生有很大益处。粮食还是提供维生素B族的重要来源，但粮食碾磨得越精细，维生素的含量越低，所以膳食中不要一味追求精细，粗细粮要合理搭配。粮食还可以提供一定量的矿物质和膳食纤维。

肉、蛋、奶、大豆类。吃这些食物都是为了补充蛋白质。肉是指各种动物的胴体及内脏，其中也包括水生动物，如鱼类、虾、蟹、贝类、螺等；蛋类是指禽类的卵，包括鸡蛋、鸭蛋、鸽蛋、鹌鹑蛋；奶包括牛奶、羊奶等人类可以食用的动物乳汁及奶粉、酸奶、奶酪等；大豆则是指黄豆、青豆及其制品，如豆腐、豆制品。这是一类提供完全蛋白质的食物，同时也是优质的蛋白质。蛋白质是维持考生健康和从事复杂、持久脑力活动的基本营养素。

复习、考试期间，考生每日必须保证250克牛奶（或等量豆奶、豆浆、酸奶）外，还应补充1~2个鸡蛋、100~150克肉类食品（包括水产品、瘦肉、内脏）、50~100克豆腐。鸡蛋、肉类和豆制品不宜全部摄取最高值，相互之间可以互相调剂。一个鸡蛋（可食部分约为50克）与50克瘦肉或100克豆腐或50克豆制品中的蛋白质相当。考生每天吃鸡蛋的好处不仅在于鸡蛋蛋白质的质量是所有天然食物中最高的，其可贵之处还在于蛋黄中含有丰富的卵磷脂，具有益智健脑的作用。据报道，鹌鹑蛋中卵磷脂含量比鸡蛋高5~6倍，健脑之效就更胜一筹了。

"大豆营养好，健康离不了"，的确是句大实话。大豆包括黄豆、青豆和黑豆，其中以黄豆为主。黄豆中含有近40%的蛋白质，大豆蛋白无论在量还是质上都能与肉相媲美，素有"植物肉"的美誉。大豆中还含有有益健康的脂肪，含量高达18%，大豆油中不饱和脂肪酸的含量占80%以上，还含有1.8%~2.4%的卵磷脂。大豆中还含有丰富的维生素和矿物质。用黄豆为原料制成的豆腐营养丰富，易于消化，物美价廉，是我国最大众化的传统美食。在日常膳食中多吃豆腐和豆制品是提高膳食蛋白质质量和国民体质的有效途径。所以黄豆制品应成为考生餐桌上的常客，对于一些关于食素食的考生来说，每天吃黄豆和豆制

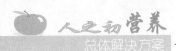

品尤为重要。

蔬菜、水果类　人们说"人可以一日无肉，却不可以一日无菜"是很有道理的，蔬菜和水果，尤其是叶类蔬菜在一日三餐中有着不可低估的营养作用。蔬菜大致分为：鲜菜（包括瓜果类、茄果类、荚果类）、干菜、咸菜类、食用菌及藻类。水果有鲜果和果制品之分。鲜果是指新鲜水果，以应季鲜果为佳。果制品由鲜果为原料加工制成，如葡萄干、桂圆干等干果、果脯、果酱和水果罐头。

对考生来说，充足的蔬菜和水果可以提高脑细胞的活力，使大脑思维更加敏锐、清晰，增强记忆力，减少疲劳。考生每天应食用 400～500 克的新鲜蔬菜，其中绿、黄、红等有色蔬菜要占绝大部分，尤其是时令绿叶菜要每日必吃。叶、茎、花、果各类蔬菜要尽量选全。考生每天还宜补充 100～150 克时令鲜果。

有些学生不爱吃菜，以为吃水果可以代替蔬菜，这种想法并不正确。水果中营养素的含量基本上相当于瓜类蔬菜，远低于大多数蔬菜。所以仅靠水果是难以满足人体对维生素和矿物质的需要的。

烹调用油　脂肪是人体必需的营养素。当食用的植物油脂肪量与动物脂肪相比为 2∶1 时最为适当。动物性食物或多或少的都含有脂肪，无论肉眼是否能看见，如瘦猪肉、鸡蛋、烤鸡、烤鸭等等。也就是说人体通过吃动物性的食物已经基本上可以满足对动物脂肪（即饱和脂肪）的需要量。所以烹调时应选用植物油。

另外，考生适量吃些坚果类的食物（如花生、松子、核桃等）也是必要的。因为坚果中含有丰富的不饱和脂肪酸、维生素 E、钙、铁等营养物质，还具有一定的补脑作用。但是需要注意的是，这些食物多吃会上火，尤其是夏季不宜多吃。

此外，考生膳食还要注意以下几点：

1. 水的供给不可忽视，水具有调整物质代谢的作用，它是血液的主要成分，不断将氧气和营养物质输送给大脑，又不停地将二氧化碳带走，使头脑思维敏捷，反应快，精力充沛。温开水（开水自然降温至 25℃）是最佳的饮料。

2. 注意饮食的酸碱平衡。酸性饮食使人体血液呈酸性，人体易疲劳、大脑迟钝。而碱性食物使人精力充沛、轻松愉快，大脑清醒。碱性食物包括蔬菜、水果、豆类、食用菌、海带、茶等。

3. 要禁止使用不符合食品卫生标准的添加剂、人造色素、香精和农药污染过的食物，以防止危害大脑功能。

4. 要禁止吸烟（尤其是二手烟）、喝酒，以免伤害大脑，影响复习和考试。

🔊 搭配合理　饮食安全

中国人吃饭很讲究口味，一种原料使用不同的调味品，采用不同的烹调方法，可以制作出很多种美味佳肴。学生复习考试期间，家长更是要绞尽脑汁的变换主副食的花样。要避免原料的单调，如果坚持原料单调的膳食，考生获取营养片面，就会造成某些必须营养素的缺乏，影响身体健康。

膳食的花样多会给人一种常新的感觉，避免单调乏味，增加考生的食欲。但绝不能忽略原料的多样化。举一个午餐的例子：

👤 **主食**：绿豆二米饭、素包子（油菜、香菇馅）。

👤 **副食**：红烧鲜鱼、奶汁番茄菜花（菜花、番茄、牛奶）、三色杏仁（芥菜丁、胡萝卜丁、香杏仁）、八宝酱菜、酸辣汤（肉丝、豆腐、动物血、水发木耳、鸡蛋、香菜）。

除了注意食物种类的多样化之外，还需注意：

1. 食物多样、谷类为主。
2. 膳食的酸碱要平衡。
3. 荤素搭配要适宜。
4. 色香味形促进食欲。
5. 餐次固定、良好习惯。

🔊 一日之功在于晨——吃好早餐

许多考生由于家庭因素或者客观因素都不能很好地吃早饭，其实这样做很不科学。每天上午是考生学习负担最重、用脑也最多的时间段。吃好早餐可以使学生精神集中，精力充沛、提高学习效率。

清晨距头天晚餐已经有 12 个小时左右，前一天晚餐吃的食物均已消化吸收，所以此时肠胃空空，极需各种营养素和能量的补充。也就是说，人要通过吃好早餐，摄取营养物质，给人体"加油充电"。早餐供应的能量和各种营养素应占全日营养素供给量标准的 30%。早餐的安排既要数量充足，还应保证质量。

如果不吃早餐或早餐质量不佳，会直接影响学生的身体健康、生长发育和学习成绩。不吃早餐最常见的症状是头晕乏力，因为人的大脑作为"总司令部"负责指挥人的各种活动，而大脑功能的正常发挥需要充足的能源（能量）和营养。大脑的能源来自血糖，如果不吃早餐，血液中的葡萄糖得不到补充，人便出

现低血糖，大脑得不到充足的能量供给，从而造成"指挥"失灵，使人的反应迟钝、思维混乱。上课会精神不集中，听不懂老师讲授的知识，分析解题能力下降，有的甚至会晕倒、休克。

推荐食谱：

例1：红糖麻酱花卷，豆奶，五香鹌鹑蛋，清拌莴笋叶，八宝酱咸菜。

例2：金银卷，牛奶，凤尾鱼（或豆豉鲮鱼、或五香熏鱼、或酥鲫鱼），油盐拌两样（胡萝卜、绿豆芽），腐乳。

例3：芝麻烧饼，豆腐脑，酱牛肉，清拌芹菜，榨菜。

例4：馒头，蛋糕，牛奶，煮鸡蛋，香菜鲜葱拌豆干，泡菜。

例5：红枣黄玉米粉发糕抹麻酱，大米粥，咸鸭蛋，拌香干柿子椒，辣咸菜丝。

例6：豆沙包，牛奶，西式煎蛋（鸡蛋、洋葱末、鲜蘑菇末、火腿肠末），炒虾皮（虾皮、香菜、葱丁），拍黄瓜。

例7：方面包，煎鸡蛋饼，火腿肠，生菜叶，番茄片，黄油，酸黄瓜，牛奶。

### 营养午餐

午餐是一日三餐中的主餐，而且学生大部分在学校吃，所以各学校都改进了午餐，设置了学生营养午餐。学生营养餐中各种营养素的含量应占全日营养素参考摄入量的40%。学生营养餐是调整改善考生膳食结构、平衡营养、科学饮食的重要手段。家长应该支持考生吃学生营养午餐，教育考生不要挑食，要把营养午餐的各种食品都吃掉，不要丢弃。另外，还应了解考生每天午餐吃了些什么主副食，然后根据膳食平衡的原则来安排晚餐，尽可能做到原料不重样，口味不重样，以利于学生每日营养摄入的全面与充足。而且，一般在学生营养午餐中很难出现像饺子、锅贴、面条、鱼等食品，家长可考虑在晚餐中或假日里给孩子做。

### 精力加油站——考生晚餐

一般家庭的晚餐都安排在18：30左右，此时紧张学习了一天的考生们已经感到疲惫。晚餐后，考生还要用3个小时的时间学习功课、复习总结白天的课程，所以晚餐应是考生精力的加油站。学生晚餐要吃的适量，既不能太饱也不应太少，菜饭要力求清淡、易于消化，有利于抗疲劳和养神醒脑。晚餐中各种营养素的提供应占全日各种营养素参考摄入量的30%～35%。晚餐后1小时可补充适量的时令新鲜水果。

古语说"晚食常宜申酉前，向夜须防滞胸膈"。指的是晚餐安排不宜太晚，应该在日落西山前吃晚饭，以免消化不良。另外，如果晚餐吃得过晚，考生势必会因肚子饿而吃零食。过多的零食会"挡饭"，即吃到正餐的时间没有食欲，食量过少，摄取的营养量不充足，就势必会影响考生的健康。

### 考生夜宵

复习考试阶段的学生学习负担很重，脑力消耗很大，要想高效率的复习和总结多年来学习的知识，科学用脑十分关键，所以考生应该合理的安排作息，做到劳逸结合，使头脑又张有弛。充足的睡眠是大脑得到休息的最好方式，也只有睡眠充足才能解除疲劳、恢复精力，可谓"养精蓄锐，以利再战"。一般情况下，考生不宜"开夜车"复习功课。

如果遇到特殊情况，需要挑灯夜战，也应该在凌晨12点以前入睡。"开夜车"需要吃点夜宵，以补充消耗和保证睡眠质量。夜宵一般最好安排在9：30～10：00，食物的数量不要多，以稀软易消化为好。除主食外，还应有少量的蛋白质，不应喝咖啡、茶或冷冰饮料。

可选用的夜宵食品有：

饼干、蛋糕、面包、蜂糕、豆沙包、发面饼、馒头、花卷、包子等。

牛奶、豆奶、酸奶、荷包蛋、蛋花汤、面片汤、各种粥、馄饨、鹌鹑蛋、银耳羹、百合莲子红枣汤、藕粉、杏仁茶、黑芝麻糊、核桃糊、花生乳等。

肉松、五香鹌鹑蛋、咸鸭蛋、煮鸡蛋、咸菜、小菜等。

除以上介绍的以外，最关键的饮食安全在于卫生，无论是原料选用的新鲜程度，还是加工工具、加工过程的卫生环境，对于健康饮食都是基本要求，对于考生就更为重要。只有有个好身体，才能迎战考试。

## 益智健脑的食物

脂类是构成脑细胞的重要成分，脑干重的50%～60%是由脂类构成的，其中的40%～50%是人体自身无法合成的多不饱和脂肪酸，如亚油酸、亚麻酸和花生四烯酸，因此必须由食物不断的供给。它们能促进脑神经发育和神经纤维髓鞘的形成，并保证他们有良好的功能。

食物中富含大脑所需的脂类的食物有：大豆制品、蘑菇、核桃、芝麻、葵花

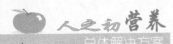

籽、松子仁、花生、植物油及动物脑、骨髓、蛋黄等。

蛋白质是脑细胞的物质基础，蛋白质占脑干重的 30%～35%，主持着大脑的兴奋和抑制过程。学生的学习、记忆、语言、思考等智力活动都涉及蛋白质的供应，大脑细胞的代谢也需要蛋白质来补充。考试期间，大脑神经系统紧张的运转，对蛋白质的需求旺盛。大脑细胞需要的蛋白质大多是由必需氨基酸组成的，实验证明，摄入丰富的完全蛋白质，会增强记忆力。

益智类食物中含蛋白质较多的有：芝麻、茨粉、鸡心、茨实、木耳、乌贼肉、马肉、火腿、茶、羊肾、鸡肉、乳酪、鳙鱼、鳝鱼、猪蹄、鲳鱼、海参、淡菜、藕、绿豆、羊心、猪心、黄花菜、青鱼、薏米。

大脑细胞的功能活动在人体各个器官中最为旺盛，大脑中有 240 公里长的运输渠道——微细胞血管，血液昼夜不停地向脑细胞输送氧气、葡萄糖和其他营养物质。葡萄糖氧化为脑细胞提供活动的能量。葡萄糖能维持脑神经系统的正常功能，增强耐力，提高学习效率。虽然脑的重量仅是全身重量的 2%，但脑所消耗掉的能量，即脑所消耗的葡萄糖量却高达全身消耗能量总数的 20%。

含糖类的健脑食物有：面粉、大米、小米、薯类、藕粉、桂圆、茨实、大枣、木耳、荔枝、山药、枸杞子、百合、茶、海参、淡菜、绿豆、黄花菜、薏米、红糖及蜂蜜。

### 保养方法也重要

随着考试来临，如何合理调配好营养和饮食，帮助考生渡过考前难关，成了不少学生及其家长关注的话题。这段时间，如能及时对考生疲惫的身体加强营养，对疲劳的大脑进行营养保健，有利于减轻考生压力，保持良好状态，发挥出应有水平。

### 合理补充营养，缓解压力，抵抗疲劳

从医学上讲，压力一大，人体容易发生血糖升高、心跳加速、血压上升、呼吸加快等一系列生理生化变化，严重的还会导致食欲不振、失眠、头痛、消化不良、腹泻或神经性便秘，甚至出现记忆力减退、精神不集中、心慌胸闷、胃肠不适、思维迟钝等神经功能失调症状。

上述情况，会使考生们在体内产生大量自由基而缺乏消除能力，因此学生们补充营养，最重要的是补充能清除体内自由基和有抗氧化能力的营养素。家长们要给考生多补充维生素 E、维生素 C 等，这些通常称之为抗氧化维生素，还有

硒、锌、锰等具有抗氧化作用的矿物质，因为这些是体内具有清除自由基能力的抗氧化酶的必需金属元素，能有效消除学生们的疲劳，增加精力。此外，学生们还应该多补充复合维生素 B，如维生素 $B_1$、维生素 $B_{12}$ 和泛酸等，可消除疲劳和紧张，减少焦虑和促进睡眠。对智力有明显影响的微量元素主要是锌，其日耗量为 20 毫克左右，可搭配下列食物佐餐：肉类、肝、蛋、玉米、高粱、胡萝卜、南瓜、茄子、大白菜等。

### 养成良好饮食规律，早餐为先

考生要遵守"早吃好，午吃饱，晚吃少"的原则。一日之计在于晨，再怎么忙乱，早餐一定要吃，否则体内就没有足够的血糖可以消耗，人体会感到倦怠、暴躁、没精打采、反应迟钝。合理的早餐基本要求是：主副相辅，干稀平衡，荤素搭配，富含水分和营养。早餐供给的热量要占全天热量的30%，可进食一些如馒头、面包、粥等淀粉类食物。人体是否能维持充沛的精力主要依靠蛋白质，早餐要有适量的鸡蛋、肉松、豆制品等，牛奶或豆浆也需任选一种。早餐中最好有蔬菜和水果，这些作为碱性食物，可以中和肉、蛋、谷类等食品在体内氧化后生成的酸根，达到酸碱平衡。一般来说，起床 20～30 分钟后再吃早餐最合适。

考生的饮食以"杂"、"平"为宜。好的营养是"杂"——蛋白质、脂肪、维生素、碳水化合物等都应满足人体的需要。营养摄取的关键在于"平"——不过剩，也不过少。有些地方的考生因为季节原因不易吃到蛋白膳食，包括豆制品、瘦肉、家禽、鱼、鸡蛋、牛奶等，可以用维生素片剂或胶囊来补充；但需要注意的是，不要吃单一的维生素，比如，维生素 E 与维生素 C 合用，有助于提高清除自由基脂质过氧化的效率。

考生如果需要熬夜，陈教授建议晚餐多吃富含维生素 B 族的食物，如全谷类、瘦肉、肝脏、豆类等。睡眠不好的孩子可睡前喝半斤牛奶或喝碗莲子大枣汤。尽量少吃零食、少喝咖啡，零食和咖啡虽能暂时提神，但会加速消耗维生素 B 族。摄取太多糖还会刺激胰岛素大量分泌，使血糖急速降低，影响中枢神经活动，会更加昏昏欲睡。不少女生喜欢以吃甜食来放松情绪，虽能带来满足感，却会造成如镁等矿物质流失，反而会增加紧张感。

### "迷信"补品及保健品不可取

考前几个月，不少家长不分青红皂白，给孩子买各种各样的补品及保健品，指望使孩子的脑瓜比平时更聪明灵活，这是一个误区。如果说要用营养保健食品

来补充大脑的话，在幼儿时期（比如 4 岁以下）是可能的，到 16 岁后，孩子的大脑已基本发育完全，再用营养品来补脑为时已晚。

对于希望补充维生素、矿物质以及微量元素的考生，陈教授推荐他们服用中国营养学会推荐的多种维生素、矿物质和多种微量元素片，一般 1 天只需服用 1 片。另外也可以补充一些真正有效的、能清除自由基的抗氧化剂保健食品，例如碧萝芷、葡萄子提取物、银杏叶提取物和茶叶中的茶多酚等。

解除临考孩子们的压力，主要还需学校和家长们加以正确的心理疏导，不要给他们制造过多过大的压力。考生自身也要科学地调整精神状态，坦然面对升学考试；再辅之以正确的营养补充，这样才能从根本上解决问题。

最后为考生介绍几个治疗神经性便秘的简易食疗方：

🏠 **香油拌菠菜：** 菠菜 250 克，入沸水中焯 3 分钟捞起。拌上 10 克麻油，加味精和精盐适量，拌匀即食。每天 1~2 次，连吃数天。

🏠 **香蕉羹：** 香蕉 2 只，冰糖适量。将切片香蕉和冰糖加水同煮。每天 2 次，连服数天。

🏠 **银耳大枣羹：** 银耳 5 克，大枣 10 枚，冰糖 25 克。将银耳清水泡发 12 小时，置碗中加大枣、冰糖，隔水蒸 1 小时。每天早晨空腹食用，连服数天。

🏠 **蜂蜜盐水：** 蜂蜜 40 克，食盐 4 克，兑温开水服。每天早晚饭前空腹服用，可连服 1 周。

🔊 健脑、养脑营养餐

我国古代医学博大精深，古人们采用天然的植物作为药用，并与食物相结合形成食补药膳，流传下来，我们向大家推荐几种养脑、补脑、健脑的益智食疗的食谱。

🏠 **核桃芝麻莲子粥：** 核桃仁 30 克，黑芝麻 30 克，莲子 15 克，大米适量，加适量水煮粥服食。

🏠 **小麦大枣粥：** 小麦 100 克（浸软、压片）、大枣 10 枚，加水适量，共煮粥食用。

🏠 **羊肉炖栗枸：** 羊肉 90 克、枸杞子 15 克、栗子 15 克，调料适量，将羊肉洗净切块，与其他两味一起炖熟服食。

🏠 **猪脑炖枸杞：** 猪脑 1 个，淮山药 15 克，枸杞子 10 克，加适量水炖熟食用。

# 附　　录

附录1　常见食物蛋白质含量（单位：克/100克食部）

| 食物 | 蛋白质 | 食物 | 蛋白质 | 食物 | 蛋白质 |
|------|--------|------|--------|------|--------|
| 香肠 | 18 | 海参 | 50.2 | 玉米 | 8.8 |
| 火腿肠 | 14 | 蛤蜊 | 15 | 玉米面 | 8 |
| 酱牛肉 | 31.4 | 河蚌 | 6.8 | 白果 | 13.2 |
| 牛肉 | 18.1 | 鱿鱼 | 18.3 | 核桃 | 14.9 |
| 羊肉 | 20.5 | 草虾 | 18.6 | 花生 | 21.9 |
| 猪肝 | 19.3 | 基围虾 | 18.2 | 花生仁 | 25 |
| 猪肉（瘦） | 20.3 | 蟹 | 14 | 葵花子 | 23.9 |
| 猪肉（肥） | 2.4 | 蟹肉 | 11.6 | 莲子（干） | 17.2 |
| 猪肘棒 | 21.3 | 芝麻 | 19.1 | 栗子（干） | 5.3 |
| 鸡腿 | 16.4 | 稻米（粳） | 7.3 | 白瓜子 | 36 |
| 鸡胸脯肉 | 19.4 | 稻米（籼） | 7.9 | 山核桃 | 7.9 |
| 鸭肉 | 15 | 方便面 | 9.5 | 松子 | 14.1 |
| 奶酪 | 25.7 | 高粱米 | 10.4 | 松子仁 | 13.4 |
| 牛奶 | 3 | 花卷 | 6.4 | 西瓜子 | 30.3 |
| 牛乳粉 | 19 | 煎饼 | 7.6 | 榛子 | 20 |
| 酸奶 | 3.2 | 苦荞麦粉 | 9.7 | 杏仁 | 24.7 |
| 羊乳 | 1.5 | 烙饼 | 7.5 | 豆腐 | 8.1 |
| 豆奶粉 | 19 | 馒头 | 7.8 | 豆腐（南） | 5 |
| 鹌鹑蛋 | 12.8 | 米饭 | 2.5 | 豆腐干 | 12.2 |
| 鸡蛋 | 12.7 | 米粥 | 1.1 | 豆腐皮 | 44.6 |
| 松花蛋 | 14.2 | 米粉 | 8 | 豆浆粉 | 19.7 |
| 草鱼 | 16.6 | 烧饼（糖） | 8 | 豆沙 | 5.5 |
| 大黄鱼 | 17.7 | 通心粉 | 11.9 | 腐乳 | 12 |
| 大马哈鱼 | 17.2 | 小麦粉 | 11.2 | 腐竹 | 44.6 |

**续　表**

| 食物 | 蛋白质 | 食物 | 蛋白质 | 食物 | 蛋白质 |
|---|---|---|---|---|---|
| 黄鳝 | 18 | 小米 | 9 | 黄豆 | 35.1 |
| 鲫鱼 | 17.1 | 小米粥 | 1.4 | 绿豆 | 21.6 |
| 麻花 | 8.3 | 燕麦片 | 15 | 素鸡 | 16.5 |
| 面包 | 8.5 | 油饼 | 7.9 | 赤豆 | 20.2 |
| 月饼 | 5.1 | 荷兰豆 | 2.5 | 油豆腐 | 17 |
| 冰淇凌 | 2.4 | 黄豆芽 | 4.5 | 芸豆 | 23.4 |
| 茶水 | 0.1 | 绿豆芽 | 2.1 | 饼干 | 8.5 |
| 橘汁 | 0.2 | 毛豆 | 13.1 | 蛋糕 | 13 |
| 奶糖 | 2.5 | 豌豆苗 | 3.1 | 豆汁 | 0.9 |
| 巧克力 | 4.3 | 豇豆 | 2.7 | 江米条 | 5.7 |
| 大白菜 | 1.7 | 红薯 | 1.1 | 凉粉 | 0.3 |
| 菜花 | 2.1 | 胡萝卜 | 1 | 绿豆糕 | 12.8 |
| 大葱 | 1.3 | 马铃薯 | 2 | 菠菜 | 2.6 |
| 大蒜 | 4.5 | 藕 | 1.9 | 油菜心 | 1.9 |
| 金针菜 | 19.4 | 竹笋 | 2.6 | 菠萝 | 0.5 |
| 西兰花 | 4.1 | 草莓 | 1 | 橙 | 0.8 |
| 油菜 | 1.8 | 柑 | 0.7 | 韭菜 | 2.4 |
| 冬瓜 | 0.4 | 桂圆 | 1.2 | 芹菜 | 0.8 |
| 佛手瓜 | 1.2 | 山楂 | 0.5 | 桂圆干 | 5 |
| 哈密瓜 | 0.5 | 橘 | 0.8 | 猕猴桃 | 0.8 |
| 苦瓜 | 1 | 李 | 0.7 | 紫菜 | 26.7 |
| 丝瓜 | 1 | 梨 | 0.4 | 银耳 | 10 |
| 西瓜 | 0.5 | 荔枝 | 0.9 | 枣 | 2.1 |
| 西葫芦 | 0.8 | 芒果 | 0.6 | 香菇（鲜） | 2.2 |
| 茄子 | 1 | 苹果 | 0.5 | 椰子 | 4 |
| 番茄 | 0.9 | 苹果酱 | 0.4 | 木耳 | 12.1 |
| 尖椒 | 15 | 葡萄 | 0.7 | 杏 | 0.9 |
| 柿子椒 | 1 | 柿 | 0.4 | 香蕉 | 1.4 |
| 蘑菇 | 2.7 | 扁豆 | 2.7 | 桃 | 0.8 |

附录 2　常见食物脂肪含量（单位：克/100 克食部）

| 食物 | 脂肪 | 食物 | 脂肪 | 食物 | 脂肪 |
|---|---|---|---|---|---|
| 香肠 | 40.7 | 鹌鹑蛋 | 11.1 | 黄油 | 98.8 |
| 火腿肠 | 10.4 | 鸡蛋 | 11.1 | 炼乳 | 8.7 |
| 酱牛肉 | 11.9 | 鸡蛋黄 | 36.2 | 奶酪 | 23.5 |
| 牛肉 | 13.4 | 松花蛋 | 10.7 | 牛奶 | 3.2 |
| 牛肉干 | 40 | 鸭蛋 | 13 | 酸奶 | 2.7 |
| 牛肉松 | 15.7 | 饼干 | 16 | 羊乳 | 3.5 |
| 羊肉 | 14.1 | 曲奇饼 | 31.6 | 豆奶粉 | 8 |
| 猪大排 | 20.4 | 蛋糕 | 8 | 草鱼 | 5.2 |
| 猪肝 | 3.5 | 绿豆糕 | 1 | 大黄鱼 | 2.5 |
| 猪肉（瘦） | 6.2 | 麻花 | 31.5 | 大马哈鱼 | 8.6 |
| 猪肉（肥） | 90.4 | 面包 | 5.1 | 黄鳝 | 1.4 |
| 猪心 | 5.3 | 月饼 | 18 | 鲫鱼 | 2.7 |
| 腰子 | 3.2 | 炸糕 | 12.3 | 鲢鱼 | 3.6 |
| 猪肘棒（熟） | 24.5 | 冰淇淋 | 5.3 | 海参 | 0.1 |
| 鸡 | 16.5 | 奶糖 | 6.6 | 鱿鱼（水浸） | 0.8 |
| 鸡翅 | 11.8 | 巧克力 | 40.1 | 草虾 | 0.8 |
| 鸡腿 | 13 | 芝麻南糖 | 35.6 | 基围虾 | 1.4 |
| 鸡胸脯肉 | 5 | 豆腐 | 3.7 | 蟹肉 | 1.2 |
| 鸭肉 | 1.5 | 豆腐干 | 3.6 | 黄酱 | 1.2 |
| 鸭皮 | 50.2 | 豆腐皮 | 17.4 | 花生酱 | 53 |
| 炸鸡 | 17.3 | 豆浆 | 0.7 | 甜面酱 | 0.6 |
| 烧鹅 | 21.5 | 豆沙 | 1.9 | 味精 | 0.2 |
| 核桃 | 58.8 | 腐乳 | 7.9 | 芝麻酱 | 52.7 |
| 花生 | 48 | 腐竹 | 21.7 | 芝麻 | 40 |
| 花生仁 | 44.3 | 黄豆 | 16 | 梨 | 0.1 |
| 葵花子 | 49.9 | 豇豆 | 0.4 | 荔枝 | 0.2 |

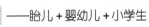

**续 表**

| 食物 | 脂肪 | 食物 | 脂肪 | 食物 | 脂肪 |
|------|------|------|------|------|------|
| 栗子（干） | 1.7 | 绿豆 | 0.8 | 芒果 | 0.2 |
| 白瓜子 | 46.1 | 素鸡 | 13.2 | 苹果 | 0.2 |
| 松子仁 | 70.6 | 赤豆 | 0.6 | 葡萄 | 0.2 |
| 西瓜子 | 44.8 | 油豆腐 | 17.6 | 柿 | 0.1 |
| 榛子 | 44.8 | 大白菜 | 0.2 | 桃 | 0.1 |
| 杏仁 | 44.8 | 菠菜 | 0.5 | 香蕉 | 0.2 |
| 稻米（粳） | 0.4 | 菜花 | 0.2 | 杏 | 0.1 |
| 稻米（籼） | 0.7 | 油菜心 | 0.6 | 椰子 | 12.1 |
| 方便面 | 21.1 | 大葱 | 0.3 | 枣 | 0.4 |
| 高粱米 | 3.1 | 大蒜 | 0.2 | 猕猴桃 | 0.6 |
| 挂面 | 0.7 | 茭白 | 0.2 | 冬瓜 | 0.2 |
| 花卷 | 1 | 韭菜 | 0.4 | 苦瓜 | 0.1 |
| 烙饼 | 2.3 | 芹菜 | 0.1 | 丝瓜 | 0.2 |
| 馒头 | 1 | 西兰花 | 0.6 | 西瓜 | 0.1 |
| 面条（切面） | 1.6 | 油菜 | 0.5 | 蘑菇 | 0.2 |
| 米饭 | 0.3 | 西葫芦 | 0.2 | 木耳 | 1.5 |
| 米粥 | 0.1 | 茄子 | 0.1 | 香菇 | 1.2 |
| 米粉 | 0.3 | 番茄 | 0.2 | 银耳 | 1.4 |
| 烧饼（糖） | 2.1 | 辣椒 | 0.3 | 紫菜 | 1.1 |
| 通心粉 | 0.1 | 甜椒 | 0.4 | 山楂 | 0.6 |
| 小麦粉 | 1.1 | 扁豆 | 0.2 | 菠萝 | 0.1 |
| 小米 | 3.1 | 荷兰豆 | 0.7 | 草莓 | 0.2 |
| 小米粥 | 0.7 | 黄豆芽 | 1.6 | 橙 | 0.2 |
| 燕麦片 | 6.7 | 鲜豇豆 | 0.2 | 柑 | 0.2 |
| 油饼 | 22.9 | 豌豆苗 | 0.6 | 藕 | 0.2 |
| 玉米 | 3.8 | 红薯 | 0.2 | 橘 | 0.3 |
| 玉米面 | 4.5 | 胡萝卜 | 0.2 | 炸土豆片 | 48.4 |

附录 3 常见食物碳水化合物含量（单位：克/100 克食部）

| 食物 | 碳水化合物 | 食物 | 碳水化合物 | 食物 | 碳水化合物 |
|---|---|---|---|---|---|
| 稻米（粳） | 75.3 | 红薯 | 23.1 | 白瓜子 | 3.8 |
| 稻米（籼） | 77.5 | 胡萝卜 | 7.7 | 山核桃 | 26.8 |
| 方便面 | 60.9 | 姜 | 7.6 | 松子 | 9 |
| 高粱米 | 70.4 | 萝卜 | 4 | 松子仁 | 2.2 |
| 挂面 | 74.5 | 马铃薯 | 16.5 | 西瓜子 | 9.7 |
| 花卷 | 45.6 | 油炸土豆片 | 40 | 榛子 | 14.7 |
| 黄米 | 72.5 | 藕 | 15.2 | 杏仁 | 2.9 |
| 煎饼 | 74.7 | 藕粉 | 92.9 | 饼干 | 69.2 |
| 烙饼 | 51 | 山药 | 11.6 | 蛋糕 | 61.2 |
| 馒头 | 48.3 | 菠萝 | 9.5 | 豆汁 | 1.3 |
| 面条（切面） | 58 | 草莓 | 6 | 凉粉 | 11.1 |
| 米饭 | 25 | 橙 | 10.5 | 绿豆糕 | 72.2 |
| 米粥 | 9.8 | 柑 | 11.5 | 驴打滚 | 39.9 |
| 米粉 | 78.2 | 甘蔗 | 15.4 | 麻花 | 51.9 |
| 糯米（江米） | 77.5 | 桂圆 | 16.2 | 面包 | 58.1 |
| 烧饼（糖） | 62.7 | 桂圆干 | 62.8 | 月饼 | 52.3 |
| 通心粉 | 75.4 | 山楂 | 22 | 冰淇淋 | 17.3 |
| 小麦粉 | 71.5 | 橘 | 9.7 | 茶叶 | 50.3 |
| 小米 | 73.5 | 李 | 7.8 | 橘汁 | 23.2 |
| 小米粥 | 8.4 | 梨 | 7.3 | 奶糖 | 84.5 |
| 燕麦片 | 61.6 | 荔枝 | 16.1 | 巧克力 | 51.9 |
| 油饼 | 40.4 | 芒果 | 7 | 芝麻南糖 | 49.7 |
| 玉米 | 66.6 | 苹果 | 12.3 | 苹果酱 | 68.7 |
| 玉米面 | 69.6 | 核桃 | 9.6 | 炼乳 | 55.4 |
| 豇豆 | 58.9 | 葡萄 | 9.9 | 母乳 | 7.4 |
| 豆腐 | 3.8 | 柿 | 17.1 | 奶酪 | 3.5 |
| 豆腐（南） | 2.4 | 桃 | 10.9 | 牛奶 | 3.4 |
| 豆腐干 | 10.7 | 香蕉 | 20.8 | 酸奶 | 9.3 |

续　表

| 食物 | 碳水化合物 | 食物 | 碳水化合物 | 食物 | 碳水化合物 |
|---|---|---|---|---|---|
| 豆腐皮 | 18.6 | 杏 | 7.5 | 羊乳 | 5.4 |
| 豆沙 | 51 | 枣 | 28.6 | 豆奶粉 | 68.7 |
| 腐乳 | 7.6 | 猕猴桃 | 11.9 | 鹌鹑蛋 | 2.1 |
| 腐竹 | 21.3 | 花生 | 17.3 | 鸡蛋 | 1.3 |
| 黄豆 | 18.6 | 花生仁 | 16 | 松花蛋 | 4.5 |
| 绿豆 | 58.5 | 葵花子 | 13 | 鸭蛋 | 3.1 |
| 素鸡 | 3.9 | 莲子（干） | 64.2 | 鹅蛋 | 2.8 |
| 豌豆 | 54.3 | 栗子（干） | 77.2 | 甜面酱 | 27.1 |
| 赤豆 | 55.7 | 荷兰豆 | 3.5 | 味精 | 26.5 |
| 油豆腐 | 4.3 | 黄豆芽 | 3 | 芝麻酱 | 16.8 |
| 香肠 | 5.9 | 鲜豇豆 | 4 | 冬菜 | 7 |
| 火腿肠 | 15.6 | 豌豆苗 | 2.8 | 油菜 | 2.7 |
| 酱牛肉 | 3.2 | 芝麻（白） | 21.7 | 西兰花 | 2.7 |
| 马肉 | 11 | 大白菜 | 3.1 | 白兰瓜 | 4.5 |
| 牛肉 | 0.1 | 菠菜 | 2.8 | 白金瓜 | 5.7 |
| 羊肉 | 0.2 | 菜花 | 3.4 | 冬瓜 | 1.9 |
| 猪肝 | 5.6 | 油菜心 | 1.8 | 佛手瓜 | 2.5 |
| 猪肉（瘦） | 1.5 | 大葱 | 5.2 | 哈密瓜 | 7.7 |
| 猪心 | 1.1 | 大蒜 | 26.5 | 苦瓜 | 3.5 |
| 腰子 | 1.4 | 茭白 | 4 | 丝瓜 | 3.6 |
| 猪肘棒（熟） | 2.1 | 韭菜 | 3.2 | 西瓜 | 6.4 |
| 鸡翅 | 4.6 | 芹菜 | 2.5 | 西葫芦 | 3.2 |
| 鸡胸脯肉 | 2.5 | 大黄鱼 | 0.8 | 番茄 | 3.5 |
| 鸭肉 | 4 | 鲫鱼 | 3.8 | 茄子 | 3.5 |
| 海参 | 0.9 | 鲍鱼 | 6.6 | 醋 | 4.9 |
| 蘑菇 | 2.7 | 蛤蜊 | 0.8 | 豆瓣酱 | 24.8 |
| 木耳 | 35.7 | 草虾 | 5.4 | 花生酱 | 2.3 |

附录4　常见食物膳食纤维含量表

| 食物品种 | 食部（%） | 粗纤维（克） | 食物品种 | 食部（%） | 粗纤维（克） |
|---|---|---|---|---|---|
| 大米（籼标一） | 100 | 0.4 | 豇豆 | 97 | 2.3 |
| 大米（粳特级） | 100 | 0.4 | 绿豆芽 | 100 | 0.8 |
| 方便面 | 100 | 0.7 | 毛豆 | 53 | 4 |
| 挂面 | 100 | 0.3 | 豌豆苗 | 98 | 0 |
| 糯米 | 100 | 0.8 | 胡萝卜（红） | 96 | 1.1 |
| 小米 | 100 | 1.6 | 姜 | 95 | 2.7 |
| 燕麦片 | 100 | 5.3 | 白萝卜 | 95 | 1 |
| 高粱米 | 100 | 4.3 | 土豆 | 94 | 0.7 |
| 玉米面 | 100 | 5.6 | 藕 | 88 | 0.2 |
| 标准粉 | 100 | 2.1 | 山药 | 83 | 0.8 |
| 富强粉 | 100 | 0.6 | 玉兰片 | 100 | 11.3 |
| 米粉（干） | 100 | 0.1 | 竹笋 | 63 | 1.8 |
| 油条 | 100 | 0.9 | 大白菜 | 92 | 0.6 |
| 蚕豆（带皮） | 100 | 10.9 | 菠菜 | 89 | 1.7 |
| 蚕豆（去皮） | 100 | 2.5 | 菜花 | 82 | 1.2 |
| 豆腐（南） | 100 | 0.2 | 葱头（紫皮） | 90 | 0.9 |
| 豆腐（北） | 100 | 0.5 | 大葱 | 82 | 1.3 |
| 豆腐（内酯） | 100 | 0.4 | 大蒜 | 85 | 1.1 |
| 香干 | 100 | 1.8 | 茴香 | 86 | 1.6 |
| 熏干 | 100 | .0.3 | 韭菜 | 90 | 1.4 |
| 豆腐丝 | 100 | 1.1 | 芹菜（茎） | 67 | 1.2 |
| 素鸡 | 100 | 0.9 | 青蒜 | 84 | 1.7 |
| 素什锦 | 100 | 2 | 生菜 | 94 | 0.7 |
| 豆浆 | 100 | 1.1 | 蒜苔 | 82 | 1.8 |
| 豆浆粉 | 100 | 2.2 | 莴笋 | 62 | 0.6 |
| 酱豆腐 | 100 | 0.6 | 苋菜 | 74 | 2.2 |

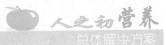
**续　表**

| 食物品种 | 食部（%） | 粗纤维（克） | 食物品种 | 食部（%） | 粗纤维（克） |
|---|---|---|---|---|---|
| 赤豆 | 100 | 7.7 | 小白菜 | 81 | 1.1 |
| 黄豆 | 100 | 15.5 | 雪里红 | 94 | 1.6 |
| 绿豆 | 100 | 6.4 | 油菜 | 87 | 1.1 |
| 豌豆 | 96 | 6 | 圆白菜 | 86 | 1 |
| 扁豆 | 91 | 2.1 | 香菜 | 81 | 1.2 |
| 蚕豆 | 31 | 3.1 | 冬瓜 | 80 | 0.7 |
| 荷兰豆 | 88 | 1.4 | 黄瓜 | 92 | 0.5 |
| 黄豆芽 | 100 | 1.4 | 南瓜 | 85 | 0.8 |
| 苦瓜 | 81 | 1.4 | 丝瓜 | 83 | 0.6 |
| 西葫芦 | 73 | 0.6 | 年糕 | 100 | 0.8 |
| 西瓜 | 59 | 0.2 | 豌豆黄 | 100 | 2.2 |
| 香瓜 | 78 | 0.4 | 油茶 | 100 | 0.9 |
| 长茄子 | 96 | 1.9 | 月饼（五仁） | 100 | 3.9 |
| 柿子椒 | 82 | 1.4 | 冰激凌 | 100 | 0 |
| 西红柿 | 97 | 0.5 | 可可粉 | 100 | 14.3 |
| 茄子 | 93 | 1.3 | 黄酱 | 100 | 3.4 |
| 辣椒（青） | 84 | 2.1 | 豆瓣酱 | 100 | 1.5 |
| 葫子 | 85 | 0.9 | 辣椒酱 | 100 | 2.6 |
| 冬菇（干） | 86 | 32.3 | 芝麻酱 | 100 | 5.9 |
| 海带（水浸） | 100 | 0.9 | 酱油 | 100 | 2.3 |
| 金针菇 | 100 | 2.7 | 醋 | 100 | 0 |
| 鲜蘑 | 99 | 2.1 | 芥末 | 100 | 7.2 |
| 黑木耳（干） | 100 | 29.9 | 陈皮 | 100 | 20.7 |
| 紫菜 | 100 | 21.6 | 茯苓 | 100 | 80.9 |
| 核桃 | 43 | 9.5 | 甘草 | 100 | 38.7 |
| 山核桃 | 30 | 7.8 | 枸杞子 | 98 | 16.9 |
| 花生仁（生） | 100 | 5.5 | 藿香 | 100 | 37.6 |

| 食物品种 | 食部（%） | 粗纤维（克） | 食物品种 | 食部（%） | 粗纤维（克） |
|---|---|---|---|---|---|
| 葵花子（炒） | 52 | 4.8 | 菊花 | 100 | 15.9 |
| 栗子（鲜） | 80 | 1.7 | 砂仁 | 100 | 28.6 |
| 白瓜子（炒） | 68 | 4.1 | 乌梅 | 34 | 33.9 |
| 松子仁 | 100 | 10 | 沙棘 | 85 | 0.6 |
| 杏仁 | 100 | 19.2 | 菠萝 | 68 | 1.3 |
| 西瓜子（炒） | 43 | 4.5 | 草莓 | 97 | 1.1 |
| 芝麻（黑） | 100 | 14 | 草莓酱 | 100 | 0.2 |
| 榛子 | 21 | 8.2 | 橙 | 74 | 0.6 |
| 艾窝窝 | 100 | 0.29 | 柑 | 77 | 0.4 |
| 饼干 | 100 | 1.1 | 橄榄 | 80 | 4 |
| 奶油蛋糕 | 100 | 0.6 | 桂圆 | 50 | 0.4 |
| 茯苓夹饼 | 100 | 6.5 | 果丹皮 | 100 | 2.6 |
| 江米条 | 100 | 0.4 | 海棠 | 86 | 1.8 |
| 驴打滚 | 100 | 1.9 | 黑枣 | 98 | 2.6 |
| 面包 | 100 | 0.5 | 山楂 | 76 | 3.1 |
| 李子 | 91 | 0.9 | 金橘 | 89 | 1.4 |
| 梨 | 75 | 2 | 橘 | 78 | 0.7 |
| 芒果 | 60 | 1.3 | 荔枝 | 73 | 0.5 |
| 苹果 | 76 | 1.2 | 柠檬 | 66 | 1.3 |
| 枇杷 | 62 | 0.8 | 苹果酱 | 100 | 0.3 |
| 桑葚 | 100 | 4.1 | 葡萄 | 86 | 0.4 |
| 石榴 | 57 | 4.9 | 葡萄干 | 100 | 2.9 |
| 无花果 | 100 | 3 | 桃 | 86 | 1.3 |
| 桃酱 | 100 | 0.5 | 香蕉 | 59 | 1.2 |
| 杨梅 | 82 | .1 | 杏 | 91 | 1.3 |
| 樱桃 | 80 | 0.3 | 椰子 | 33 | 4.7 |
| 枣（鲜） | 87 | 1.9 | 柚 | 69 | 0.4 |

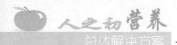
附录5　常见食物含钾量（单位：毫克/100克食部）

| 食物 | 钾 | 食物 | 钾 | 食物 | 钾 |
|---|---|---|---|---|---|
| 口蘑 | 3106 | 桂圆（干） | 1348 | 黄花菜 | 1363 |
| 紫菜 | 2083 | 菜干 | 883 | 干红枣 | 514 |
| 银耳 | 1254 | 木耳 | 875 | 苋菜 | 380 |
| 香菇 | 1228 | 雪里蕻 | 281 | 苦瓜 | 343 |
| 冬菇 | 599 | 荠菜 | 262 | 竹笋 | 300 |
| 榨菜 | 490 | 空心菜 | 243 | 油菜 | 278 |
| 荸荠 | 308 | 菜花 | 237 | 香菜 | 272 |
| 土豆 | 308 | 香椿 | 172 | 菠菜 | 262 |
| 玉米 | 255 | 橙子 | 172 | 扁豆 | 194 |
| 蘑菇 | 236 | 柑橘 | 169 | 番茄 | 189 |
| 藕 | 215 | 蒜苗 | 167 | 青葱 | 186 |
| 红薯 | 195 | 葱头 | 160 | 丝瓜 | 171 |
| 挂面 | 100 | 白萝卜 | 98 | 芹菜 | 161 |
| 小麦粉 | 94 | 南瓜 | 85 | 豇豆 | 149 |
| 稻米（粳） | 78 | 绿豆芽 | 82 | 黄豆芽 | 141 |
| 藕粉 | 35 | 青菜 | 82 | 柿子 | 135 |
| 面条（煮） | 15 | 鸭梨 | 78 | 韭菜 | 121 |
| 淀粉 | 8 | 葡萄 | 59 | 西瓜 | 87 |

附录6　常见食物含铁量（单位：毫克/100克食部）

| 食物名称 | 铁 | 食物名称 | 铁 | 食物名称 | 铁 |
|---|---|---|---|---|---|
| 红萝卜 | 0.1 | 虾皮 | 16.5 | 猪舌 | 2.4 |
| 荠菜 | 11 | 淡菜 | 12.4 | 瘦牛肉 | 2.2 |
| 菠菜 | 1.7 | 海蜇 | 17.6 | 羊肝 | 9.4 |
| 萝卜缨 | 1.4 | 带鱼 | 1.6 | 猪肾 | 3.9 |
| 油菜 | 1.1 | 海米 | 13.2 | 牛肝 | 7.6 |
| 雪里蕻 | 2.5 | 黑木耳 | 11.9 | 牛肾 | 8.4 |
| 小白菜 | 2.1 | 黑芝麻 | 26.3 | 羊肾 | 11.1 |
| 芹菜 | 8.4 | 精白粉 | 1.5 | 羊舌 | 14.4 |
| 韭菜 | 1.3 | 小米 | 5.6 | 鸡胸肉 | 0.9 |
| 苦瓜 | 0.6 | 红小豆 | 6.7 | 鸡心 | 4.7 |
| 豇豆 | 1.2 | 青豆 | 8.5 | 鸡胗 | 5.4 |
| 樱桃 | 0.4 | 糯米 | 1.4 | 鸡肝 | 8.5 |
| 杏干 | 0.3 | 松子 | 5.2 | 鸡蛋 | 1.2 |
| 干枣 | 1.9 | 南瓜子 | 6.7 | 蛋黄 | 10.5 |
| 黑枣 | 1.2 | 蚕豆 | 4.4 | 干贝 | 7.3 |
| 西瓜 | 0.2 | 豆腐干 | 3.0 | 海参 | 11.4 |
| 杏仁 | 1.3 | 油豆腐 | 2.3 | 芝麻酱 | 10.1 |
| 干桂圆 | 0.7 | 黑豆 | 7.0 | 金针菜 | 12.6 |
| 冬菇 | 7.3 | 大豆 | 8.3 | 标准粉 | 2.5 |
| 紫菜 | 46.8 | 干酵母 | 18.2 | 豌豆 | 6.1 |
| 海带 | 10.2 | 瘦猪肉 | 1.1 | | |

附录7 常见食物中的含水量

| 食物名称 | 数量 | 含水量（毫升） |
| --- | --- | --- |
| 米粥 | 50g | 400～440 |
| 米饭 | 50g | 120～130 |
| 面条（带汤） | 50g | 200～250 |
| 面条（不带汤） | 50g | 100 |
| 牛奶 | 1袋 | 200 |
| 馄饨 | 50g | 350～400 |
| 饺子 | 50g | 60～80 |
| 包子 | 50g | 40～50 |
| 馒头 | 50g | 20～25 |
| 鸡蛋羹 | 1份 | 150 |
| 煮鸡蛋 | 1个 | 25～30 |
| 橘子 | 100克 | 50 |
| 苹果 | 100克 | 85 |
| 香蕉 | 100克 | 77 |
| 梨 | 100克 | 89 |
| 桃 | 100克 | 88 |
| 葡萄 | 100克 | 88 |
| 黄瓜 | 100克 | 96 |
| 松花蛋 | 100克 | 67 |

附录8　中国居民膳食能量推荐摄入量（单位：千卡/天）

| 年龄（岁） | 男 | 女 |
| --- | --- | --- |
| 0 ~ | 95 千卡/千克体重 | |
| 0.5 ~ | 95 千卡/千克体重 | |
| 1 ~ | 1100 | 1050 |
| 2 ~ | 1200 | 1150 |
| 3 ~ | 1350 | 1300 |
| 4 ~ | 1450 | 1400 |
| 5 ~ | 1600 | 1500 |
| 6 ~ | 1700 | 1600 |
| 7 ~ | 1800 | 1700 |
| 8 ~ | 1900 | 1800 |
| 9 ~ | 2000 | 1900 |
| 10 ~ | 2100 | 2000 |
| 11 ~ | 2400 | 2200 |
| 14 ~ | 2900 | 2400 |
| 18 ~ | | |
| 轻体力活动 | 2400 | 2100 |
| 中体力活动 | 2700 | 2300 |
| 重体力活动 | 3200 | 2700 |
| 孕妇（4~6个月） | | +200 |
| 孕妇（7~9个月） | | +200 |
| 乳母 | | +500 |
| 50 ~ | | |
| 轻体力活动 | 2300 | 1900 |
| 中体力活动 | 2600 | 2000 |
| 60 ~ | 1900 | 1800 |
| 70 ~ | 1900 | 1700 |
| 80 ~ | 1900 | 1700 |

附录9 中国居民膳食蛋白质适宜摄入量（单位：克/天）

| 年龄（岁） | 蛋白质适宜摄入量 | |
| --- | --- | --- |
| | 男 | 女 |
| 0 ~ | 1.5~3 克/千克体重 | |
| 1 ~ | 35 | 35 |
| 2 ~ | 40 | 40 |
| 3 ~ | 45 | 45 |
| 4 ~ | 50 | 50 |
| 5 ~ | 55 | 55 |
| 6 ~ | 55 | 55 |
| 7 ~ | 60 | 60 |
| 8 ~ | 65 | 65 |
| 10 ~ | 70 | 65 |
| 11 ~ | 75 | 75 |
| 14 ~ | 85 | 80 |
| 18 ~ | 1.0 克/千克体重 | |
| 轻体力劳动 | 75 | 65 |
| 中体力劳动 | 80 | 70 |
| 重体力劳动 | 90 | 80 |
| 60 ~ | 75 | 65 |

附录10　中国居民膳食脂肪适宜摄入量（单位：脂肪产能量占总能量的百分比）

| 年龄（岁） | 脂肪 | SFA | MUFA | PUFA | (n−6)：(n−3) | 胆固醇（毫克） |
|---|---|---|---|---|---|---|
| 0 ~ | 45 ~ 50 | | | | 4：1 | |
| 0.5 ~ | 35 ~ 40 | | | | 4：1 | |
| 2 ~ | 30 ~ 35 | | | | (4 ~ 6)：1 | |
| 7 ~ | 25 ~ 30 | | | | (4 ~ 6)：1 | |
| 13 ~ | 25 ~ 30 | < 10 | 8 | 10 | (4 ~ 6)：1 | |
| 18 ~ | 20 ~ 30 | < 10 | 10 | 10 | (4 ~ 6)：1 | < 300 |
| 60 ~ | 20 ~ 30 | 6 ~ 8 | 10 | 8 ~ 10 | 4：1 | < 300 |

附录11　中国居民膳食钙适宜摄入量（单位：毫克/天）

| 年龄组 | 钙适宜摄入量 | 年龄组 | 钙适宜摄入量 |
|---|---|---|---|
| 0 ~ | 300 | 14 ~ | 1000 |
| 0.5 ~ | 400 | 18 ~ | 800 |
| 1 ~ | 600 | 50 ~ | 1000 |
| 4 ~ | 800 | 孕中期 | 1000 |
| 7 ~ | 800 | 孕晚期 | 1200 |
| 11 ~ | 1000 | 乳母 | 1200 |

附录12　中国居民膳食磷适宜摄入量（单位：毫克/天）

| 年龄组 | 磷适宜摄入量 | 年龄组 | 磷适宜摄入量 |
|---|---|---|---|
| 0 ~ | 150 | 11 ~ | 1000 |
| 0.5 ~ | 300 | 14 ~ | 1000 |
| 1 ~ | 450 | 18 ~ | 1000 |
| 4 ~ | 500 | 孕妇 | 700 |
| 7 ~ | 700 | 乳母 | 700 |

附录13　中国居民膳食钾适宜摄入量（单位：毫克/天）

| 年龄组 | 钾适宜摄入量 | 年龄组 | 钾适宜摄入量 |
|---|---|---|---|
| 0 ~ | 500 | 11 ~ | 1500 |
| 0.5 ~ | 700 | 14 ~ | 2000 |
| 1 ~ | 1000 | 18 ~ | 2000 |
| 4 ~ | 1500 | 孕妇 | 2500 |
| 7 ~ | 1500 | 乳母 | 2500 |

附录14　中国居民膳食钠适宜摄入量（单位：毫克/天）

| 年龄组 | 钠适宜摄入量 | 年龄组 | 钠适宜摄入量 |
|---|---|---|---|
| 0 ~ | 200 | 11 ~ | 1200 |
| 0.5 ~ | 500 | 14 ~ | 1800 |
| 1 ~ | 650 | 18 ~ | 2200 |
| 4 ~ | 900 | 孕妇 | 2200 |
| 7 ~ | 1000 | 乳母 | 2200 |

附录15　常见食物的酸碱性表

| 成酸性食物 | 成碱性食物 | 中性食物 |
|---|---|---|
| 肉类 | 牛奶 | 糖 |
| 鱼类 | 青菜类 | 油脂 |
| 家禽 | 土豆 | 淀粉 |
| 谷类 | 鲜蘑菇 | 饮料 |
| 奶酪 | 鲜豆类 | 咖啡 |
| 蛋类 | 干豆类 | 茶 |
| 葡萄干 | 水果 | |
| 花生 | 杏仁 | |
| 核桃 | 栗子 | |